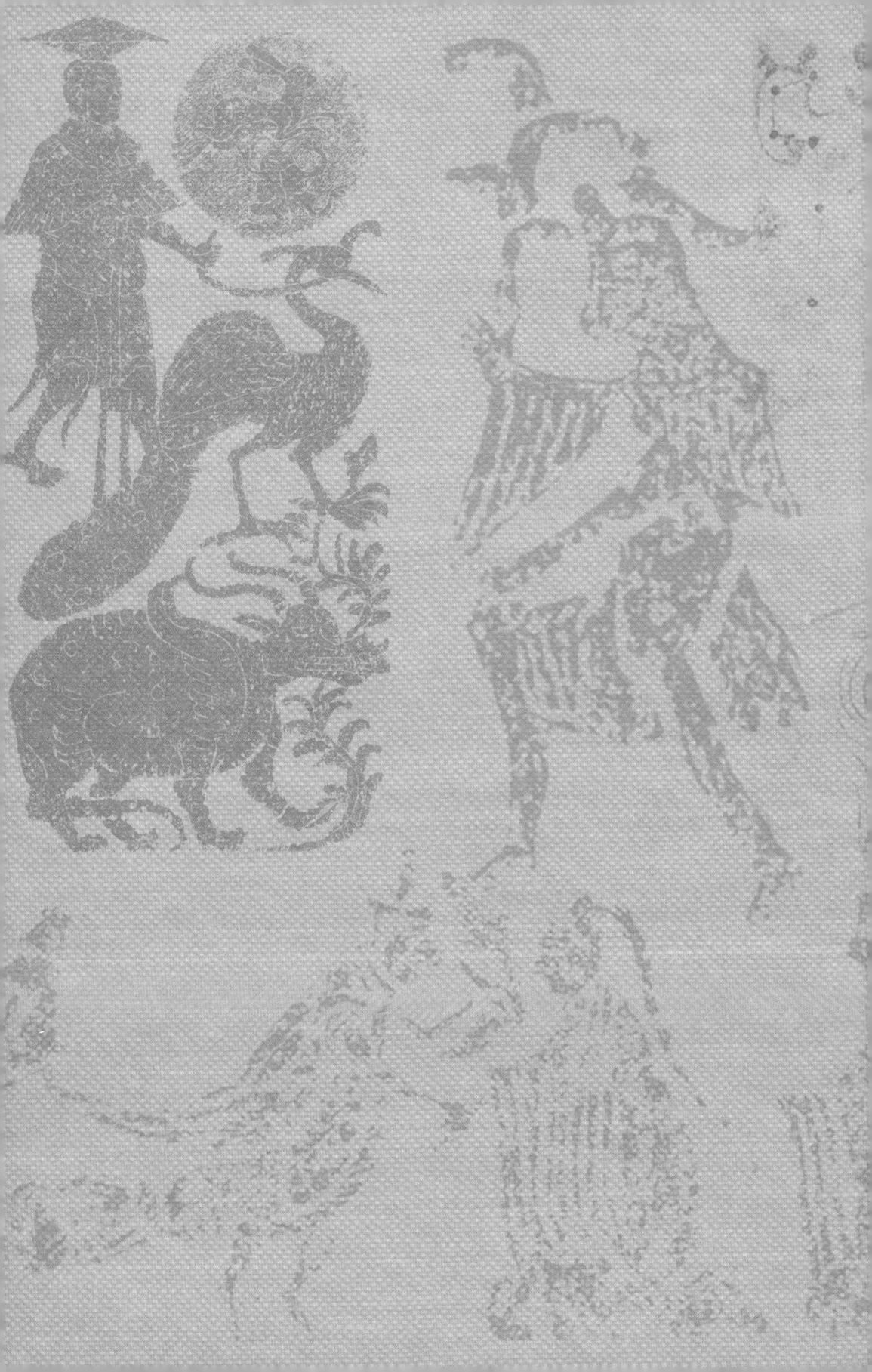

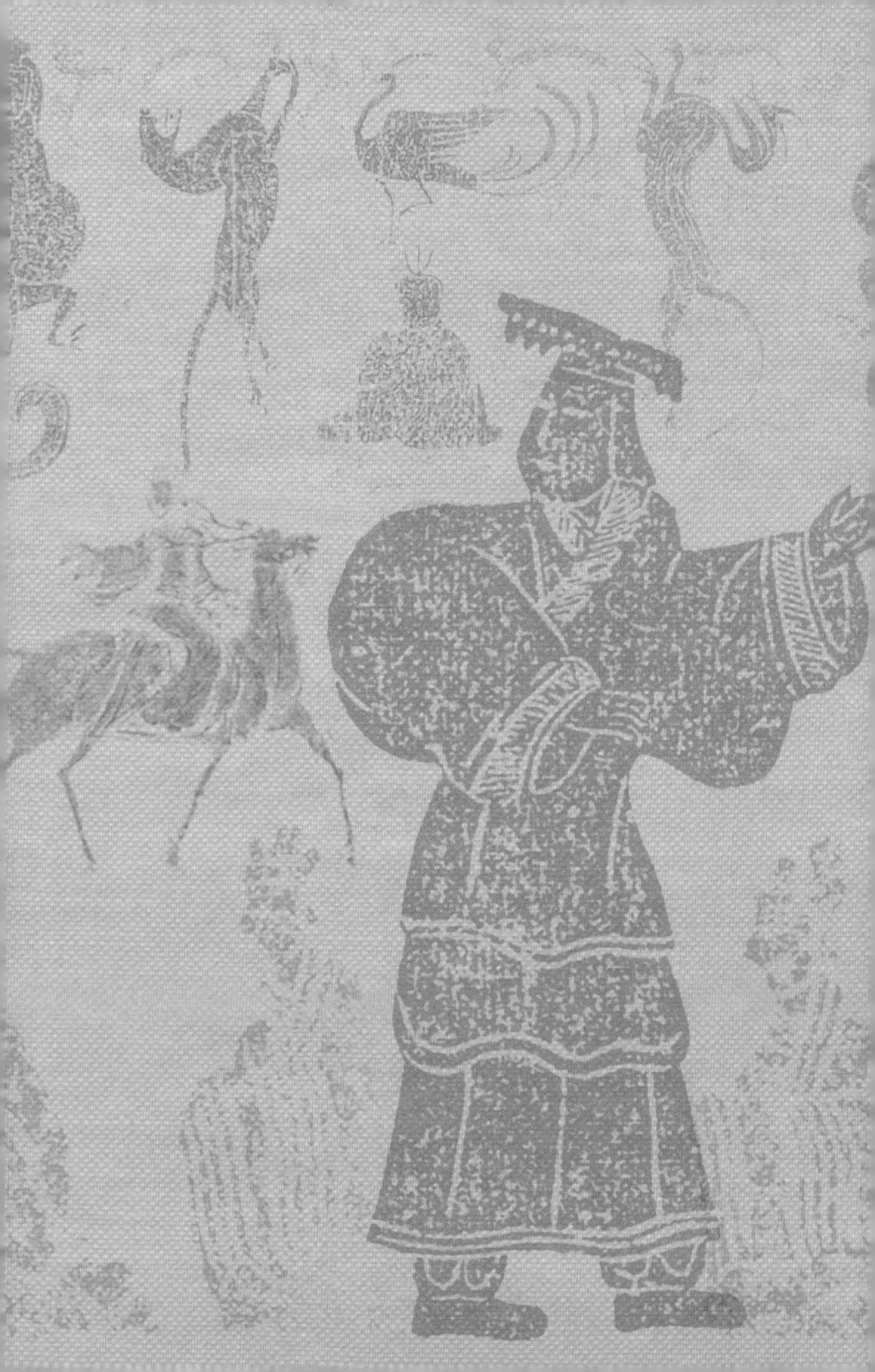

中国古医籍整理丛书

圣济总录

（第九册）

宋·赵佶　敕编

主　校　王振国　杨金萍
校注者（按姓氏笔画排序）
　　　　王飞旋　王春燕　田丹枫　刘　鹏　李怀芝
　　　　李建业　李绍林　何　永　张丰聪　陈　聪
　　　　范　磊　周　扬　金秀梅　孟　玺　郭君双
　　　　路明静　臧守虎

中国中医药出版社
·北京·

图书在版编目（CIP）数据

圣济总录/（宋）赵佶敕编；王振国，杨金萍主校 . —北
京：中国中医药出版社，2018.12（2023.10重印）
（中国古医籍整理丛书）
ISBN 978 – 7 – 5132 – 3940 – 0

Ⅰ . ①圣… Ⅱ . ①赵… ②王… ③杨… Ⅲ . ①方书 – 中
国 – 宋代 Ⅳ . ①R289.344

中国版本图书馆 CIP 数据核字（2016）第 312837 号

中国中医药出版社出版

北京经济技术开发区科创十三街31号院二区8号楼
邮政编码 100176
传真 010 64405721
保定市中画美凯印刷有限公司印刷
各地新华书店经销

开本 710×1000 1/16 印张 281.5 字数 3005 千字
2018 年 12 月第 1 版 2023 年 10 月第 2 次印刷
书号 ISBN 978 – 7 – 5132 – 3940 – 0

定价 2980.00 元
网址 www.cptcm.com

服 务 热 线 **010-64405510**
购 书 热 线 **010-89535836**
侵 权 打 假 **010-64405753**

微信服务号 **zgzyycbs**
微商城网址 **https://kdt.im/LIdUGr**
官 方 微 博 **http://e.weibo.com/cptcm**
天猫旗舰店网址 **https://zgzyycbs.tmall.com**

如有印装质量问题请与本社出版部联系（010 64405510）

第九册目录

卷第一百六十七

小儿门

小儿统论 小儿初受气法 小儿初生法 论小儿初生将护法 小儿取吐胸中恶血法 初生儿服朱蜜法 小儿始哺法 拣乳母法 乳小儿法 乳母忌慎法 小儿相法 浴儿法 小儿口噤 小儿撮口 小儿蛾口 小儿重腭 小儿脐风 小儿脐疮 小儿解颅 小儿囟陷 小儿变蒸

小儿门

小儿统论

论曰：小儿初生，气体稚弱，肤革不能自充，手足不能自卫，保护鞠育，盖有所待。自受气至于胚胎，由血脉至于形体，以至筋骨毛发、腑脏百神，渐有所就，而后有生。盖未生之初，禀受本于父母。既生之后，断脐洗浴，择乳褓褓，皆有常法。谨守其法，无所违误。犹或胎气禀受有强弱，骨胳所具有成亏，而寿数之修短系焉。是以昔人于字乳之法，至纤至悉。初生之时，先去恶血；去血之后，次与丹蜜。恶血在里，则吐利以除之；气有所亏，则灸焫以助之。或呵脐，或卫囟，然后饮乳用哺，无令伤风，无令惊恐，庶几其有成也。苟失其养，疾疢因之，故解颅、重腭、连龂、撮口、重舌、癫痫、口噤、躽啼之类，得诸胎中；惊啼、客忤、中恶、魃病之类，得诸感袭。乳哺不节，则有癖结、哺露①、丁奚②、伤饱之患；肥甘过度，则有诸疳之疾。以至风寒暑湿

---

① 哺露：因乳哺不调，脾胃伤损，气血不能荣养，而致身体羸瘦、发热。《诸病源候论》卷四十七"小儿杂病诸候·哺露候"："小儿乳哺不调，伤于脾胃。脾胃衰弱，不能饮食，血气减损，不荣肌肉，而柴辟羸露。其脏腑之不宣，则吸吸苦热，谓之哺露也。"

② 丁奚：指小儿乳食过度，难以消化，气血不能化生以荣养肌体，以致肌肉羸瘦，表现为腹大、颈细小、黄瘦的病证。《诸病源候论》卷四十七"小儿杂病诸候·大腹丁奚候"："小儿丁奚病者，由哺食过度，而脾胃尚弱，不能磨消故也。哺食不消，则水谷之精减损，无以荣其气血，致肌肉消瘠，其病腹大、颈小、黄瘦是也。"

致寇于外，五脏六腑感伤于内，无不成病者。今集慈幼之法，自初生至于成童，凡证候可调者，悉著于篇云。

小儿初受气法

凡小儿受气在娠，一月胚，二月胎，三月血脉生，四月形体成，五月动，六月筋骨立，七月毛发生，八月脏腑具，九月谷气入胃，十月百神备而生。生后六十日，目瞳子成，能颏笑识人；百日任脉生，能反覆；百八十日，尻骨成，能独坐；二百一十日，掌骨成，能匍匐；三百日髓骨成，能独倚；三百六十日为一期，膝骨成，乃能行①。此是定法。若有不依期者，必不寿也。

小儿初生法

小儿始生，肌肤未成，不可暖衣，暖即令筋骨缓弱。不可不见风日，不见风日，即令肌肤脆软。衣被宜故絮，勿用新棉。天气和暖，令乳母与之俱戏日中，数见风日，则血凝气刚，肌肉硬密，堪耐寒暑。若常在帏帐，重衣温暖，譬如阴地草木，软脆易伤。又当薄衣。薄衣之法，当从秋习之，勿于春夏卒然减去，恐中风寒，冬月常令衣适，可御寒则佳。爱而暖之，适所以害之也。又当消息，无令汗出，即致虚损。昼夜窹寐，皆宜慎之。

其饮食乳哺，不能无痰癖，常当节适。若微不进，仍当将护。凡不能进乳哺，则宜下之，不致寒热也。又小儿始生，生气尚盛，无有虚劳，微恶即须下之，所损不足言，其益多矣。若不时下，则疾成难治。冬月下之，最难将护。然有疾者，亦不可不下。夏月下后，腹②中常小胀满，当节哺乳护之。儿之乳哺，宜令多少有常。儿稍大，食哺自能稍增。若减少者，是腹中已有小不调，便当微与药。勿复哺之，但乳之而已。甚者十余日，轻者五六日，自当如常。若都不食哺而但饮乳者，此是有癖，不可不

---

① 行：乾隆本、文瑞楼本同，明抄本、日本抄本作"行立"。
② 腹：明抄本、乾隆本、文瑞楼本同，日本抄本作"肠"。

下。不下即致寒热，或吐而发痫，或致下痢。若先治其轻，则病速愈矣。

小儿有少病痫者，母怀娠时，役动骨血，即令气强。若侍御多，血气微，胎养弱，即儿软脆易伤，故多病痫。儿须多著项衣，取燥菊花为枕枕之。母乳儿时，摸儿风池。若壮热，即须熨使微汗。微汗不差，便灸两风池，及背第三顀①、第五顀、第七顀、第九顀两边各二穴，与风池凡为十穴。一岁儿七壮，儿大者以意增之，可至三十壮。唯风池特宜多，七岁以上，多至百壮。小儿常切慎护风池，风池在颈项筋②两边，有病乃治之。寻常不可妄施针灸，亦不可轻于吐下。缘针灸伤经络，吐下动腑脏故也。但当以除热汤浴之，除热散粉之，除热赤膏摩之，又以脐中膏涂之。令儿处凉，时以新水饮之。新生无疾，慎不可逆针灸。逆针灸即忍痛动脉，因而成痫。河洛间土地多寒，儿喜病痉，其俗生儿三日，多逆灸以防之，又灸其颊以防噤，又决舌下以去血。江东吴蜀地温，无此疾。古方虽传有逆针灸之法，今人不详南北之殊，便案方用之，为害最多。惟田舍小儿，任其自然，皆无此患。

又云春夏不可下。以小儿腑脏软弱，易虚易实，下之则下焦必虚，上焦生热，热即增痰，自非当下之病，不可下也。

论小儿初生将护法

小儿新生出胎，便以绵裹指拭口中及舌上青，去其恶血，此谓之玉衔。若不急拭，啼声一发，即入腹，成血病矣。若儿生下不作声者，当取冷水灌之，须臾当啼。又以葱白细细鞭之，即啼。儿之初生，速当举之。举之差晚，则令寒中，腹内雷鸣。仍先浴之，后速断脐。不得用刀，惟令人隔单衣咬断，兼将暖气呵七遍，然后结之。所留脐带，令长至儿足。若短，即令儿腹中不调，常令下痢。若先断脐，然后浴者，则脐中水而发腹痛，其脐断讫，

---

① 顀（chuí 锤）：日本抄本、文瑞楼本同，明抄本、乾隆本作"椎"。顀，脊椎骨，后作"椎"。《字汇·页部》："顀，脊骨。"

② 筋：明抄本、乾隆本、文瑞楼本同，日本抄本作"节"。

脐连带中多有虫。宜急去之，不尔，入腹生疾。又尿清者，冷也，与中水同。此当令儿腹痛，大啼呼，面青黑，是中水之过，当灸之至八九十壮。若轻者，但脐肿出汁，时时啼呼，捣当归末傅之，或灸绵絮熨之，有至百日乃愈者。又法，儿初生，宜以父故衣裹之；若生女，宜以母故衣裹之。勿与新帛，切须依法，令儿长寿。

小儿取吐胸中恶血法

小儿洗浴断脐褓抱毕，宜取甘草如中指一节许，打碎，以水二合，煮取一合，绵沾与儿吮之。约得一蚬壳许，入腹即止，儿当吐去胸中恶汁。如得吐，余药更不须与。若不得吐，可消息与之。若更与而又不吐者，但稍稍与之，令尽一合止。如得吐，令儿智慧无病。一合尽都不吐者，是儿胸中无恶血耳。勿复与之，乃与朱蜜，以镇心神，定魂魄也。

初生儿服朱蜜法

小儿初生三日中，须与朱蜜。只不宜多，多则令儿胃冷腹胀，喜病阴㿗气急，变噤则痉而死也。惟以真飞炼丹砂如大豆许，赤蜜一蚬壳和之，绵沾与儿吮之，得三沾止，一日吮尽，连三日与之，则三豆也，勿令过此。与朱蜜讫，可与牛黄如朱蜜多少。牛黄益肝胆，除邪热，定精神，止惊悸，辟恶气，去百病。

小儿始哺法

小儿新生三日后，应开肠胃，助谷神。可研米作粥饮，如乳酪厚薄，以大豆许与咽之，频咽三豆许止，日三。满七日方与哺。凡儿生十日，始哺如枣核，又十日倍之，五十日如弹丸，百日如枣，令儿无疾。哺之太早而多者，头面身体生疮，愈而后发，令儿尪弱[①]难长。

---

① 尪（wāng 汪）弱：乾隆本、日本抄本、文瑞楼本同，明抄本作"瘦弱"。尪，即瘦弱、瘠病。晋·葛洪《抱朴子·塞难》："或妙陋尪弱，或且黑且丑。"

拣乳母法

乳母以血气为乳汁，五情善恶，悉血气所生。凡择乳母，欲其喜怒不妄，情性和善而已，他亦不可求备。但形色不恶，相貌稍通，无胡臭、瘿瘘、疮病、疥癣、白秃、病疡、沉失枕切唇[①]、耳聋、齆鼻、颠眩等疾，便可饮儿。

乳小儿法

凡乳儿，不欲太饱，饱则呕吐。若太饱者，以空乳含之则消。夏不去热，乳令儿呕逆；冬不去寒，乳令儿咳痢。凡欲乳儿，先令乳母捏去乳汁，接散热气，勿令乳汁奔出，奔出即令儿噎。若噎，便出其乳，候气歇定良久，复饮之。又每侵早[②]捏去宿乳，乳母共儿卧，当令儿头与乳齐，乃饮之。若头低乳高，则咽饮不快。又小儿初生一月内，常与猪乳饮为佳。

乳母忌慎法

小儿饮乳，则乳母当知禁忌，不尔，令儿百病由之而生。大忌之法，春夏不得冲热与儿乳，令发热疳并呕逆，秋冬不得以冷乳与儿，令腹胀羸瘦。乳母嗔怒，次不得哺儿，令患狂邪。乳母醉，不得哺儿，令患惊痫、天瘹、急风等。乳母有孕，不堪哺儿，令患胎黄及脊疳。乳母有疾，不得哺儿，令患癫痫风病。乳母吐后，不得哺儿，令呕逆羸瘦。乳母伤饱，不得哺儿，令多热喘急。乳母忌食诸豆及酱、热面生冷之类。若儿患疮，即不得食羊肉及鱼。凡乳母不得以绵衣盖儿头面，及不得以口鼻吹着儿囟。衣服忌着新棉，百日内不得以油腻手捧抱，及不得令火炙褓裤，令儿染热病。若冬中大寒，以火炙干衣被，且置地上少时，熟接令冷暖得所，然后用之。如乳母行房，气息未定便哺儿，亦

---

① 沉唇：即唇紧。见"口齿门"。
② 侵早：凌晨。清·翟灏《通俗编》卷三："侵早，即凌晨之谓，作清早者非。"

致多病。未满月内，所驱使人，亦不得令有所犯到儿前，恐恶气触儿。

小儿相法

儿生枕骨不成者，能言而死。膝骨不成者，能踞而死。掌骨不成者，匍匐而死。踵骨不成者，能行而死。髌骨不成者，能立而死。又初生头四破者不成，啼声散者不成，汗不流、小便凝如脂者不成。此其大略也。

浴儿法

凡新生儿浴法，猪胆一枚，投汤中，令儿终身不患疮疥。汤中勿添生水，浴讫断脐。

新生儿三日浴法

桃根　李根　梅根各二两。剉

上三味，以水八升，煮二十沸，去滓，浴之。去不祥，令儿终身无疮疡。一方，煎成去滓后，入麝香末少许。

治新生小儿惊，辟恶，浴，**金骨汤方**

金一斤　虎头骨一枚

上二味，以水一斗，煮取七升，适冷暖浴儿佳。凡浴儿辟除恶气，令儿不惊，不患疮疥。

虎头[①]汤方[②]

虎头骨五两　苦参四两　白芷二两[③]

上三味，以水一斗，煮二十沸，入猪胆汁少许，适寒温浴儿。

治儿少小身热，**李叶汤方**

李叶不拘多少

---

① 虎头：日本抄本、文瑞楼本同，明抄本、乾隆本作"虎头骨"。明抄本此前有"又浴儿，主辟除恶气，兼令儿不惊，不患诸疮疥"句。

② 方：日本抄本旁注"又方下有镇心安神，示无惊风、颠痫、疮疥、癣疥之患，用赤金十两，都四味"。

③ 两：乾隆本、日本抄本、文瑞楼本同，明抄本此后有"赤金十两"。

上一味，以水煮熟，去滓，适寒温浴儿。

又方

白芷①根苗，煎汤浴儿，良②。

又方

苦参，煎汤浴儿良。

治新生儿卒寒热不住，不能服药，用**六物莽草汤**浴之方

莽草　丹参　蛇床子　桂各三两　菖蒲半斤　雷丸一斤

上六味，剉碎，以水五升，煮三五沸，适寒温浴儿，避日向阴处。

治小儿卒客忤，吐下乳哺，面青黄色变弦，急浴之方

钱七十文

以水三升，煮令有味，适寒温浴儿。

凡寻常浴儿法

上以汤添水，着少盐，浴儿后，以粉傅之。若无事，勿数浴，恐遇风冷，令儿发惊成痫。

小儿口噤

论曰：夫小儿初生，便得口噤，不能饮乳者，此由在胎时，其母腑脏有热，熏蒸胞胎，热气入儿心脾，致初生后，口中忽结热于舌上如黍米大，令儿不能吮乳，名之曰噤也。

治小儿③口噤，**瓜蒂散方**

瓜蒂七枚　全蝎一枚。微炒　赤小豆二七④粒

上三味，捣罗为散。每服粥饮调下半钱匕⑤，服后以吐为效，量儿大小加减服之。

治⑥初生儿口噤不开，舌不能饮乳方

---

① 白芷：乾隆本、日本抄本、文瑞楼本同，明抄本此前有"苦参"。
② 良：乾隆本、日本抄本、文瑞楼本同，明抄本此后有"无事勿数浴"。
③ 小儿：乾隆本、日本抄本、文瑞楼本同，明抄本此后有"初生"。
④ 二七：乾隆本、日本抄本、文瑞楼本同，明抄本作"二十一"。
⑤ 半钱匕：乾隆本、日本抄本、文瑞楼本同，明抄本作"三五分"。
⑥ 治：乾隆本、日本抄本、文瑞楼本同，明抄本此前有"蜘蛛散"。

蜘蛛一枚。去足及口，炙令焦，细研　　猪乳半合

上二味，将猪乳和蜘蛛末分为三服，徐徐灌之。

治①小儿初生口噤不开方

上取赤足蜈蚣半枚②，去足，炙令焦，研为末，以猪乳二合和，分三四服与之，差。一方用人乳汁。

治小儿口噤，其病在咽中如麻豆许，令儿吐沫，不能乳哺，

水银方

上以水银如黍米大，与儿服。觉病，不问早晚，水银下咽便愈。以意量之，不过小麻子许为度。百日儿，不可过如小麻子许。

治小儿口噤体热方

上取竹沥一合令温，分三服，差。

又方

上取雀屎一枚为末，着③乳头上，与儿饮，差。

又方

上取鹿角粉、大豆末各少许相和，涂乳头上，与儿饮，差。

又方

上取驴乳二盏、猪乳一盏相和，煎得一盏半，时取少许与儿服，差。

又方

上取牛口齝④草，绞汁，涂口上，差。

又方

上取白牛尿，涂口中，差。

又方

上取东行牛口沫，涂口及额，即止。

---

① 治：乾隆本、日本抄本、文瑞楼本同，明抄本此前有"蜈蚣散"。

② 半枚：乾隆本、日本抄本、文瑞楼本同，明抄本作"一条"。

③ 着：原作"看"，形近而误，据乾隆本、日本抄本、文瑞楼本改。明抄本无此方。

④ 齝（chī痴）：牛反刍。《说文·齿部》："齝，吐而噍也。"《尔雅·释兽》："牛曰齝。"郭璞注："食之已久，复出嚼之。"

又方

上取鸡屎白如豆大三枚，以水下差。

小儿撮口

论曰：小儿初生，未满七日，面赤喘促，啼声不出，乳哺艰难，名为撮口。盖因胎中受风挟热，始生之时，气血未定，洗浴当风，襁抱失宜，遂成斯疾。最为急切，宜速治之。

治小儿初生，胎热撮口，**麝香散方**

麝香研　丹砂研。各一分　蛇蜕皮一尺。炙令赤，为末

上三味，细研如粉。每用半字匕，津唾调，涂儿唇上，日五七次。

治小儿初生撮口，不收乳方

蜈蚣一条。赤足者

上一味，去足，炙微黄，研为细末，以乳汁一合，调半钱匕，分三四服，温灌之。

治初生小儿撮口，不收乳饮，**乌蛇散方**

乌蛇酒浸，去皮、骨，炙令黄熟。半两　麝香一①分。研，去筋、膜

上二味，将乌蛇捣罗为末，同麝香再研匀。每服半钱，煎荆芥汤调灌之。

治小儿撮口及发噤方

晚蚕蛾二枚。炙令黄

上一味，研为末，蜜和，涂儿口唇内。

治小儿初生撮口，**钓藤汤方**

钓藤　升麻　黄芩去黑心。各半两　蜣蜋二②枚。去翅、足，微炒

上四味，粗捣筛。每服一钱匕，水一小盏，入芦根半分，煎

---

① 一：乾隆本、日本抄本、文瑞楼本同，明抄本作"五"。
② 二：乾隆本、日本抄本、文瑞楼本同，明抄本作"一"。

取五分，去滓，放温，徐徐服。量儿大小加减。

治小儿因剪脐伤风致唇青口撮，**保生散**方

蜈蚣一条。赤足者，炙令干　乌头尖六枚。生用　麝香研。一字

上三味，除麝香外，捣为末，同研极细。每服半字匕，煎金银薄荷汤调下。

治小儿撮口方

赤足蜈蚣一条　棘刚子五枚

上二味，烧成灰，饭和为丸如麻子大。每服三丸至五丸，乳汁下。

治小儿脐风撮口，**丹砂丸**方

丹砂研　麝香研　牛黄研。各一分　半夏汤洗七遍，切，焙　丁香　白附子　铁粉①研　天麻　天南星各半两

上九味，捣研为末，用粳米饭丸如麻子大。每服五丸，荆芥汤下，空心午后各一服。量儿大小，以意加减。

治小儿胎风热，撮口发噤，**牛黄竹沥散**方

牛黄研。一分　淡竹沥半合

上二味，每服牛黄一字匕，用淡竹沥调下，一二岁儿服之；三四岁儿，每服半钱②，日三服。量儿大小，以意加减。

小儿蛾口

论曰：小儿初生，口中有白屑如米粟状，鼻外亦有，乃至舌上生疮，谓之蛾口。此由胎中禀受谷气偏多，既生之后，心脾气热，上熏于口，致成斯疾。盖心主舌，脾之络脉散舌下故也。

治小儿初生，连舌下有膜如石榴子中膈，连其舌下，微微令儿语不发、不转③方

---

① 铁粉：明抄本、乾隆本、文瑞楼本同，日本抄本此后有"一分"。
② 半钱：乾隆本、日本抄本、文瑞楼本同，明抄本作"二字"。
③ 不转：明抄本、乾隆本、文瑞楼本同，日本抄本作"舌不转"。

上以爪摘断，令微有血出，无害。若血不止，可烧发灰作末傅之，止。

治小儿蛾口方

上取栗房，以井华水浓煮汁，以绵缠箸头沾拭之。如无栗房，以栗木皮代。

治小儿蛾口方

上取柘木根，净洗，细剉，五[①]升。无根，只以弓材亦佳。水一[②]升，煮取五合，去滓，更煎二合，频频拭齿口，即差。

治小儿蛾口，不能饮[③]乳，**牛黄散方**

牛黄一分。为末

上一味，用竹沥调匀，沥在儿口中[④]。

治小儿蛾口，不能乳方

上取白鹅粪，以水绞取汁，沥在口中[⑤]。

又方

上取黍米，以水研取汁涂拭之。

治小儿蛾口并噤[⑥]，**白矾散方**

白矾烧灰　丹砂研。各一分

上二味，和研极细，傅儿舌上，日三次[⑦]，以乱发揩舌上垢令净，即差。

治[⑧]小儿蛾口方[⑨]

上以指缠乱发，以温水掠之，三日忽绝，甚效。

---

① 五：乾隆本、日本抄本、文瑞楼本同，明抄本作"一"。
② 一：乾隆本、日本抄本、文瑞楼本同，明抄本作"二"。
③ 饮：乾隆本、日本抄本、文瑞楼本同，明抄本作"吮"。
④ 上一味……儿口中：此13字乾隆本、日本抄本、文瑞楼本同，明抄本作"细研，以竹沥和半字，频涂口中并舌下，差"。
⑤ 中：乾隆本、日本抄本、文瑞楼本同，明抄本此后有"舌上下良"。
⑥ 并噤：乾隆本、日本抄本、文瑞楼本同，明抄本作"不能吮乳"。
⑦ 日三次：乾隆本、日本抄本、文瑞楼本同，明抄本作"日二夜一"。
⑧ 治：乾隆本、日本抄本、文瑞楼本同，明抄本此前有"乱发灰散"。
⑨ 方：乾隆本、日本抄本、文瑞楼本同，明抄本作"不能吮乳"。

治[①]小儿蛾口方[②]

上以马牙消细研为粉，每用一豆大，涂舌下，日三次。

小儿重腭

论曰：小儿初生，上腭有物胀起若悬痈，或如芦箨盛水之状者，名曰重腭。此乃脾胃挟热，血气不能收敛，令口中舌下或在腭颊，如吹小脬。速宜以绵缠长针，微露锋芒，刺肿处，决去恶汁，则其病可消。若再生，亦宜再刺。不尔，则胀满口中，妨害乳食呼吸，不可[③]缓也。

治小儿重腭重断肿痛，口中涎出，**牛黄散**方

牛黄　龙脑　丹砂各一分　太阴玄精石一两　铅霜半两

上五味，各细研为散，再和研匀。每服半钱匕，先于重舌上以铍针针破出血，用盐汤洗拭口，然后掺药于口中[④]，神效。

又方[⑤]

驴乳　猪乳各一[⑥]合

上二味相和，煎至二合，时时与儿服之。

又方

玄明粉　太阴玄精石各一分　铅霜半[⑦]分

上三味，同研令细，少少傅之。

又方

上以蛇蜕皮烧灰，研令细，以少许傅之，效。

又方[⑧]

---

① 治：乾隆本、日本抄本、文瑞楼本同，明抄本此前有"马牙消涂"。

② 方：乾隆本、日本抄本、文瑞楼本同，明抄本作"不能吮乳"。

③ 可：乾隆本、日本抄本、文瑞楼本同，日本抄本旁注"又可下有少"，明抄本此后有"少"。

④ 口中：乾隆本、日本抄本、文瑞楼本同，明抄本此后有"上下三四次"。

⑤ 又方：乾隆本、日本抄本、文瑞楼本同，明抄本作"乳饮，治小儿重腭"。

⑥ 各一：乾隆本、日本抄本、文瑞楼本同，明抄本作"二"。

⑦ 半：乾隆本、文瑞楼本同，日本抄本作"一"。明抄本无此方。

⑧ 又方：乾隆本、日本抄本、文瑞楼本同，日本抄本旁注"又合蛇蜕、露蜂房二味为一方"，明抄本此方与上方合为一方。

上取露蜂房烧灰细研，以水和，涂口中，立愈。

又方

上取炱煤，以水调涂之。

小儿脐风

论曰：新生小儿既断脐之后，脐疮未愈，不可外犯风邪及浴水入疮，湿冷襁抱，皆致脐风。其候脐肿多啼，甚则风行百脉，口噤不乳，身体反强，乃致不救。

治小儿初生至七日，脐风发，肿欲落者，**锦灰散方**

锦帛烧灰，微存性。一钱　雄鼠粪微炒。七枚　大枣去核。三分　麝香研。少许

上四味，捣研为散。看脐欲落不落，即用药封之。切忌外风入。

治小儿初生断脐了，便傅此散，免一腊①内脐风，**天浆散方**

天浆子三枚　乱发烧灰存性。半钱　蜈蚣二寸。烧灰　羚羊角烧灰。一钱　麝香一小豆大

上五味，研令匀细，才割脐了，便用少许傅之。

治小儿脐风，**白龙散方**

天浆子有虫者。一枚　白僵蚕直者，炒。一枚

上二味，捣罗为散。入腻粉少许，以薄荷自然汁调灌之，取下毒物神效。量儿大小，分作二服，亦得。

治小儿脐风肿，**神灰散方**

雄鼠粪七枚。两头尖者是　干姜枣大，一块　甑带一团　绯绵②　胡粉炒如金色　白石脂各半两

上六味，存性烧为灰，相和细研，加少许麝香为散，看脐欲落不落，即封脐便差。如未患傅之，终不患也。烧药时，不得令有别灰入。

治小儿脐风久不差，肿出汁者，**牡蛎散方**

---

① 一腊：宋代民间习俗，生子七日为"一腊"。宋·吴自牧《梦粱录》："三朝与儿落脐灸囟。七日名一腊，十四日谓之二腊，二十一日名曰三腊。"

② 绵：乾隆本、日本抄本、文瑞楼本同，明抄本作"帛"。

牡蛎①一枚　虾蟆一枚

上二味，并烧为灰，细研如粉。每以少许傅脐中，甚验。

治小儿着脐风汁出，**当归散方**

当归切，焙。半两　甘草炙，剉。一分　铅丹研②。半分

上三味，除铅丹外，捣为散，入铅丹合研令匀，以傅脐中，差③。

治小儿脐风，汁出不止，**黄檗散方**

黄檗去粗皮。一两半　釜底黑煤研。三分　乱发灰研。一分

上三味，先捣黄檗为末，入二味合研令匀，傅脐中，差。

又方

当归切，焙

上一味，捣罗为末，时傅之。

治襁褓中小儿脐风撮口法

上视小儿上下断当口中心处，若有白色如豆大，此病发之候也。急以指爪正当中掐之，自外达内，掐令匝，微血出，亦不妨。又于白处两尽头，亦依此掐，令内外断，应手当愈。

小儿脐疮

论曰：小儿初生，当先洗浴，然后断其脐。断脐后，便当以熟艾封裹之，或灸数壮，勿令犯湿。若先断脐，后洗浴，揩拭不干，或为邪气所伤，或为水入脐中，皆致脐疮也。疮过百日者，虽差，或风邪入里，则变为痫矣。

治小儿脐不干，**白矾散方**

矾石烧灰　龙骨④各一分

上二味，细研。傅脐中，取差为度。

---

① 牡蛎：乾隆本、日本抄本、文瑞楼本同，明抄本此后有"童便淬"。
② 研：乾隆本、日本抄本、文瑞楼本同，明抄本作"炒"。
③ 差：乾隆本、日本抄本、文瑞楼本同，明抄本此前有"勿见风"。
④ 龙骨：乾隆本、日本抄本、文瑞楼本同。明抄本此后有"煅"，义胜。

治小儿脐风汁出[1]，**甘草散**方

甘草炙，剉　蝼蛄炙焦。各一分

上二味，捣罗为散。掺傅脐中，差[2]。

治小儿脐赤肿，汁出不止，**白石脂散**方

白石脂一两

上一味，研为散，熬[3]令温，扑脐中，日三[4]。

治小儿满月脐不干方

虾蟆五枚

上一味，烧灰扑脐，日三。

治小儿脐中水湿肿，赤汁出，时时啼呼，**当归粉**方

当归末　胡粉各半两

上二味，相和研匀，傅脐中，仍炙[5]絮熨之，以啼呼止为候。

治小儿脐湿熨方

上取盐豉捣作饼子如钱大，于新瓦上熬令热，更互熨之。亦可以黄檗末傅之。一方，用盐二两，豉二合，同捣作饼熨之。

治小儿脐疮久不差方

干虾蟆大者，一枚。烧灰　白矾一[6]分。烧灰

上二味，研细，每用少许傅之，以差为度。

治小儿脐疮，汁出不干[7]，**黄檗散**方

黄檗去粗皮。一两半。为末　釜下墨研。三分　乱发灰研。一分

上三味，同研匀细，少少傅之。

---

① 脐风汁出：乾隆本、日本抄本、文瑞楼本同，明抄本作"脐不干"。
② 差：乾隆本、日本抄本、文瑞楼本同，明抄本作"勿令见风，愈"。
③ 熬：乾隆本、日本抄本、文瑞楼本同，明抄本作"炒"。
④ 日三：乾隆本、日本抄本、文瑞楼本同，明抄本作"二三次差"。
⑤ 炙：文瑞楼本同，明抄本无，乾隆本、日本抄本作"灸"。
⑥ 一：乾隆本、日本抄本、文瑞楼本同，明抄本此前有"皂荚子"。
⑦ 小儿脐疮汁出不干：乾隆本、日本抄本、文瑞楼本同，明抄本作"脐赤肿，出脓水，久不止"。

治小儿脐中汁出^①，**国老散方**

甘草炙，剉。一分　当归焙^②　铅丹研。各半分

上三味，捣罗二味为散，入铅丹，同研匀细，扑脐中，日三。

治小儿脐湿，逾月不止，**三灰散方**

干虾蟆烧　白矾烧　皂荚子烧。各一分

上三味，细研，少傅脐中。

治小儿脐久不干，赤肿，脓出及清水，**当归散方**

当归焙^③

上一味，为末极细，少少着脐中，频用之顷。有小儿尝病脐湿五十余日^④，用此一傅即干，后因尿入疮复病，又一傅愈。

小儿解颅

论曰：肾主身之骨髓，脑为髓海，肾气和平，则骨髓充足，骨髓充足，则颅囟圆成。若肾气不足，则骨髓不充，年虽长大，头缝尚开，故名解颅，亦名囟解。

治小儿解颅囟大，身有痼热，头面汗出，腹胀咳嗽，上气肩息，足寒胫交，三岁不行，**钟乳丸方**

钟乳研粉　防风去叉　生干地黄焙　牛黄研　甘草炙，剉　漆花各一分

上六味，捣罗为末，以犬脑髓为丸如麻子大。每服二丸至三丸，米饮下，早晨、午时、日晚各一服。更量大小，以意加减。一方以豚脑丸。

治小儿解颅，**细辛散方**

细辛去苗叶　桂去粗皮　干姜炮。各一分^⑤

上三味，捣罗为散。以乳汁和，涂颅上。

---

① 脐中汁出：乾隆本、日本抄本、文瑞楼本同，明抄本作"脐赤肿，出脓水，久不止"。

② 焙：乾隆本、日本抄本、文瑞楼本同，明抄本作"炒"。

③ 焙：乾隆本、日本抄本、文瑞楼本同，明抄本作"炒"。

④ 五十余日：乾隆本、日本抄本、文瑞楼本同，明抄本作"二月"。

⑤ 分：乾隆本、日本抄本、文瑞楼本同，明抄本作"两"。

治小儿脑长，喜摇头，解颅，**牛黄丸方**

牛黄　漆花　甘草炙，剉　白术　防风去叉　钟乳粉　生干地黄焙。各一分

上七味，捣罗为末，用犬脑髓为丸如麻子大。每服二丸至三丸[1]，温水下，早晨、日午、晚后各一服。更量儿大小，以意加减。

治小儿解颅，囟门开解，**封囟散方**

柏子仁炒　细辛去苗叶　防风去叉　白及各一两　草乌头炮。半两

上五味，捣罗为细散。乳汁调，涂囟开处。

治小儿解颅不合，**蟹足散方**

生蟹足骨焙干[2]　白敛各半两

上二味，捣罗为散。乳汁和，涂囟上，以差为度。

治小儿鼻多涕，是脑门为风冷所乘[3]，**甘菊花汤方**

甘菊花一两　甘草炙。一分[4]　防风去叉。半两　山茱萸七枚[5]

上四味，粗捣筛。每一钱匕，水一盏，煎至六分，去滓，分温三服，早晨、日午、晚后各一。量儿大小，以意加减。

治小儿鼻多涕，是脑门为风冷所客，**细辛膏方**

细辛去苗叶。半两

上一味，用油一合，同煎令黑色，去滓，下蜡少许，煎化停凝。每日三度，薄涂囟上。

治小儿囟开不合，**合囟散方**

防风去叉　白及　柏子仁各一两

上三味，捣罗为散。用乳汁调少许，涂囟上，以合为度。

治小儿脑长发大，囟开不合，臂胫小，不能胜头，**半夏散方**

---

① 二丸至三丸：乾隆本、日本抄本、文瑞楼本同，明抄本作"三五丸"。

② 干：乾隆本、文瑞楼本同，明抄本作"炙"，日本抄本无。

③ 风冷所乘：乾隆本、日本抄本、文瑞楼本同，明抄本作"风所吹"。

④ 分：乾隆本、日本抄本、文瑞楼本同，明抄本作"两"。

⑤ 七枚：乾隆本、日本抄本、文瑞楼本同，明抄本作"四钱"。

半夏汤洗去滑，七遍，焙　芎䓖　桂去粗皮。各一两　草乌头十枚。炮裂，去皮脐　细辛去苗叶。二两

上五味，细剉，以酒四升，渍一宿，煮令微热，漉出，绵裹温熨囟上，朝暮二三十遍，良。

治小儿脑长，囟不合，**鸡血涂方**

上取丹雄鸡一只，将就小儿囟上，割其冠，使血滴囟讫，以赤芍药末粉血上①。

治小儿解颅，脑缝开不合，**防风丸方**

防风去叉　钟乳粉　牛黄研　白术各半两　熟干地黄焙　甘草炙。各三分

上六味，捣罗为末，炼蜜丸如梧桐子大。每服二丸，温水化下，随岁数加减服②。

治小儿解颅，囟缝不合③，**涂傅膏方**④

蛇蜕烧灰　猪颊骨髓各少许

上二味，调和为膏。涂囟上，日再易。

小儿囟陷

论曰：人之冲气，内围于胃，上通囟顶，小儿胃气冲和，则脑髓充成，囟顶渐合。若胃热熏蒸腑脏，则渴而引饮，因致泄利，令腑脏血气虚弱，不能上充髓脑⑤，所以囟陷也。

治小儿脏腑壅热，气血不荣，致囟陷者，**生干地黄散方**

生干地黄焙⑥。二两　乌鸡骨一两。酥炙黄

---

① 粉血上：乾隆本、日本抄本、文瑞楼本同，明抄本作"粉之，日二三次差"。

② 每服……加减服：此14字乾隆本、日本抄本、文瑞楼本同，明抄本作"儿下用汤化下十丸，大，加数丸，日二"。

③ 小儿解颅囟缝不合：乾隆本、日本抄本、文瑞楼本同，明抄本作"小儿脑长发大，囟开不合，臂胫小，不能胜头"。

④ 涂傅膏方：乾隆本、日本抄本、文瑞楼本同，明抄本作"蛇脱膏涂"。

⑤ 髓脑：明抄本、乾隆本、日本抄本同，文瑞楼本作"脑髓"。

⑥ 焙：乾隆本、日本抄本、文瑞楼本同，明抄本作"酒洗"。

上二味，捣细罗为散。粥饮调下半钱匕，不拘时候①。

治小儿胃虚，血气不充，囟陷，**当归汤方**

当归切，焙　白术　人参　黄耆剉。各一两　诃黎勒煨，去核。半两　甘草炙，剉。一分

上六味，粗捣筛。每一钱匕，水七分，煎至三分，去滓，分温二服，不拘时候。

治小儿气血虚弱，囟陷不平，**干地黄丸方**

熟干地黄焙　芍药　当归切，焙　白术各半两　桂去粗皮。一分

上五味，捣罗为细末，炼蜜和丸如黍米大。每服七丸，粥饮下，乳食前。量儿大小加减。

治②小儿囟陷方③

狗头骨④

上一味，炙令黄，捣罗为末，鸡子清调涂之。

又方

天灵盖

上一味，炙令黄，捣罗为末，生油调涂之。

治小儿囟陷方

猪牙车骨髓

上一味，煎如膏，涂囟上。

小儿变蒸

论曰：小儿初生，禀受阴阳之气，水为阴，火为阳，水火相逮而后阴阳变革，由胚胎而有血脉，由血脉而成形体，以至腑脏具，精神全，无非阴阳水火之气。故三十二日一变，六十四日再

---

① 粥饮……不拘时候：此11字乾隆本、日本抄本、文瑞楼本同，明抄本作"用米饮下一钱，日二；小者，服三五分，以差为度"。

② 治：乾隆本、日本抄本、文瑞楼本同，明抄本此前有"狗头骨涂"。

③ 囟陷方：乾隆本、文瑞楼本同，明抄本、日本抄本作"胃虚血气不充，囟陷"。

④ 狗头骨：乾隆本、日本抄本、文瑞楼本同，明抄本作"雄狗头骨酥炙黄"。

变且蒸，变即上气，蒸即体热；三百二十日而十变五蒸，是为小蒸毕；又六十四日而一蒸，凡四蒸总五百七十六日，而变蒸足，气血就。每当变蒸，则情态异常，轻者体热微汗，似有惊候，耳髋皆冷；重者壮热脉乱，或汗或否。大率与温壮相似，特耳与髋不热为异尔。此乃血气增长，无用调治，唯忌傍人或致惊动，任之五日以上至十日自定。或热甚连数日者，服黑散；发汗热不止者，服紫双丸。小差便止，勿复服之。亦有或早或晚，不拘日数者；亦有临变蒸时，为寒邪所加者，寒热交争，腹痛夭矫①，必啼呼不止。但验其耳与髋，审得其证者，或熨痛处后，兼以治寒邪之药。

治小儿变蒸中挟时行温病，或非变蒸时而得时行者，**黑散方**

麻黄去根节，沸汤掠过。半两　大黄剉，炒。一分　杏仁汤浸，去皮尖、双仁，麸炒黄。半两

上三味，先捣二味为末，别研杏仁如脂，和散，又捣令调匀，内密器中。一月儿服小豆大一粒，以乳汁和服，抱令得汗，汗出温粉粉之，勿使见风；百日儿服如枣核许。

治小儿变蒸，发热不解，**紫双丸方**

代赭捣研如粉　赤石脂捣研如粉。各一两　巴豆三十②枚。去心、皮，出油尽　杏仁五十枚。去皮尖、双仁，麸炒黄

上四味，先以巴豆、杏仁等别捣如膏，和代赭二味末，捣二千杵相得，入少蜜捣之，仍须密器中收三十日。儿服如麻子一丸③，与少乳汁令下，食顷后与少乳，勿令多，至日中当小下；热若未除，明旦更与一丸。百日儿服如小豆一丸，量儿大小加减。小儿夏月多热令发疹，二三十日一服，甚佳。代赭须真者，若无，以左顾牡蛎代之。

---

① 夭矫：亦作"夭娇"，原指屈伸貌或木枝屈曲貌，这里指身体屈曲。《淮南子·修务训》："木熙者，举梧槚，据句枉，蝯自纵，好茂叶，龙夭矫。"《汉书·扬雄传上》："踔夭蟜，娭涧门。"唐·颜师古注："夭蟜，亦木枝曲也。"

② 三十：乾隆本、日本抄本、文瑞楼本同，明抄本作"二十"。

③ 儿服如麻子一丸：乾隆本、日本抄本、文瑞楼本同，明抄本作"一月儿用乳下一二丸"。

治小儿初生，血脉盛实，寒热温壮，四肢惊掣，发热，大吐呕者。若已能进哺，饮食不消，壮热，及变蒸不解，中客人①魃②气，并诸惊痫悉疗，**龙胆汤方**

龙胆　钓藤　柴胡去苗　赤茯苓去黑皮　桔梗炒　黄芩去黑心　芍药　大黄剉，炒。各一两　甘草炙，剉　蜣螂去翅、足，炙③　当归切，焙　人参各一两

上一十二味，粗捣筛。一二岁儿，每服一钱匕，以水五分，煎至三分，去滓温服；三四岁儿，每服一钱半匕，水一小盏，煎至五分，去滓，连夜三四服。量儿大小，加减服之。

治小儿变蒸，经时不止，挟热心烦，啼叫不歇，骨热④面黄，**柴胡汤方**

柴胡去苗　甘草炙，剉　人参　玄参各一两　龙胆半两　麦门冬去心，焙。一两半

上六味，粗捣筛。每服一钱匕，水八分盏，煎至四分，去滓温服，不拘时，更量儿大小加减。

治小儿变蒸，热气乘心，烦躁，啼叫不已，及骨蒸烦热，**前胡汤方**

前胡去芦头　龙胆　甘草炙，剉　人参　麦门冬去心，焙。各一两

上五味，粗捣筛。每服一钱匕，水七分，煎至四分，去滓，食后量大小加减温服。

---

① 人：乾隆本、日本抄本、文瑞楼本同。明抄本作"忓"，义长。
② 魃（jì 技）：乾隆本、日本抄本同，明抄本、文瑞楼本作"魅"。魃，小儿鬼。
③ 炙：乾隆本、文瑞楼本同，明抄本作"炒"，日本抄本无。
④ 骨热：明抄本、日本抄本、文瑞楼本同，乾隆本作"骨蒸"。

卷第一百六十八

小儿门

小儿温壮　小儿壮热　小儿潮热　小儿风热　小儿热渴

小儿门

小儿温壮

论曰：足阳明胃之经，主于肌肉。若小儿胃有伏热，或挟宿寒，皆令胃中不和，其气蒸郁，发于肌肉，故令儿体热多睡，名曰温壮。其证大便黄而恶臭者，有伏热也，利下乃愈。若便白而醋臭①者，有宿滞也，当微利损谷乃愈。古法去伏热，则用龙胆汤；去宿滞，则用紫双丸，当仿其法而治之②。

治③婴儿出腹，血脉盛实，寒热温壮，四肢惊掣，发热，大吐呟者。若已能进哺，食实不消，壮热及变蒸不解，客忤魃气，并诸惊痫，悉治。十岁已下小儿，皆服**龙胆汤**方第一。此是新出腹婴儿方，若日月长大者，以次依此为例。若知是客忤及有魃气者，可加人参、当归各如龙胆多少，一百日儿加三铢，二百日儿加六铢，一岁儿加半两，余药准此。

龙胆　钓藤皮　柴胡去芦头　黄芩去黑心　桔梗炒　芍药　赤茯苓去黑皮　甘草炙。各一两　蜣螂炒。二枚　大黄剉，炒。一两

上一十味，㕮咀如麻豆大，以水一升，煮取五合为剂。儿生一日至七日，分一合为三服；儿生八日至十五日，分一合半为三服；儿生十六日至二十日，分二合为三服；儿生二十日至三十日，

---

① 醋臭：日本抄本、文瑞楼本同，明抄本、乾隆本作"酸臭"。

② 当仿其法而治之：日本抄本、文瑞楼本同，明抄本、乾隆本作"宜审症施治"。

③ 治：日本抄本、文瑞楼本同，明抄本、乾隆本此前有"龙胆草汤"。

分三合为三服；儿生三十日至四十日尽，以五合为三服，皆得下即止。

治小儿变蒸，发热不解，并挟伤寒温壮，汗后热不歇，及腹中有痰癖，哺乳不进，乳则吐呗，食痫，先寒后热者，**紫双丸方**

代赭捣研如粉① 赤石脂捣研如粉。各一两 巴豆三十枚。去心、皮，出油尽 杏仁五十②枚。去皮尖、双仁，炒

上四味，将巴豆、杏仁别研为膏，入二味末相和，更捣令相得，若硬，入少蜜同捣之，密器中收三十日。儿服一丸如麻子③大，与少乳汁令下，食顷后再与少乳，当小下热气。若余势未消，明旦更与一丸，百日儿服如小豆一丸。以此准量，增减丸数大小。

治小儿温壮往来，腹内有热④，**柴胡汤**方

柴胡去芦头。三分 黄芩去黑心 人参 甘草炙，剉 赤茯苓去黑皮 麦门冬去心，焙。各半两

上六味，粗捣筛。每用一钱匕，以水一盏，入竹叶数⑤片，煎取五分，去滓，放温，量儿大小，分减服之。

治小儿温壮，热不差，若舌宽不含乳，胸中有疾⑥，口中疮，兼惊，**黄芩汤**方

黄芩去黑心。一两一分 钩藤细剉。一分⑦ 蛇蜕炙。一寸⑧ 甘草炙，剉。半两 芒消一分 大黄蒸三遍，焙干用。一两⑨ 牛黄如大豆许，三粒。别研

上七味，粗捣筛。三四岁儿，每服半钱匕，以水半盏，煎至

---

① 捣研如粉：日本抄本、文瑞楼本同，明抄本、乾隆本作"醋淬七次，研"。
② 五十：日本抄本、文瑞楼本同，明抄本、乾隆本作"四十九"。
③ 麻子：明抄本、乾隆本、文瑞楼本同，日本抄本作"麻豆"。
④ 热：日本抄本、文瑞楼本同，明抄本、乾隆本此后有"并痰，不哺乳"。
⑤ 数：日本抄本、文瑞楼本同，明抄本、乾隆本作"三"。
⑥ 有疾：日本抄本、文瑞楼本同，明抄本、乾隆本作"痰"。
⑦ 黄芩……细剉一分：此15字日本抄本、文瑞楼本同，明抄本、乾隆本作"黄芩 钩藤"，后为"大黄一两"。
⑧ 寸：日本抄本、文瑞楼本同，明抄本、乾隆本作"尺"。
⑨ 一两：明抄本、乾隆本、文瑞楼本同，日本抄本作"三两一分"。

三分，去滓，食后温服，日三。量儿大小，以意增减。

治小儿壮热实[1]百病，**芍药汤**方

芍药　甘草炙，剉。各半两　大黄蒸，焙干，剉[2]。一两

上三味，粗捣筛。五六岁儿，每服一钱匕，以水半盏，煎至三分，去滓温服，食后，日三服。随儿大小，以意加减。

治小儿温壮不解，**升麻汤**方

升麻　柴胡去芦头　麦门冬去心，焙　黄芩去黑心　甘草炙，剉。各半两　黄耆剉[3]　人参各一分

上七味，粗捣筛。每服一钱匕，以水八分，煎取五分，去滓，量儿大小，分减服。

治小儿挟实温壮，惕惕微惊，**当归汤**方

当归切，焙。半两　柴胡去芦头。三分　黄芩去黑心。半两　细辛去苗叶。三分　大黄剉，炒。一两　升麻半两　五味子半两　紫菀去苗、土。一两　牛黄研。一分　杏仁二十枚。汤浸，退去皮尖、双仁，炒，别研

上一十味，粗捣筛。二三岁儿，每一钱匕，以水七分，煎至五分，去滓，分温日三服。随儿大小，以意加减。

治小儿有热，服药大下后，温壮不解，胸中结热，**五味子汤**方

五味子　黄芩去黑心　柴胡去芦头　芒消　麦门冬去心，焙。各半两　黄连去须。一分　甘草炙，剉。一分　当归切，焙。三分　大黄饭上蒸过，暴干。一两　石膏三分。捣碎，再细研入

上一十味，粗捣筛。五六岁儿，每服一钱匕，以水七分，煎至四分，去滓，食后温服，无痰三服；若有痰，即吐之。量儿大小，以意加减。

治小儿腹中伏热，温壮往来，**柴胡汤**方

柴胡去芦头。三分　黄芩去黑心。一两　人参半两　甘草炙。

---

① 实：日本抄本、文瑞楼本同，明抄本、乾隆本此前有"不止"。
② 焙干剉：日本抄本、文瑞楼本同，明抄本、乾隆本作"三次"。
③ 剉：日本抄本、文瑞楼本同，明抄本、乾隆本作"蜜炙"。

半两　赤茯苓去黑皮。半两　麦门冬去心，焙。半两

上六味，粗捣筛。每服一钱匕，水七分，入小麦五七十粒，竹叶十①片，煎至四分，去滓温服，量儿大小，加减服之。

治小儿挟热，痰盛温壮，夜卧不稳，**天南星丸方**

天南星炮，为末　半夏汤洗七遍，焙，为末②　腻粉研　滑石研。各一钱　巴豆二十四枚。去③心、膜，以水浸一宿，研细，不出油

上五味，先研巴豆令熟，次下众药末，以糯米粥和丸如绿豆④大。每服⑤三丸，更量儿大小加减。泻痢，米饮下，取食葱汤下；惊悸，薄荷荆芥汤下⑥。

治小儿热疾后，腹中不调，饮食不节，腹满温壮及中客忤，兼乳冷，**消滞丸方**

雀屎白　牛黄研。各一分　芎䓖　芍药　干姜炮　甘草炙。各半两　麝香研　小麦面　大黄剉，炒⑦　当归切，焙　人参各三分

上一十一味，捣罗为末，炼蜜丸如麻子大。温熟水⑧下三丸；欲令下者，服五丸。

治小儿风邪，温壮发热，压惊，止头痛，化涎，**生犀牛黄丸方**

犀角屑。一分　牛黄一钱。研　龙脑　麝香各半钱。研　天南星牛胆内柜者，末　藿香叶为末。各二两　甘草末　雄黄末各半两

上八味，合研如粉，炼蜜和丸如鸡头大。每服一丸，不计时候，煎薄荷汤化下。

---

① 十：日本抄本、文瑞楼本同，明抄本、乾隆本作"三五"。

② 汤洗七遍焙为末：文瑞楼本同，明抄本、乾隆本作"姜汁炒"，日本抄本作"焙"。

③ 去：日本抄本、文瑞楼本同，明抄本、乾隆本此后有"皮"。

④ 绿豆：日本抄本、文瑞楼本同，明抄本、乾隆本作"小豆"。

⑤ 每服：日本抄本、文瑞楼本同，明抄本、乾隆本作"姜汤下"。

⑥ 下：日本抄本、文瑞楼本同，明抄本、乾隆本此后有"五丸"。

⑦ 剉炒：日本抄本、文瑞楼本同，明抄本、乾隆本作"蒸"。

⑧ 温熟水：日本抄本、文瑞楼本同，明抄本、乾隆本作"用姜汤"。

小儿壮热

论曰：小儿壮热者，由阴阳不和，气盛血实，邪热之气，客于肠胃，蕴蓄日久，熏发肌肉，故令身体壮热，其脉三部俱实者是也。亦有乳食不化及食物不消，蒸郁于外，令儿壮热，口干烦渴，其脉见寸口浮而大，按之反涩者是也。

治小儿百日已来，结实壮热兼惊①，**祛热汤**方

大黄剉，炒　朴消　甘草炙　龙齿各一分　枳壳去瓤，麸炒。一两

上五味，粗捣筛。每服半钱匕，以水半盏，煎至三分，去滓，放温，时与一分服，日可三服。乳母服之亦妙。

治小儿壮热，胀满，不饮乳，**龙胆饮**方

龙胆去根　犀角镑屑。各半两　升麻　天麻剉，炒　甘草炙　鳖甲去裙襕，醋浸，炙黄色。各三分②　槟榔煨，剉。一枚

上七味，粗捣筛。每服一钱匕，以水半盏，煎至三分，去滓，分温三服。

治小儿生四五十日，服药下后，身体壮热如火，伤寒兼腹满，头面丹肿，此皆内有伏热，**龙胆汤**方

龙胆去根③　冬葵子　葽蕤④　大青　柴胡去苗。各一分　赤茯苓去黑皮　甘草炙。各半两

上七味，粗捣筛。每服一钱匕，以水半盏，煎至三分，去滓，分为三服。如人行十里已来一服，随儿大小加减。

治小儿期岁至三岁，时时壮热，**升麻汤**方

升麻　柴胡去苗　枳壳去瓤，麸炒　黄芩去黑心　芍药　栀子仁　知母焙　杏仁去皮尖、双仁，炒，别研。各三分　大黄剉，炒。

---

① 惊：日本抄本、文瑞楼本同，明抄本、乾隆本此后有"客忤"。
② 分：明抄本、乾隆本、文瑞楼本同，日本抄本作"两"。
③ 龙胆去根：日本抄本、文瑞楼本同，明抄本、乾隆本作"龙胆草"。
④ 葽蕤：日本抄本、文瑞楼本同，明抄本、乾隆本此药排在药物组成的最后，剂量为"一两"，而无柴胡及甘草后的"各一分""各半两"。

一两一分^①　石膏别捣研。一两半

上一十味，以八味粗捣筛。入杏仁、石膏拌匀，每服一^②钱匕，以水一中盏，入青竹叶^③，同煎至三分，去滓，食后相继三服。量儿大小加减。

治小儿壮热不除，**犀角汤方**

犀角镑。半两　升麻一分　大黄剉，炒。一分　石膏捣研。三^④分

上四味，以三味粗捣筛，入石膏拌匀。每服半钱匕，以水半盏，煎至三分，去滓，放温，相继三服。随儿大小，以意加减。

治小儿服药吐利后，身壮热，精神昏慢^⑤，或微利而内有结热，**大青汤方**

大青半两　大黄剉，炒。一分　甘草炙。半两　麻黄去根节^⑥。半两

上四味，粗捣筛。二三岁儿，每服半钱匕，以水半盏，煎至三分，去滓，食后相继三服。仍随儿大小，以意增减。

治小儿壮热，实滞不去，及寒热往来，微惊，**大黄饮方**

大黄剉，炒。一两^⑦　黄芩去黑心　栝楼根　甘草炙。各三分　牡蛎熬^⑧　龙骨　凝水石研　白石脂各半两　滑石研　消石研　人参　桂去粗皮。各二^⑨两

上一十二味，以九味粗捣筛，入研药和匀。五六岁儿，每服一钱匕，以水一中盏，煎至五分，去滓温服，食后相继三服。随儿大小加减。

治小儿壮热不安，**钓藤饮方**

钓藤　升麻　甘草炙　人参各半两

---

① 一两一分：日本抄本、文瑞楼本同，明抄本、乾隆本作"一两"。
② 一：日本抄本、文瑞楼本同，明抄本、乾隆本作"二"。
③ 青竹叶：日本抄本、文瑞楼本同，明抄本、乾隆本作"竹叶五片"。
④ 三：明抄本、乾隆本、文瑞楼本同，日本抄本作"一"。
⑤ 昏慢：日本抄本、文瑞楼本同，明抄本、乾隆本作"昏昧"。
⑥ 麻黄去根节：日本抄本、文瑞楼本同，明抄本、乾隆本作"升麻"。
⑦ 两：日本抄本、文瑞楼本同，明抄本、乾隆本作"分"。
⑧ 熬：日本抄本、文瑞楼本同，明抄本、乾隆本作"醋淬"。
⑨ 二：日本抄本、文瑞楼本同，明抄本、乾隆本作"一"。

上四味，粗捣筛。每一钱匕，以水一盏，煎至五分，去滓，分温二服，空心午后各一服。随儿大小，以意加减。

治小儿八九岁，痰实壮热，**山栀子汤方**

山栀子仁　黄芩去黑心　前胡去芦头　甘草生用

上四味，等分，粗捣筛。每服一钱匕，水一中盏，煎至五分，去滓温服，日三。量儿大小加减，不计时候。

治小儿蓐内及百日以来壮热，**虎睛牛黄丸方**

虎睛一①对。研　牛黄研　麝香研　丹砂研　雄黄研。各一分

上五味，再同研为末，炼蜜和丸如小豆大。以乳汁研一丸与服。

治小儿百日已来，结实壮热，兼惊，**龙齿汤方**

龙齿半两　大黄剉，炒。半两　山栀子仁一分　枳壳去瓤，麸炒。一分　朴消②三分　甘草炙。一分

上六味，粗捣筛。每服一钱匕，水七分，煎至五分，去滓③，温服。量儿大小加减。

治小儿壮热面赤，唇口焦干，大小便不通，四肢掣动，惊啼，或时发渴，**人参汤方**

人参三分　柴胡去苗。一分　大黄剉，炒。一分　升麻半两　芍药一分　山栀子仁半两　甘草炙。半两　钓藤半两

上八味，粗捣筛。每服一钱匕，水七分，煎取四分，去滓温服。

治小儿壮热不解及惊热风热，**龙脑散方**

龙脑研。半钱　马牙消一分。入合子内固济，火煅通赤，先掘一地坑子，甘草水泼冷，湿纸衬药，入坑子内荫一宿，取研　丹砂研。一钱　干蝎微炒，研。七枚

上四味，合研匀细。每服半钱匕或一字，煎人参茯苓汤调下。惊热，冷水下；热甚者，冷水研生地龙汁调下。

---

① 一：明抄本、乾隆本、文瑞楼本同，日本抄本作"二"。
② 朴消：日本抄本、文瑞楼本同，明抄本、乾隆本此后有"研"。
③ 滓：日本抄本、文瑞楼本同，明抄本、乾隆本此后有"入朴消末二分"。

治小儿肌体壮热，夜多惊啼，及发吐逆，日久不解，或泻或秘，变成慢惊，或作疳疾。定搐搦，除疳气，坠痰涎，镇心神，**如圣青金丸方**

龙脑研。一钱　麝香研　腻粉各一分　香墨杵，研　卢会研。各一钱半　白面三钱　青黛二钱　金箔　银箔各十片　使君子四枚。以面裹，煨令面香熟，去面，杵，取末

上一十味，再同研令匀，滴井华水为丸，如鸡头实大。患慢惊，用冷薄荷水化下，三岁已上服一丸，已下则半丸。服讫便睡，觉逐利动，立愈。后隔三五日，更与一服。如些小惊著或急惊，及觉身体热，但服之，取下青涎为效。量儿大小加减服。

治小儿风热壅滞，壮热烦渴，时呕，**麦门冬汤方**

麦门冬去心，焙。三两　栝楼根　知母焙　人参　藜芦去芦头。各一两　龙胆半两[1]　粟米一合

上七味，粗捣筛。每用三钱匕，水一盏半，煎至八分，去滓，分温三服。

小儿潮热

论曰：小儿潮热者，身体发热，作止有时，故谓之潮热。由保养失宜，风冷邪气客于分肉之间，每遇卫气至则真邪相搏，故令发热。欲知在何经络，当观间[2]甚之时属何腑脏，各循其经以调之。

治小儿潮热，盗汗心忪及骨蒸劳热，**地骨皮饮**[3]方

地骨皮　白茯苓去黑皮　瞿麦穗[4]　赤芍药　生干地黄焙　山栀子仁　甘草炙。各一两　大黄剉，炒　柴胡去苗　木通剉。各一两半　人参　木香各半两　青橘皮汤浸，去白，焙。一分

---

①　龙胆半两：日本抄本、文瑞楼本同，明抄本、乾隆本作"地龙去泥，五钱"。

②　间：日本抄本、文瑞楼本同，明抄本、乾隆本作"其"。

③　饮：日本抄本、文瑞楼本同，明抄本、乾隆本作"汤"。

④　瞿麦穗：日本抄本、文瑞楼本同，明抄本、乾隆本作"荆芥穗"。

上一十三味，粗捣筛。每服一钱匕，水七分，入竹茹少许，同煎至四分，去滓温服，不拘时候。量大小加减。

治小儿潮热，**青蒿汤**方

青蒿焙　知母焙　甘草炙。各二两　半夏汤洗七遍，姜汁制①。一分　常山剉，焙。二②两　鳖甲醋炙黄，去裙襕　桂去粗皮　枳壳去瓤，麸炒　秦艽去苗、土。各四两

上九味，粗捣筛。每服半钱匕，水半盏，入生姜一片，乌梅肉少许，同煎三五沸，去滓温服。

治小儿潮热，饮食不为肌肉，黄瘁，夜卧不安，时有虚汗③，**柴胡地骨皮汤**方

柴胡去苗　地骨皮　桔梗炒。各一两　甘草炙。半两

上四味，粗捣筛。每服一钱匕，水一小盏，煎至五分，去滓，食后临卧温服。量大小加减。

治小儿风虚潮热，齘齿谵言，**酸枣仁饮**④方

酸枣仁一两　蛇蜕皮炙。三条⑤　人参　羌活去芦头。各半两　甘草炙。一分⑥

上五味，粗捣筛。每二钱匕，水一盏，入薄荷三叶，同煎七分，去滓，分温三服。量大小加减。

治小儿潮热，**白鲜皮汤**方

白鲜皮　人参　白芷　防风去叉　黄芩去黑心　知母焙　沙参　犀角镑。各半两　甘草炙。一分⑦

上九味，粗捣筛。每一钱匕，水八分，入薄荷三片，煎取五分，去滓，分温二服。

---

① 制：日本抄本、文瑞楼本同，明抄本、乾隆本作"炒"。
② 二：明抄本、乾隆本、文瑞楼本同，日本抄本作"一"。
③ 时有虚汗：日本抄本、文瑞楼本同，明抄本、乾隆本作"口干"。
④ 饮：日本抄本、文瑞楼本同，明抄本、乾隆本作"汤"。
⑤ 炙三条：文瑞楼本同，明抄本、乾隆本作"三尺。炙黄"，日本抄本作"三两"。
⑥ 分：日本抄本、文瑞楼本同，明抄本、乾隆本作"两"。
⑦ 分：明抄本、乾隆本、文瑞楼本同，日本抄本作"两"。

治小儿潮热，**百一羌活饼**方

羌活去芦头　芎䓖　白僵蚕炒　鸡苏各一两　干蝎全者，十四[1]枚。炒

上五味，捣罗为末，炼蜜和丸如鸡头大，捏作饼子。每服一饼，荆芥汤化下。

治小儿潮热，**柴胡饮**[2]方

柴胡去苗　人参　知母焙　羚羊角镑　甘草炙　陈橘皮汤浸，去白，焙　赤茯苓去黑皮　半夏汤洗七遍，去滑，焙　木通剉　芍药等分

上一十味，粗捣筛。每服一钱匕，水一盏，入生姜一片，同煎至五分，去滓温服，日二。

治小儿潮热，**连翘汤**方

连翘　山栀子仁　甘草炙　防风去叉　蝉壳去土，焙干[3]

上五味，等分，粗捣筛。每服一钱匕，水半盏，煎三五沸，去滓。量大小加减温服。

治小儿潮热不解，长肌，进饮食，**人参柴胡汤**方

人参　柴胡去苗　白茯苓去黑皮　芎䓖各一两　知母焙　升麻　藁本去苗、土　甘草炙　天门冬去心，焙。各半两　独活去芦头　柏子仁研。各一分

上一十一味，粗捣筛。每服一钱匕，水半盏，入生姜二片，青蒿一穗，同煎至三分，去滓，食后温服。五岁以上，十五以下，入醋炙鳖甲半两，每服二钱，水一盏，煎六分服。

治小儿潮热，肌瘦盗汗，**黄鸡煎丸**方

黄连去须。二两　鹤虱　芜荑仁各半两　秦艽去苗、土　柴胡[4]去苗　知母焙[5]　使君子去皮。各一两

---

① 十四：日本抄本、文瑞楼本同，明抄本、乾隆本作“四”。

② 饮：日本抄本、文瑞楼本同，明抄本、乾隆本作“汤”。

③ 蝉壳去土焙干：日本抄本、文瑞楼本同，明抄本、乾隆本作“枳壳”。

④ 柴胡：日本抄本、文瑞楼本同，明抄本、乾隆本此后有“一两”。

⑤ 焙：日本抄本、文瑞楼本同，明抄本、乾隆本作“盐酒炒”。

上七味，捣罗为末，以黄雌鸡一只重一斤许者笼之，食以大麻子，候五①日去毛令净，于尾下开窍，去肠肚洗净，干，入前药末于腹内，以线缝之，取小甑，先以黑豆铺甑底，厚三寸②，安鸡在甑内，四旁以黑豆围裹，上以黑豆半寸盖之，自巳时炊，至申时住火，俟温取鸡，去腹中药及筋、骨、头、翅，以净肉研和得所，更少入酒，面糊丸如小绿豆大。每服十丸③，量儿大小加减，空心临卧，麦门冬熟水下。疳瘦骨热，十五岁以上，温酒下。

治小儿潮热，烦渴引饮，胁腹满胀，羸瘦多汗，**鳖甲丸方**

鳖甲醋炙，去裙襕 黄耆剉 柴胡去苗。各一两 枳壳去瓤，麸炒 白术 人参各半两 木香一分

上七味，捣罗为细末，水浸炊饼心和丸如麻子大。二岁儿十丸④，温粥米饮下，日二，更量儿大小加减服。

小儿风热

论曰：小儿体性纯阳，热气自盛。或因触犯风邪，与热气相搏，外客皮毛，内壅心肺，其状恶风壮热，胸膈烦闷，目涩多渴是也。

治小儿风热，心膈烦闷，身体壮热，饶睡多渴，**羚羊角汤方**

羚羊角镑 麦门冬去心，焙 甘草炙，剉。各三分 白茯苓去黑皮 白鲜皮 升麻 人参 黄耆各半两

上八味，粗捣筛。每服一钱匕，水一小盏，煎至五分，去滓，入竹沥半合，更煎沸，分为二⑤服，温呷。量儿大小加减。

治小儿风热多惊，**丹砂丸方**

丹砂研，水飞过 柴胡去苗 铁粉研 麦门冬去心，焙 白茯

---

① 五：日本抄本、文瑞楼本同，明抄本、乾隆本作"七"。
② 厚三寸：日本抄本、文瑞楼本同，明抄本、乾隆本作"铺黑豆一升"。
③ 丸：日本抄本、文瑞楼本同，明抄本、乾隆本此后有"十五丸"。
④ 二岁儿十九：日本抄本、文瑞楼本同，明抄本、乾隆本作"五七丸"。
⑤ 二：明抄本、乾隆本、文瑞楼本同，日本抄本作"一"。

苓去黑皮。各半两　天竺黄研　人参　黄耆剉　黄芩去黑心　甘草炙，剉。各一分　牛黄研　麝香研。各一钱

上一十二味，捣研为末，炼蜜和丸如绿豆大。每服五[1]丸，煎竹叶汤化下。量儿大小加减。

治小儿风热，心神惊悸，夜卧不安，**真珠丸**方

真珠末　羌活去芦头　防风去叉　钩藤　龙胆[2]　天竺黄别研　升麻　牛黄研。各一分　茯神去木　人参　羚羊角镑　犀角镑。各一两　铅霜研　龙脑研　麝香研。各一钱

上一十五味，捣研为细末，炼蜜和丸如绿豆大。每服五丸，荆芥薄荷汤研[3]下，日三。常服，化一切惊涎。量儿大小加减。

治小儿风热，**寸金汤**方

郁金　大黄各一两　皂荚二[4]两。水一碗，揉汁，去滓，浸煎二味，煮软，片切，暴干　马牙消　当归切，焙　山栀子仁各半两　人参　甘草炙，剉　赤芍药各一分[5]　雄黄少许。好者

上一十味，粗捣筛。每服半钱匕至一钱匕，水七分，薄荷三叶，同煎至四分，去滓，放冷服之，日一服。

治小儿风热，惊瘄[6]潮热，**钩藤汤**方

钩藤一两　使君子去皮　干蝎炒　人参　子芩　川大黄剉碎，微炒　犀角屑已上各一分　蚱蝉三枚。微炙　甘草半两。炙微赤，剉　川升麻半两　石膏半两

上十一味，捣筛为粗末。每服一钱匕，以水一小盏，煎至五分，去滓，入竹沥半合，牛黄末一字，看儿大小分减服之。

治小儿风热，心胸烦闷，**牛黄散**方

---

① 五：日本抄本、文瑞楼本同，明抄本、乾隆本作"十"。

② 龙胆：日本抄本、文瑞楼本同，明抄本、乾隆本此药排在药物组成的最后，剂量作"一分"。

③ 研：明抄本、乾隆本、文瑞楼本同，日本抄本作"化"。

④ 二：日本抄本、文瑞楼本同，明抄本、乾隆本作"一"。

⑤ 人参……各一分：此12字日本抄本、文瑞楼本同，明抄本、乾隆本作"人参　甘草　赤芍"，并排在大黄之前。原大黄"各一两"作"一两"。

⑥ 瘄：日本抄本、文瑞楼本同，明抄本、乾隆本作"痫"。

牛黄一分。细研　郁金半两。取末　人参一钱。取末

上三味，都细研令匀。每服半钱匕，荆芥汤调下，日进三四服。量儿大小，以意加减。

治小儿风热惊悸，大小便赤涩，**钓藤散方**

钓藤　天竺黄细研　地骨皮已上各一分①　川大黄三分。剉碎，微炒　茯神　犀角屑　龙胆去芦头　川芒消　甘草　赤茯苓以上各半两

上十味，捣罗为末。每服一钱匕，水一盏，煎至半盏，去滓。量儿虚实，加减与服。

治小儿风热多惊，**人参汤方**

人参　白茯苓去黑皮　甘草炙，剉　大黄煨②，剉　芍药　钓藤　当归焙。各半两

上七味，粗捣筛。每服一钱匕，水八分，入竹叶五③片，煎至五分，去滓温服。

治小儿一切热④，**连翘饮方**

连翘　防风去叉　甘草炙，剉　山栀子仁各一两

上四味，粗捣筛。每用二钱匕，水一盏，煎至七分，去滓，分温二服。

治小儿一切风热，**白术生犀散方**

白术　桔梗微炒　甘草炙，剉　马牙消研。各半两　麝香研。一钱　生犀角镑。半钱⑤

上六味，捣罗四味为散，与二味研者和匀。每服半钱匕，蜜熟水调下，薄荷熟水亦得。量儿大小加减。

治小儿风热⑥，**凉心煮散方**

---

① 分：明抄本、乾隆本、文瑞楼本同，日本抄本作"两"。

② 煨：日本抄本、文瑞楼本同，明抄本、乾隆本作"炒"。

③ 五：日本抄本、文瑞楼本同，明抄本、乾隆本作"三四"。

④ 热：日本抄本、文瑞楼本同，明抄本、乾隆本作"风热"。

⑤ 生犀角镑半钱：日本抄本、文瑞楼本同，明抄本、乾隆本作"生犀角"，并排在桔梗之前。

⑥ 风热：日本抄本、文瑞楼本同，明抄本、乾隆本作"一切热风，喘嗽"。

连翘　防风去叉　甘草炙，剉　山栀子仁　鸡苏　恶实[1]炒。各半两

上六味，捣罗为散。每服二[2]钱匕，水一盏，煎三五沸，量儿大小加减。

治小儿风热惊风，**天竺黄散**方

天竺黄　蝉蜕　白僵蚕炒　山栀子仁　甘草炙　郁金

上六味，等分，捣罗为散。每服一钱匕，熟水调下。三岁儿，可半钱；未晬[3]儿，一字。

治小儿风热涎盛，发喘嗽，**化涎饼子**方

铁粉研　人参　白术各一分　蓬砂　马牙消　粉霜　牛黄　麝香各一钱。研　丹砂二钱[4]。研

上九味，捣研为细末，炼蜜和丸如皂子大，捻作饼子，别以丹砂为衣。二岁儿服半饼子，薄荷汤化下。

治小儿挟风蕴热，**真珠[5]散**方

太阴玄精石[6]一两　石膏三[7]分　龙脑半钱

上三味，捣研极细。每服半钱匕，新汲水调下。

治小儿风热，**天竺牙消散**方

天竺黄　马牙消各半两。研　丹砂　生龙脑各半分[8]。别研　栝楼根　滑石各一分

上六味，捣研为细散。每服半[9]钱匕，新汲水调下。

治小儿风壅，痰实经络，邪热头疼，**麻黄汤**方

---

① 恶实：日本抄本、文瑞楼本同，明抄本、乾隆本作"牛蒡子"。恶实即"牛蒡子"异名，见《名医别录》。

② 二：日本抄本、文瑞楼本同，明抄本、乾隆本作"一"。

③ 晬：小儿满一百天。

④ 二钱：日本抄本、文瑞楼本同，明抄本、乾隆本作"三钱半"。

⑤ 真珠：日本抄本、文瑞楼本同，明抄本、乾隆本作"玄精"。方中无真珠，或以"玄精"义胜。

⑥ 太阴玄精石：日本抄本、文瑞楼本同，明抄本、乾隆本此后有"煅过"。

⑦ 三：明抄本、乾隆本、文瑞楼本同，日本抄本作"二"。

⑧ 分：明抄本、乾隆本、文瑞楼本同，日本抄本作"两"。

⑨ 半：日本抄本、文瑞楼本同，明抄本、乾隆本作"三五"。

麻黄去根节，煮，掠去沫，焙　防风去叉　芎劳　羌活去芦头　葛根剉　甘草炙，剉。各一两　荆芥穗二两

上七味，粗捣筛。每服一钱匕，水一盏，煎至五分，去滓温服。

治小儿风热①，止烦渴，除风胗，治惊悸，**防风汤**方

防风去叉　黄耆剉　甘草炙，剉　人参　连翘各半两　山栀子仁②一分

上六味，粗捣筛。每服一钱匕，水八分，煎至六分，去滓温服。

治小儿风热③，**越桃饮**方

越桃去皮。一两　甘草剉。二④两　藿香叶　石膏飞过⑤。各半两

上四味，用蜜二匙涂在铫子内，先炒甘草赤色，次下越桃、藿香叶，炒微黑为度，捣罗为末，入石膏研匀。每服一钱匕⑥，新汲水调下。

治小儿风热，**人参桔梗散**方

人参　白茯苓去黑皮　桔梗微炒　甘草炙，剉

上四味，等分，捣罗为散。每服半钱匕，熟水调下。

治小儿风热壅毒，关膈滞塞，凉心压惊，**抱龙丸**方

上以腊月黄牛胆一枚，天南星好者，炮，去皮脐，捣为细末，填满胆中，紧系通风处阴干，去胆皮取药。每一两，入金银箔小者各十片，丹砂一钱半，龙脑、麝香各一字，同研极细，炼蜜和丸如鸡头实大。每服一丸，竹叶水化下。岁数小者半丸。

治小儿风热潮作，不思饮食，肌体消瘦，**柴胡木香汤**方

---

① 风热：日本抄本、文瑞楼本同，明抄本、乾隆本作"风热壅盛"。
② 山栀子仁：日本抄本、文瑞楼本同，明抄本、乾隆本此后有"炒"。
③ 热：日本抄本、文瑞楼本同，明抄本、乾隆本此后有"止烦渴，除风胗，治惊悸"。
④ 二：日本抄本、文瑞楼本同，明抄本、乾隆本作"一"。
⑤ 飞过：日本抄本、文瑞楼本同，明抄本、乾隆本作"研"。
⑥ 一钱匕：日本抄本、文瑞楼本同，明抄本、乾隆本作"三五分"。

柴胡去苗。十①两　木香一两　半夏汤洗七遍，去滑　人参各二②两　黄芩去黑心　甘草炙。各三两

上六味，粗捣筛。每服二钱匕，水一盏，入生姜二片，大枣一枚，擘破，煎至六分，去滓温服，不拘时。

治小儿风热潮作，肌体烦倦，不思饮食，安镇心神，**茯神丸方**

茯神去木　麦门冬去心，焙。各半两　犀角镑　栀子仁　白鲜皮　升麻　玄参　车前子各一分　铁粉研　丹砂研。各半两

上一十味，捣罗八味为末，与铁粉、丹砂同研令匀，炼蜜丸如绿豆大。每服五丸，温熟水下，不拘时，更量儿大小加减。

治小儿风热，身体温壮，利膈化涎，安神镇心，**牛黄丸方**

牛黄研　龙脑研　麝香研。各半钱　甘草炙，剉　雄黄研　天竺黄研　丹砂研　人参　远志去心　干蝎去土，炒　山芋　白僵蚕各一钱　天南星浆水煮一日透软，切，焙　天麻各一分

上一十四味，捣研为末，炼蜜和丸如鸡头大。每服一丸，分四服，金银薄荷汤化下，不拘时候，量儿大小加减服。

治小儿风热及伤寒时气，疮胗发热等，**桔梗煮散方**

桔梗剉，炒　细辛去苗叶　人参　白术　栝楼根　甘草炙，剉　白茯苓去黑皮　芎藭各等分

上八味，捣罗为散。每用二钱匕，水一盏，生姜一片，薄荷三叶，同煎至六分，三岁以下作四服，五岁以上作二服。凡小儿发热，不问伤寒风热，便与数服，无不愈者。

治小儿风热，胸膈烦闷，目涩多渴，**郁金散方**

郁金半两　蝉蜕四十枚　龙胆　白附子炮。各半两　大黄炒　干蝎炒　甘草炙。各一分

上七味，捣罗为散。每服一字至半钱匕，量儿大小，空心薄荷汤调下。

---

① 十：日本抄本、文瑞楼本同，明抄本、乾隆本作"五"。
② 二：明抄本、乾隆本、文瑞楼本同，日本抄本作"三"。

小儿热渴

论曰：小儿血气本自盛实，腑脏之间易为生热，热气熏蒸，则津液干枯，故令儿渴而引饮。

治小儿热渴，或虚热吐下，除热止渴，**栝楼饮**方

栝楼根三分　黄芩去黑心。一分　知母焙　小麦　粟米①各半两

上五味，除粟米、小麦外，余三味并捣罗为粗末。每二钱匕，水一小盏，入小麦、粟米各一撮，同煎至六分，去滓，分作三服，一日吃尽②。更量儿大小，以意加减。

治小儿夏天服药大下后，胃中虚热，渴唯饮水，**麦门冬饮**方

麦门冬去心，焙　龙胆各一两　甘草炙，剉　黄芩去黑心。各三分③　葛根剉。一两半

上五味，粗捣筛。每服一钱匕，用水七分，煎至四分，去滓温服。量儿大小，以意临时加减。

治小儿壮热，兼呕渴不止，**芦根饮**方

芦根剉　麦门冬去心，焙　人参各半两　知母焙。一两　粟米一合④

上五味，粗捣筛。每二钱匕，水一盏，入生姜少许，擘破，同煎至五分，去滓，分温三服。更量儿大小，以意加减。

治小儿⑤多渴，**黄连饮**方

黄连去须。半两　冬瓜瓤一分

上二味，细剉。以水一盏半，同煎至八分，去滓，分温三服。量儿大小，临时加减。

---

① 粟米：日本抄本、文瑞楼本同，明抄本、乾隆本作"陈粟米"。
② 上五味……一日吃尽：此49字日本抄本、文瑞楼本同，明抄本、乾隆本作"水煎一钱，入后竹叶三片，温服"。
③ 三分：明抄本、乾隆本、文瑞楼本同，日本抄本作"一两"。
④ 麦门冬……粟米一合：此20字日本抄本、文瑞楼本同，明抄本、乾隆本作"人参　麦门冬一两。去心，焙　知母　粟米二两"。
⑤ 小儿：日本抄本、文瑞楼本同，明抄本、乾隆本此后有"壮热"。

治小儿热渴不止，**莲实汤方**

莲实三十枚。炒黄，椎碎① 浮萍一分

上二味，同用水一盏，生姜少许，煎五分，去滓，分温三服。量儿大小，临时加减。

治小儿上焦虚热，饮水不止，**枇杷叶汤方**

枇杷叶去毛，炙 葛根剉 胡黄连 甘草炙，剉 玄参 麦门冬去心，焙。等分

上六味，粗捣筛。每一钱匕，水一盏，入生姜一片，煎至六分，后入蜜少许，再煎至五分，去滓，放温，分二服，食后。

治小儿上焦风热，热渴引饮不止，**天麻人参煎方**

天麻 人参 白茯苓去黑皮。各一分② 天竺黄研。一③钱 甘草生用。一钱 铅白霜研。一钱 龙脑研。半钱 丹砂研。一钱

上八味，先将四味为细末，再入研了四味和匀，炼蜜煎为膏。每服一大豆许，用金银薄荷汤化下。

治小儿热气熏蒸，腑脏烦躁，津液干枯，渴欲引饮方

上取桑枝一握，细剉，以水一盏半，煎至八分，去滓，分作三服，如熟水与饮。

治小儿热渴不止方

黄连去须，炒 芦根各一分

上二味，细剉。以水一盏半，煎取五分，去滓，旋与饮。

---

① 炒黄椎碎：日本抄本、文瑞楼本同，明抄本、乾隆本作"去心，炒"。
② 分：日本抄本、文瑞楼本同，明抄本、乾隆本作"两"。
③ 一：明抄本、乾隆本、文瑞楼本同，日本抄本作"半"。

卷第一百六十九

小儿门

小儿疮胗　小儿惊热　小儿急惊风

小儿门

小儿疮胗

论曰：小儿禀受[①]纯阳，腑脏蕴热，自内出外，随气熏蒸，散于荣卫肌肉之间，留连肉腠，或因饮热乳，或因遇时疫，热气乘其肌肉嫩弱，遂变疮胗。微者其邪在府，发为细胗，状如蚊喙所螫，点点赤色，俗号麸疮；甚者其邪在脏，发为豆疮，状如豌豆，根赤头白，穴出脓水，俗号疱疮。皆于未发之时，先蒸热如伤寒状，头痛，面赤目黄，遍身皆热，腰背疼痛，小便赤色[②]，大便或溏或涩，烦渴引饮，甚则谵言，其脉浮大洪数。审得其证，速宜疏利脏腑。然亦须详审，若大便已利，或疮已出者，皆不可疏，亦不可汗。若发其表，则疮空开泄，更增斑烂。仓公、扁鹊常用油剂草剂，其法最妙。大率汤剂之用，所以透肌和里，开通中外，使胗毒通快，不致壅阏，去其邪毒，乃得痊差。然食乳婴孩，与童儿疮胗，治法不同。婴孩之病，唯宜调节乳母，令气血清和，乳汁通利，最为要法。若初断乳小儿，则以汤剂和其阴阳，调其荣卫。既差之后，尤宜利其脏腑，以去余毒。此治疮胗之大法也。

治绝乳婴孩并童儿患胗豆，疾候初觉，多似伤寒，面色与四肢俱赤，壮热头痛，腰脊疼，足多厥冷，眼睛黄色[③]，脉息多浮洪，至数数大不定，小便赤少，大便多秘。才觉四肢色候及脉息，虽

---

① 受：日本抄本、文瑞楼本同，明抄本、乾隆本作"气"。
② 赤色：日本抄本、文瑞楼本同，明抄本、乾隆本作"赤短"。
③ 眼睛黄色：日本抄本、文瑞楼本同，明抄本、乾隆本作"眼黄赤"。

是胗豆疾，未攻皮毛穴出者，便可以服饵匀和脏腑、疏泄逐下药。按仓公论云，可服油剂。不可用燥药，不可用冷药。若胗已结在皮毛穴处，微微出，即不可疏泄也。或胗出太盛，窦穴脓水者，却可疏利也。或未与疏转，即且急服紫草汤剂。

紫草汤方

紫草二两。新者

上一味，细剉，先以百沸汤浸，便以物合定，勿令紫草气出，放令如人体温，凡五十日至一百日婴孩，服半药注子；一百五十日至二百日婴孩，服一注子；一岁至二岁儿，服半合；三岁至四岁儿，服一合，并于食前午后服此汤。胗豆虽出，势亦轻耳，常服无妨。

治小儿脏腑伏热，未成胗子，疾候四肢微觉有热，食物似减，头发干直，或时额上微热，宜服**生油汤剂**法。扁鹊及仓公用，谓之神剂。

生油一盏

上令如人体温，将熟水一小盏，旋旋入油碗内，不住手以箸打搅，候入熟水尽，令匀如蜜即止。夜卧时服，三岁至百晬儿，每服二蚬壳许；五岁至七岁儿，每服三蚬壳许；十五[1]岁每服三大蚬壳许；直至大人，每服五蚬壳许，或三大合，每日饭后良久与服。服了令卧少时。如三五服，大小便利，四肢热退，则胗豆不复发，当自安也。

治胗豆欲令速出，**胡荽酒**方

胡荽半握[2]

上一味，细剉，先以酒二升，煎令百沸，浸胡荽，便以物合定，不令气出，候冷去滓，微微从项以下喷背膂及两脚胸腹令遍，唯不可喷面。

治疮胗将发，证候已见，当护面目，勿令黏染，欲用胡荽

---

① 十五：元刻本、日本抄本、文瑞楼本同，明抄本、乾隆本作"十"。
② 半握：元刻本、日本抄本、文瑞楼本同，明抄本、乾隆本作"一把"。

酒喷时，当先用此方涂面上。大人婴孩有此疾，悉宜护面。**黄檗膏方**

黄檗去粗皮。一两　绿豆一两半　甘草炙。四两

上三味，捣罗为末，再研令匀细，以生麻油调如薄膏，从耳门前及眼窠并厚涂，昼夕三五上。涂面后，可用胡荽酒喷也。如用此方涂面，纵出胗豆，亦少。

大人小儿疮胗出，**护眼法**

上才觉患，以盐花少许，汤浸了，令温，洗两眼，昼夕可三两度。大人以指揾盐花水点眼内，旋以帛子拭之。初用，眼即多痛，用三上后，即不觉痛。不计大人小儿，或患欲退时，眼内有余热者，亦宜用此法洗点。

治小儿未满百日患豆疮，**槐白皮汤**浴方

槐白皮一两　益母草五两

上二味，以水五升，煎至三升，去滓，浴儿了，更取芸薹菜浓煎汁再浴，作芸薹菜与乳母吃亦佳。

治小儿斑疮、豌豆疮，**青黛散方**

青黛研如粉。半两　铁精浆一升

上二味，将青黛为散，临时斟酌铁浆调之。一百日儿至二百日儿，每服一字匕，乳前服；一岁儿至二岁，半钱匕 [1]，食前、午后各一服。随儿大小，以意加减。

治小儿斑疮豌豆疮方

上取熟煮大豆汁服之 [2]。

治小儿斑疮豌豆疮方

头发一两。烧灰

上一味，研罗为末。汤调服两字，随儿大小，以意加减。

治疮疱将出，未能匀遍，透肌解毒，**必胜汤方**

恶实不拘多少。炒熟

---

[1]　半钱匕：元刻本、日本抄本、文瑞楼本同，明抄本、乾隆本作"二字"。

[2]　上取……服之：此9字元刻本、日本抄本、文瑞楼本同，明抄本、乾隆本作"水煮半升，取汁，频一二钟，以差为度"。

上一味，粗捣筛。每服二钱匕，入荆芥二穗，水一小盏，同煎至六分，去滓放温，分作三服。如疮胗已出后，与服亦妙。

治小儿疮疱出不快，或黑陷，**木通汤**方

木通　枳壳去瓢，麸炒　甘草炙　紫草茸

上四味，等分，粗捣筛。每二钱匕，水八分，煎至六分，去滓，分温三服。

治小儿疮胗欲出不快，**四味散**方

大虾干者，为末　獭猪干血　恶实　甘草炙。等分

上四味，为散。三岁以下，半钱匕；五岁以上，一钱匕。煎赤芍药酒调下，不拘时候，日夜各一服。

治小儿斑疮毒气，不快，**败毒汤**方

紫草　板蓝根各半两

上二味，粗捣筛。每二钱匕，水八分，煎至五分，去滓，分温二服。

治小儿麸豆疮欲出，浑身壮热，情绪不乐，不思饮食，**四妙汤**方

紫草　升麻　糯米各一两　甘草生①。一分

上四味，粗捣筛。每二钱匕，水一小盏，煎至六分，去滓，分温二服，日三。

治小儿疮胗出迟，**发毒散**方

地龙去土　防风去叉

上二味，等分，捣罗为细散。每服一字匕②，用酒、水各少许调下，不拘时候。

治小儿疮豆将出，**人参汤**方

人参一钱　葡萄苗一分　林檎一枚　木猴梨七枚

上四味，各剉碎。以水两盏，煎至一盏，去滓，放冷，时时令吃。

---

① 甘草生：元刻本、日本抄本、文瑞楼本同，明抄本、乾隆本作"炙甘草"。
② 字匕：元刻本、日本抄本、文瑞楼本同，明抄本、乾隆本作"钱"。

治小儿疮胗不出，**青黛散方**

青黛螺儿者。不拘多少

上一味，研为散。每服半钱匕，新汲水调服。

治小儿疮胗毒气出不快及触犯①黑色，**夺命煎法**

牛李子黑熟者

上一味，用八月九月内采，不计多少，沙盆内研，生绢绞取汁，银石器内慢火熬成煎，盛在瓷器内，勿令透风，煎杏胶汤，化一皂子大与服。如人行二十里，更进一服，其疮自然红色，毒气便慢。杏胶只于七月内收。

治小儿疮子不出，烦闷惊悸，**浮萍丸方**

浮萍草阴干　晚蚕砂　白薄荷叶各一分

上三味，捣研为末，用薄荷自然汁煮面糊，和为丸如鸡头大。每服一丸，薄荷汤化下，不拘时。

治发斑疮，**千金散方**

石榴叶不拘多少

上一味，为散。每服一字或半钱匕，温水调下。

治小儿出疮子不透，旋出旋焦者，**龙脑散方**

龙脑　牛黄　丹砂　地龙去土，取末　麝香　乳香②　雄黄各一③钱。研　鲮鲤甲五片。烧灰　紫草半两　甘草生，剉。二两　木猴梨五十枚。切，焙④

上一十一味，捣研为散。用猪⑤尾上血拌匀，入在竹筒子内，用油单封裹，线缠定，于深坑子内调稀猪粪，浸二七⑥日，取出净洗。每服一皂子大，龙脑水化下，并三服见效。

---

① 犯：元刻本、日本抄本、文瑞楼本同。明抄本、乾隆本此后有"秽气"，义胜。

② 乳香：元刻本、日本抄本、文瑞楼本同，明抄本、乾隆本此后有"炙，去油，研。一钱"。

③ 各一：元刻本、日本抄本、文瑞楼本同，明抄本、乾隆本作"二"。

④ 切焙：元刻本、日本抄本、文瑞楼本同，明抄本、乾隆本无而作"详是山查"。

⑤ 猪：元刻本、日本抄本、文瑞楼本同，明抄本、乾隆本作"雄猪"。

⑥ 二七：元刻本、明抄本、乾隆本、日本抄本同，文瑞楼本作"三七"。

治小儿疮胗，毒气不出，或出后干黑色，服此药发出毒气，**定命散方**

丹砂研。半两　龙脑研　乳香研　马牙消研　甘草为末。各二钱

上五味，再同研匀，用十二月新獖猪血半升同研匀，取青竹筒长二尺，留两头，节开一头作窍，注药在内，黄蜡塞定，以油绢紧裹封，勿令透气，埋地坑中，至一百五日取出，水洗，挂风中四十九日，劈开取药，研为细散。每服半钱匕，新水调下。

治小儿疮胗倒厌，**紫雪汤方**

紫草茸　地龙去土①。等分

上二味，为粗末。每服二钱匕，用水、酒共七分，煎至四分，去滓温服。

治小儿疮胗恶候不快及黑疮子，应一切恶候，**无比散方**

丹砂②一两　牛黄　麝香　龙脑　腻粉各细研。一分

上五味，同研为散。每服小儿一字，大人半钱，以水银少许，津唾研，同小獖猪尾上血三两滴，新汲水少许，同调服。先宁稳得睡，然后取转，下如烂鱼肠、葡萄穗之类涎臭恶物便安。小儿用奶汁调下尤妙。

治小儿疮疱欲出不出，虽出不快及倒厌者，**神效散方**

上用抱鸡子壳内白皮，不拘多少，以木炭火烧为灰，出火毒，研细，以新汲水调下一钱匕③。

治小儿斑毒倒厌发斑方

人牙五枚

上烧灰，入麝香半字，同研为细散。分三服，温酒调下。

治小儿疮豆蓄伏黑陷，**通神散方**

---

① 去土：元刻本、日本抄本、文瑞楼本同，明抄本、乾隆本作"去泥，炒"。
② 丹砂：元刻本、日本抄本、文瑞楼本同，明抄本、乾隆本此后有"飞"。
③ 一钱匕：元刻本、日本抄本、文瑞楼本同，明抄本、乾隆本作"五分"。

雄黄通明者，研①，水飞　麝香用当门子为末。各半钱匕②

上二味，同研细，只作一剂，一岁儿作三服，温酒调下。

治③小儿疮子倒陷方

白僵蚕炒④　蝉壳去土⑤

上二味，各三枚，同为粗末。水一盏半，煎至半盏，去滓，分作二服，微热服，立出。

治小儿疮胗倒⑥厌黑色及出不快，**丁香散**方

丁香　鹿肉干者⑦。各半两　紫草一分

上三味，捣为细散。每服二钱匕，酒一盏，入麝香少许，同煎至半盏，放冷灌之。如人行三二里再服，立发红色。

治小儿疮子黑陷不出，**黑金散**方

猪悬蹄甲半两　蛇蜕皮三⑧条　鲮鲤甲一分　猬皮一枚　鸦翅一对　蛤粉一分

上六味，都入在藏瓶内，用盐泥固济，烧一宿，研为细散。一二岁每服半钱匕，猪尾血温汤调下；不出，再服。

治小儿疮子黑色，**人参丸**方

人参一分⑨。为末

上一味，用牛李子汁瓷器内熬成膏，和为丸如豌豆大。每服一丸，杏胶汤化下⑩，不拘时。

治小儿疮子黑色及出不快，**神验散**方

---

　　① 研：元刻本、日本抄本、文瑞楼本同，明抄本、乾隆本此后有"五分"。

　　② 半钱匕：元刻本、日本抄本、文瑞楼本同，明抄本、乾隆本作"五分"。

　　③ 治：元刻本、日本抄本、文瑞楼本同，明抄本此前有"白僵蚕饮"，乾隆本此4字在"方"字前。

　　④ 炒：元刻本、日本抄本、文瑞楼本同，明抄本、乾隆本作"用糯米同炒"。

　　⑤ 去土：元刻本、日本抄本、文瑞楼本同，明抄本、乾隆本作"微炙。五钱"。

　　⑥ 倒：原作"到"，元刻本、日本抄本、文瑞楼本同，形声俱近而误，据明抄本、乾隆本改。

　　⑦ 干者：元刻本、日本抄本、文瑞楼本同，明抄本、乾隆本作"炙者"。

　　⑧ 三：元刻本、日本抄本、文瑞楼本同，明抄本、乾隆本作"五"。

　　⑨ 分：元刻本、日本抄本、文瑞楼本同，明抄本、乾隆本作"两"。

　　⑩ 每服……化下：此9字日本抄本、文瑞楼本同，明抄本、乾隆本作"杏胶汤化下十丸"。

鲮鲤甲火炮黄色，全者。二十片　地龙去土，炒。二十枚　紫草五枝

上三味，捣罗为细散。每服半钱匕，温酒调下后，用衣盖，即红色出。

治小儿触著疮子，毒气入里，疮变黑色，须臾不救，**再苏散方**

白矾熬令汁枯　地龙去土，炒①。各一②分

上二味，研为细散。每服半钱匕，用獖猪尾上血一橡斗多，同新水少许调下，不拘时。

治小儿斑豆疮，退热解躁，**冲和散方**

白药子　甘草炙。各一分　雄黄一钱。醋淬③

上三味，捣研为散。每服半钱匕，量儿大小加减，蜜汤调下。

治小儿斑毒不退，**南朱散方**

赤豆炒　槐花炒。各二钱　麝香研。少许

上三味，捣研为散。每服一字匕④，温酒调下。量儿大小加减。

治小儿出疮，**解热丸方**

甘草生，剉　铁粉研⑤　青黛研。各半两

上三味，捣研为末，再研匀，炼蜜和丸如鸡头⑥大。每服一丸，熟水化下⑦。

治小儿胗豆穴后灭瘢痕，**楝实膏方**

楝实去核，炒　槐子⑧各一两

上二味，并拍碎，用狗脂、鹅脂各四两，同于铜铫内，以文武火煎一二十沸，去滓，入在瓷合中，候凝，涂瘢痕，日二度。

---

① 炒：日本抄本、文瑞楼本同，明抄本、乾隆本此前有"瓦上"。

② 一：明抄本、乾隆本、文瑞楼本同，日本抄本作"半"。

③ 淬：日本抄本、文瑞楼本同，明抄本、乾隆本作"煮"。

④ 一字匕：元刻本、日本抄本、文瑞楼本同，明抄本、乾隆本作"五分"。

⑤ 研：元刻本、日本抄本、文瑞楼本同，明抄本、乾隆本作"飞过"。

⑥ 鸡头：元刻本、日本抄本、文瑞楼本同，明抄本、乾隆本作"小豆"。

⑦ 每服一丸熟水化下：元刻本、日本抄本、文瑞楼本同，明抄本、乾隆本作"用陈米饮下五七丸至十丸，日二"。

⑧ 槐子：元刻本、日本抄本、文瑞楼本同，明抄本、乾隆本此后有"微炒"。

又方^①

蚬子活者

上一味，以淮水或江水养五日，旋取此水洗手面，日渐生肉，乃无瘢痕。

小儿惊热

论曰：心藏神而恶热，热则神气不得安静，动作多惊，手足掣缩，精神妄乱。热气盛者，或变惊痫，《内经》谓惊则心无所倚，虑无所定，故气乱也。速用镇神脏^②调心气之剂，则病斯差。又有变蒸者，其热气盛，亦发微惊。治法具变蒸门中。

治小儿惊热，眠睡不稳^③，**钩藤饮**方

钩藤三分 蚱蝉去头、足、翅，炙。二枚 犀角屑微炒 麦门冬去心，焙 升麻各半两 石膏捣碎。三分 柴胡去苗。半两 甘草微炙。一分

上八味，粗捣筛。每二钱匕，水一小盏，煎至六分，去滓，下竹沥半合，重煎三五沸，分温三服，空心午后夜卧各一。量儿大小加减^④。

治小儿惊热，神志不安，**雄黄散**方

雄黄研。一分 龙脑研。半钱 麝香研。半钱 丹砂研 黄芩去黑心 山栀子仁 人参 犀角屑 大黄剉，炒 桂去粗皮 甘草炙 牛黄研。各半两 虎睛微炙。一只^⑤

上一十三味，捣研为散，再同研匀。一二岁儿，每服半钱匕；三四岁儿，每服一钱匕，并用薄荷汤调下，早晨、午后各一。量

---

① 又方：元刻本、日本抄本、文瑞楼本同，明抄本、乾隆本作"蚬子水洗方，治痘疹后无瘢痕"。

② 脏：元刻本、日本抄本、文瑞楼本同，明抄本、乾隆本作"安脏"。

③ 眠睡不稳：元刻本、日本抄本、文瑞楼本同，明抄本、乾隆本作"心神躁闷，胸膈不利，痰涎呕逆，利膈镇心"。

④ 上八味……大小加减：此48字元刻本、日本抄本、文瑞楼本同，明抄本、乾隆本作"水煎一钱，去滓，入竹沥少许、姜汁一匙服"。

⑤ 只：元刻本、文瑞楼本同，明抄本、乾隆本作"对"，日本抄本作"双"。

儿大小加减。

治小儿多惊，身体壮热，吐乳不止，**犀角散方**

犀角镑。半两　牛黄研。一钱　青黛研　熊胆研。各一分^①

上四味，捣研为散，再和匀。每服一字匕，乳汁调下，日二，随儿大小增减。

治小儿惊热，心神躁闷，胸膈不利，痰涎呕逆，利膈镇心，**铁粉煎方**

铁粉研　丹砂研　水银沙子　马牙消研　龙脑研。各一钱　天竺黄研　寒食面各一分　轻粉研。半钱　真珠末二钱　槟榔二枚。为末　麝香研　丁香末各一钱　恶实一分。微炒为末

上一十三味，捣研为末，和匀，以生蜜少许调如膏。每服一小皂子大，用金银薄荷汤化下。量儿大小加减。

治小儿惊风壮热，时气疮胗，摇头弄舌，㪍啀^②目涩，多睡涎嗽，兼治寒邪发热及下利脓血，**金箔丸方**

金箔四十九片　丹砂研　水银沙子　麝香研　腻粉研。各一钱　牛黄研　青黛研　犀角末　白僵蚕炒　蝉蜕去土　麻黄去根节　白附子　干蝎炒　天麻酒浸，炙　天南星炮，酒浸，焙。各一分

上一十五味，捣研为末，再同研匀细，生蜜和丸如梧桐子大，或如鸡头大^③。每服以一丸分三服，不计时候，煎人参薄荷汤化下。更量儿大小加减。

治小儿惊热，镇心化涎，**丹砂虎睛丸方**

丹砂研。一两　虎睛微炙。一对　牛黄研　龙脑研。各一钱半　麝香研。一钱　犀角屑　人参　白茯苓去黑皮　山栀子仁　黄芩去黑心。各一两　大黄湿纸裹，煨熟　钩藤各四两

---

① 分：元刻本、明抄本、乾隆本、文瑞楼本同，日本抄本作“两”。

② 㪍啀：元刻本、文瑞楼本同，明抄本、乾隆本作“咳吐”，日本抄本作“吼”。

③ 大：元刻本、日本抄本、文瑞楼本同，明抄本、乾隆本此后有“金箔为衣”。

上一十二味，捣研为末，再同和匀，炼蜜为丸如梧桐子①大。每服半丸，煎金银汤化下。量儿大小加减。

治小儿惊热不安，**青金丹**方

青黛四两　甘草生，取末。二两　蝉蜕取末。一两　麝香研。一分　牛黄研　龙脑研。各一钱半　丹砂研。一分　龙齿捣研为末　天竺黄捣研为末。各半两

上九味，再同研令匀细，用胶饴搜和，丸如鸡头大。每一丸分作四服；小儿惊啼，薄荷汤研服，兼涂顶及手足心。此药安和脏腑，镇心祛毒，安魂定魄，调畅三焦，解烦除热。大人烦躁，每服一丸，新汲水化下。

治小儿惊热，睡中搐搦，镇心脏，安神定魄，**紫霜散**方

铅霜　天竺黄　甘草生，剉。各一钱　丹砂研。一两半　铁粉研。半两　龙脑研。半钱　人参　使君子微煨。各半两

上八味，先捣研为散，再同研匀，以瓷器盛。每服一字匕，蜜水调下。

治小儿惊热，心神不宁，时发瘛疭，**蝎梢丸**方

蝎梢微炒。一钱　白附子炮。半两　天南星炮。一分②　夜明沙微炒。半两③　白僵蚕直者，炒。七枚　腻粉研。一钱　青黛研。一皂子大　龙脑研　麝香研。各半钱

上九味，捣研为末，再同研匀，面糊为丸如鸡头大。每服一丸，薄荷汤化下，临卧服，更量儿加减。

治小儿惊热，凉膈化痰，**犀角饼子**方

犀角镑　真珠末　丹砂研　蓬砂④研　粉霜研　腻粉　青黛　水银与黑铅结成沙子。各一分　龙脑研　麝香研。各半钱

上一十味，捣研为末，再同研匀，用山药煮糊和丸如皂子大，

---

① 梧桐子：元刻本、日本抄本、文瑞楼本同，明抄本、乾隆本作"芡实"。
② 分：元刻本、日本抄本、文瑞楼本同，明抄本、乾隆本作"两"。
③ 半两：元刻本、日本抄本、文瑞楼本同，明抄本、乾隆本作"一钱"。
④ 蓬砂：元刻本、日本抄本、文瑞楼本同，明抄本、乾隆本作"硼砂"。蓬砂为"硼砂"异名。

捏作饼子。每服半饼，薄荷汤化下，食后临卧服。

治小儿惊热涎盛，风虚吐逆，疳气黄瘦，吐泻后生风，**金粟丸方**

胡黄连　犀角镑　丁香　木香　天竺黄　晚蚕蛾微炒，为末　牛黄研　丹砂研　雄黄研。各一分　龙脑研　麝香研　粉霜研　蟾酥各一钱

上一十三味，捣研为末，再同研匀，用牛胆汁化蟾酥，和丸如黄米①大。每服一丸，温水化下。如惊风搐搦，先用一丸温水化，灌在鼻内，随搐左右，良久以嚏为效，后用温水化下三五丸。若吐逆不止，只倒流水化下二丸或三丸。

治小儿挟热多惊，心神烦躁，赤眼口疮，遍身壮热，大小便多秘，或生疮癣，咳嗽多涎，睡卧惊叫，手足搐搦，急慢惊风，渴泻等疾，**牛黄丸方**

牛黄研。一分　丹砂研　雄黄研。各半两　马牙消研。一两　麝香②研　龙脑研。各一钱　大黄饭上炊三遍。一两　黄芩去黑心　山栀子仁　栝楼根③剉　白药子　甘草炙　天竺黄研。各半两　郁金皂荚水浸三宿，煮软，切作片，焙干。一两

上一十四味，研捣为末，再同研匀，炼蜜和成梃子，每服旋丸一黑豆许。用金银薄荷煎汤化下，量儿大小，加减与服。

治小儿惊热，利膈，坠痰涎，**丹砂丸方**

丹砂研　马牙消研　龙脑研　甘草生，为末。各一分　牛黄研。半钱　麝香研。一字

上六味，再研令匀细，炼蜜和为剂，每服旋丸小豆④大，薄荷汤化下。一方，入雄黄一字，寒水石末二钱，名雄朱膏。

治小儿惊热，涎化热，镇心，**丹砂丸方**

丹砂研　麝香研　铁粉各半两　马牙消研　远志去心，焙，为

---

① 黄米：元刻本、日本抄本、文瑞楼本同，明抄本、乾隆本作"黍米"。
② 麝香：元刻本、日本抄本、文瑞楼本剂量同，明抄本、乾隆本作"五分"。
③ 栝楼根：元刻本、日本抄本、文瑞楼本剂量同，明抄本、乾隆本作"一两"。
④ 小豆：元刻本、日本抄本、文瑞楼本同，明抄本、乾隆本作"芡实"。

末　牛黄研　腻粉各一分　龙脑研。半钱

上八味，捣研为细末，再同研匀，炼蜜为丸如梧桐子①大。每服一丸，薄荷汤化下，加至二丸。

治小儿一切惊热，凉心脏，**天竺黄散方**

天竺黄一分　大黄湿纸裹煨。半两　丹砂研。半钱　马牙消研。一分　郁金三分。一分生，一分炮，一分用水一碗煮尽一半，取出焙干②

上五味，捣研为散。每服半钱匕，薄荷自然汁入蜜，熟水调下，临卧服；如大人著热，新汲水调下一钱匕。

治小儿惊热，眠中搐搦，**熊胆丸方**

熊胆　胡黄连各二钱　细墨烧过。半钱　使君子面裹炮熟，为末。七枚　天浆子麸炒，去皮。七枚　青黛一钱　麝香研。半分③　寒食面三钱

上八味，捣研为末，再同研令匀，用白面糊和丸如黍米大。每服五丸至七丸，不计时候，煎白粳米饮下。

治小儿惊热，化风壅涎嗽，镇心安神，**小天南星丸方**

天南星牛胆内柜者，研　人参　赤茯苓去黑皮　真珠末研　半夏用生姜半两，同以水煮一二百沸，取出焙干。各半两　丹砂研。一两　麝香研　龙脑研。各一钱④

上八味，捣研为末，水浸炊饼心为丸，如黍米大。每服四丸至五丸⑤，不计时候，煎金银薄荷汤下。

治小儿惊热，心神不安，睡中语言及手足挈缩，**至圣青金丸方**

---

① 梧桐子：元刻本、日本抄本、文瑞楼本同，明抄本、乾隆本作"芡实"。

② 一分用水……取出焙干：此14字元刻本、日本抄本、文瑞楼本同，明抄本、乾隆本作"一皂水煮"。

③ 麝香研半分：元刻本、日本抄本、文瑞楼本同，明抄本、乾隆本作"麝香"，在细墨前，细墨作"京墨"。

④ 麝香……各一钱：此9字元刻本、日本抄本、文瑞楼本同，明抄本、乾隆本作"冰片 麝香五分"。

⑤ 四丸至五丸：元刻本、日本抄本、文瑞楼本同，明抄本、乾隆本作"五七丸"。

青黛研　胡黄连　雄黄研。各半两　龙脑研。一钱　熊胆研　卢会研　丹砂研　腻粉研。各一分　白附子二枚　麝香研。半分　蟾酥①　水银各一皂子大②　铅霜一钱半

上一十三味，除水银外，捣研为末，再入乳钵内，并水银同研令匀，用豮猪胆一枚，取汁熬过，浸蒸饼心少许，和丸如粟米大。每服三丸至五丸，薄荷汤下。量儿虚实加减。

治小儿惊热，手足潮搐，咬牙直视。压惊坠涎，安神定魄③，

镇心丸方

人参末　白茯苓去黑皮，为末　山芋末　凝水石煅，研　寒食面各一两　甘草末。三分　麝香研。半钱　龙脑研。半钱　甜消研。二钱　丹砂研。二两半④

上一十味，同研极细，炼蜜和丸如鸡头大。每服半丸至一丸，食后临卧，煎金银薄荷汤化下。量儿大小加减服。

治小儿惊热，化痰涎，安心神，**丹砂饼子方**

丹砂研。三钱　牛黄研　龙脑研　真珠末研　白附子　犀角镑　麝香研。各一钱　天麻四钱　人参　天南星酒浸三宿，切，焙。各一分　干蝎全者。去土，炒。十枚

上一十一味，捣研为细末，石脑油和丸如梧桐子大，捏作饼子⑤。每服一饼子，薄荷汤化下，不拘时候。量儿大小加减服。

治小儿惊热，身体温壮，筋脉跳掣，精神昏闷，痰涎不利，

天麻防风丸方

天麻　防风去叉　人参各一两　干蝎全者。炒　白僵蚕各半

---

① 蟾酥：元刻本、日本抄本、文瑞楼本同，明抄本、乾隆本此后有"一皂子大"。

② 各一皂子大：元刻本、日本抄本、文瑞楼本同，明抄本、乾隆本作"一钱。铅炒"。

③ 安神定魄：元刻本、日本抄本、文瑞楼本同，明抄本、乾隆本在"丸"前。

④ 二两半：元刻本、日本抄本、文瑞楼本同，明抄本、乾隆本作"二两"。

⑤ 子：元刻本、日本抄本、文瑞楼本同，明抄本、乾隆本此后有"丹砂为衣"。

两　甘草①微炙　丹砂研　雄黄研　麝香研。各一分②　牛黄研。
一钱

上一十味，捣研为末，炼蜜和丸如梧桐子③大。每服二丸，煎
薄荷汤化下，不拘时，量儿大小加减服。

治小儿惊热，身体温壮，及伤寒四五日未得汗，啼叫少睡，
吃水④无度，**铅白霜丸方**

铅霜　马牙消研　人参　天竺黄　甘草炙。各半两　丹砂研。
一分⑤　山栀子仁一两⑥

上七味，捣研为末，炼蜜为丸如梧桐子大。每服一丸，冷熟
蜜汤化下，更量儿大小加减服。

治小儿惊热，手足瘛缩，精神妄乱，**天竺黄散方**

天竺黄研　郁金剉　犀角镑屑　黄芩去黑心。各一分　龙脑
研。一钱　人参　甘草炙。各半两

上七味，捣研为细散。每服半钱匕，生姜蜜水调下，乳食
后服。

治小儿惊热，神气不安，手足瘛缩，**赤茯苓汤方**

赤茯苓去黑皮　凝水石研。各一分⑦　龙齿研。半两　石膏碎。
一两　麦门冬去心，焙　升麻各三分⑧

上六味，粗捣筛。一二岁儿，每服半钱匕，水三分，竹沥
三分，同煎至三分，去滓温服，早晨、晚后各一。更量儿大小
加减。

治小儿惊热，神乱形跃，**镇心散方**

丹砂研。二钱　犀角镑。一字　人参三钱　白茯苓去黑皮。三

---

① 甘草：元刻本、日本抄本、文瑞楼本同，明抄本、乾隆本此后有"一分"。
② 各一分：元刻本、日本抄本、文瑞楼本同，明抄本、乾隆本作"一钱"。
③ 梧桐子：元刻本、日本抄本、文瑞楼本同，明抄本、乾隆本作"芡实"。
④ 吃水：元刻本、日本抄本、文瑞楼本同，明抄本、乾隆本作"烦渴饮水"。
⑤ 研一分：元刻本、日本抄本、文瑞楼本同，明抄本、乾隆本作"飞。一两"。
⑥ 两：元刻本、日本抄本、文瑞楼本同，明抄本、乾隆本作"分"。
⑦ 各一分：元刻本、日本抄本、文瑞楼本同，明抄本、乾隆本作"一两"。
⑧ 石膏……各三分：此16字元刻本、日本抄本、文瑞楼本同，明抄本、乾
隆本作"石膏　升麻　麦门冬"，排在凝水石之前。

钱　牛黄研。一字　麝香研。三^①字

上六味，捣三味为细散，入研者三味，再研匀。薄荷汤调下半钱匕或一字匕。

治小儿惊热，**大黄甘草饮方**

大黄剉，炒　甘草炙，剉　芍药各半两　当归切，焙。一两

上四味，剉如麻豆。以水三盏，浸一宿，煎取一盏，澄清，儿生三日，与一蚬壳许，余量儿大小加减服；若一服得快利，即不须再服。

治小儿惊热，身体温壮，小便涩少。宜行小肠，去心热，儿自少惊，亦不成疾，**凝水石散方**

凝水石　滑石水研令如泔浆，荡取细者，沥干更研，无声乃止。各二两　甘草生，末。一两

上三味，研令匀，每服半钱匕，量儿大小加减，热月冷水调下，寒月温水调下。凡被惊及心热卧不安，皆与一服，加龙脑更良。

治小儿惊热，多涎身热，痰疟久痢吐乳，或午后发热惊痫等疾，**丹砂丸方**

丹砂　粉霜　腻粉各一分　生龙脑一钱

上四味，研令极细，以软粳米饭为丸如绿豆大。一岁一丸，甘草汤下，余以意加减服。

小儿急惊风

论曰：小儿急惊之状，身体壮热，痰涎壅滞，四肢拘急，筋脉牵掣，项背强直，目睛上视，牙关紧急，谓其发动卒急，故名急惊也。此因心络受邪所致。盖心藏神而主血，小儿血气不和，宿有实热，若为风邪所乘，则热盛血乱；血气相并，则神舍不安，故卒然而惊，古人所谓阳痫者是也。

治小儿急惊，涎盛搐搦，**剪刀股丸方**

---

① 三：元刻本、日本抄本、文瑞楼本同，明抄本、乾隆本作"一"。

大戟浆水一盏略煮 石燕子捣研 粉霜研。各二钱 棘刚子连肉。四十二枚 蝎梢二十一枚，全者。炒 卢会一钱。研 乳香研 青黛研。各二钱 龙脑研 牛黄。各半钱

上一十味，捣研罗为细末，用汤浸雪糕为丸①，如梧桐子大。每服一丸，用剪刀股研破，浓煎薄荷水化下；如口噤，即斡开灌之。

治小儿急惊②，涎潮昏塞，发搐不定，**水银丸方**

水银半两。用黑铅一分结沙子 巴豆五十③粒。去皮、心、膜，去油 腻粉秤一钱。研 半夏生，为末。半分 龙脑研。半钱

上五味，同研匀，入石脑油慢研如膏，用油单密收，每服量儿大小，旋丸如绿豆大。一岁儿二丸，煎金银薄荷汤下，须臾利下稠涎，惊搐立定，更不须服。

治小儿急惊风，四肢抽掣，口噤上视，**雄黄丸方**

雄黄 乳香 丹砂 牛黄各一分 铅霜 熊胆 蝎梢微炒，为末 麝香 蟾酥 枯矾各半分

上一十味，同研令极细，以糯米饭和丸如绿豆大。每服三丸，温水下，不拘时候。量儿大小加减。

治小儿急惊搐搦，**青金丸方**

龙脑 腻粉 青黛 乳香 天南星④各一钱 铅白霜 粉霜 定粉各半钱 蝎梢微炒 天浆子各七枚

上一十味，捣研为末，石脑油和成剂，旋丸如黑豆大。每服一丸至二丸，量大小加减，并薄荷水化下。

治小儿急惊，化涎，镇心神，**牛黄丸方**

牛黄研 蚰蜒微炒 天南星炮，捣 腻粉研 半夏汤洗七遍，焙 麝香细研。各一分 天浆子三七⑤枚 丹砂研。半两

---

① 汤浸雪糕为丸：元刻本、日本抄本、文瑞楼本同，明抄本、乾隆本作"用陈米糊丸"。

② 急惊：元刻本、日本抄本、文瑞楼本同，明抄本、乾隆本作"惊热"。

③ 五十：元刻本、日本抄本、文瑞楼本同，明抄本、乾隆本作"十五"。

④ 天南星：元刻本、日本抄本、文瑞楼本同，明抄本、乾隆本作"胆星"。

⑤ 三七：元刻本、日本抄本、文瑞楼本同，明抄本、乾隆本作"二十"。

上八味，捣研为末，烧粟米饭和丸如黍米大。每服三丸五丸，荆芥汤下，不拘时候。量儿大小加减。

治小儿急惊风及四时伤寒，浑身壮热，唇口焦干，两目翻露，搐搦昏迷，**龙齿散方**

龙齿二钱　丹砂半分　铅白霜三钱　天南星水浸七日，逐日换水，薄切，暴干为末。五钱　龙脑少许

上五味，捣研为散。每服一字匕，葱白金银汤调下。三服后汗出立愈。

治小儿急惊风，喉中有涎，呀呷有声，**坏涎丸方**

雄黄　丹砂　铅霜三味同研　甘草炙，为末　水银用枣瓤研令星尽为度

上五味等分，一处研，糯米饭丸如黍米大①。每服二丸，以梨汁下，化尽涎为度，更量大小加减。

治小儿惊搐，**丹砂散方**

丹砂一钱。研　腻粉一钱　蜈蚣一条②。酒浸，炙　蝎梢四十九枚。炒

上四味，捣研为细散。每服一字匕，薄荷汁调下。

治小儿急惊，搐搦不定，**圣红散方**

天南星一个重一两者。先炮裂，于五月一日用好酒浸，每日换酒，浸至端午日，用大蝎七七枚熟蜇窨干③，去蝎末④天南星　丹砂半两。细研，与天南星同研令匀

上二味，再同研为散。每服一字匕⑤，薄荷汤放冷调下。

治小儿急惊风，**必胜散方**

天南星炮　轻粉研　甘遂　全蝎炒。各一分　巴豆去皮、心、

---

① 大：原作"入"，元刻本、日本抄本、文瑞楼本同，形近而误，据明抄本、乾隆本改。

② 条：元刻本、日本抄本、文瑞楼本同，明抄本、乾隆本此后有"去足"。

③ 熟蜇窨干：元刻本、日本抄本、文瑞楼本同，明抄本、乾隆本作"同蒸"。

④ 末：元刻本、日本抄本、文瑞楼本同，明抄本、乾隆本作"用"。

⑤ 一字匕：元刻本、日本抄本、文瑞楼本同，明抄本、乾隆本作"三五分"。

膜，出油。七粒　丹砂研。一钱　麝香研。半钱

上七味，捣研为散。每服一字匕，要吐泻，酒调下；取涎，薄荷汤调下。未周晬儿减之。

治小儿急惊，并宣转风热，**龙脑水银丸方**

龙脑研　麝香研。各一字　猪牙皂荚炙　甘遂各一分　腻粉研。一钱　青黛研　水银结沙子。各二钱　巴豆去皮、心、膜，研。七粒。不出油

上八味，捣研为末，面糊丸如麻子大。一岁一丸，更量病紧慢及儿大小加减，用薄荷汤下。

治小儿急惊，手足瘛疭，咽膈涎盛，**巨圣散方**

大黄　乳香研。二钱　麝香研。半钱匕　丹砂研。一钱　腻粉二钱匕。研　雄黄研。半钱　蝎梢炒①　白附子炮。各一钱

上八味，捣研为散。每服一字或半钱匕，薄荷汤调下，更量大小加减服。

治小儿急惊风，**银朱丸方**

水银结沙子。半皂子大　甘遂二钱。捣　丹砂研　轻粉各一钱　龙脑半钱。研

上五味，同研细，炼蜜和为剂子。每服旋丸如半皂子②大，量大小加减，煎薄荷汤化下。

治小儿惊积，涎潮发搐，**青黛丸方**

青黛一钱。研　大戟半两。米泔水浸一宿，用栝楼根末一处炒黄色，不用栝楼末，取大戟末一钱　石燕子煅，醋淬七遍，取末。一钱　棘刚子生，去壳。十四③枚　续随子去皮④，研　天南星炮　木香捣末　麝香研　乳香研　粉霜研。各一钱

上一十味，捣研为末，水浸蒸饼心为丸，如梧桐子大。二三

---

① 雄黄研半钱蝎梢炒：元刻本、日本抄本、文瑞楼本同，明抄本、乾隆本作"蝎梢 雄黄"。

② 半皂子：元刻本、日本抄本、文瑞楼本同，明抄本、乾隆本作"芡实"。

③ 十四：元刻本、日本抄本、文瑞楼本同，明抄本、乾隆本作"二十一"。

④ 去皮：元刻本、日本抄本、文瑞楼本同，明抄本、乾隆本作"连皮"。

岁儿，金银薄荷汤下一二丸。量大小虚实加减。

治小儿急惊①，定搐，**中分散方**

螳螂②一个。中分　蜥蜴③一个。中分　赤足蜈蚣一条。中分

上三味，各随左右一边，同为细末。右治女子，左治男子。有患急惊搐者，每用一剜耳吹入鼻内，搐左即左定，搐右即右定。

治小儿急惊及天瘹客忤，**白虎丸方**

青黛　麝香　白牵牛末④　甘遂末⑤　寒食面　大黄末⑥各三钱　腻粉　龙脑　粉霜各一钱

上九味，各研细和匀，滴水丸如鸡头实大。每服半丸一丸，磨刀水化下。量大小加减，微利为度。

治小儿急惊风，咽膈痰壅，迷闷口噤，手足搐搦，**水银丸方**

水银以枣肉一分同研令星尽　腻粉研　天南星⑦炮　干蝎微炒。各一分

上四味，捣研为末，同研令匀，再添枣肉，丸如黍米大。每服五⑧丸，乳香汤下。薄荷汤亦得，量儿大小加减。

治小儿急惊风，壮热吐涎，**鹤顶丹方**

丹砂细研　蝎梢炒。各半两　腻粉一钱　巴豆去皮、心、膜，出油。七粒

上四味，捣研为末，煮面⑨糊丸如黍米大。每服一丸，煎桃仁汤下。量儿大小，加减服之。

---

① 惊：元刻本、日本抄本、文瑞楼本同，明抄本、乾隆本此后有"风热"。
② 螳螂：元刻本、明抄本、乾隆本、文瑞楼本同，日本抄本作"蝎螂"，旁注"螂疑梢字"。
③ 蜥蜴：元刻本、日本抄本、文瑞楼本同，明抄本、乾隆本此后有"炙"。
④ 末：元刻本、日本抄本、文瑞楼本同，明抄本、乾隆本作"炒"。
⑤ 末：元刻本、日本抄本、文瑞楼本同，明抄本、乾隆本作"炒"。
⑥ 末：元刻本、日本抄本、文瑞楼本同，明抄本、乾隆本作"蒸"。
⑦ 天南星：元刻本、日本抄本、文瑞楼本同，明抄本、乾隆本作"胆南星"，排在药物组成的最后，剂量作"五钱"，干蝎无"各一分"。
⑧ 五：元刻本、日本抄本、文瑞楼本同，明抄本、乾隆本作"十"。
⑨ 煮面：元刻本、日本抄本、文瑞楼本同，明抄本、乾隆本作"陈米"。

治小儿急惊，**佛手散方**

天南星一枚重一两者。用新薄荷一束捣碎，同水浸七日七夜，取出，切作片子，暴干　丹砂研。半钱　蜈蚣赤足全者，一枚　腻粉抄二钱匕。研

上四味，捣研为散，研匀。每服一字匕，薄荷熟水调下。一岁已上，渐加至半钱匕。欲作丸，用枣肉丸如莱菔子大，一岁十丸；一岁已上，加至十五丸，亦薄荷熟水下。

治急惊，**碧霞丸方**

巴豆去皮、心、膜，研，出油尽。三十①粒　硫黄研　乳香研。各一钱　腻粉抄二钱匕　青黛研。半钱

上五味，各细研，和匀，用糯米饭丸如绿豆大。每二岁二丸，冷薄荷汤下。急惊风，用棘刚子，新薄荷研汤下。

治小儿急惊，身热涎壅，拘急牵掣，口噤上视，**软红丸方**

丹砂研　腻粉各一分。研　龙脑半钱。研　蝎梢一钱。捣末　水银二钱。结沙子　半夏三七枚。汤洗七遍，焙干，捣末②　硇砂研　粉霜各一钱半③。研④　巴豆五十粒。去皮、心、膜，不出油，研

上九味，为末，炼黄蜡一两，入熟油少许，同药末研匀为膏，旋丸如绿豆大。每服二丸至三丸，量儿大小虚实，龙脑腻粉水下。

治小儿急慢惊风，**黑神丸方**

腻粉一钱半⑤　墨　白面　卢会研。各一钱　麝香研　龙脑研　牛黄研　青黛研　使君子去壳，面裹，炮熟。各半钱

上九味，同研匀细，面糊丸如梧桐子大。每服半丸，薄荷汤研下。要利，即服一丸，俗名睡惊丸，少不同耳。前后用之，垂

---

① 三十：元刻本、日本抄本、文瑞楼本同，明抄本、乾隆本作“三”。

② 汤洗七遍焙干捣末：元刻本、日本抄本、文瑞楼本同，明抄本、乾隆本作“姜炒”。

③ 一钱半：元刻本、明抄本、乾隆本、文瑞楼本同，日本抄本作“一钱”。

④ 研：元刻本、明抄本、乾隆本、文瑞楼本同，日本抄本作“沙子”。

⑤ 一钱半：元刻本、日本抄本、文瑞楼本同，明抄本、乾隆本作“二钱”。

死儿一服即差。

治小儿急惊，手足搐搦，目睛直视，**软金丸方**

胡黄连一钱　使君子五枚①　天浆子炒。七枚　香墨　麝香研　青黛　腻粉各一钱

上七味，捣研为末，以寒食面为糊，和丸如小豆大。每服一丸，金银薄荷汤化下。量儿大小加减服。

治小儿惊风，眠睡不稳，**牛黄丸方**

牛黄一钱。研　丹砂研。二钱　水银用铅结成沙子用。鸡头许　蝎梢去土，炒。二七②枚。为末　天南星一枚③，如钱许大者。为末　腻粉二钱　金箔五④片　麝香一钱。细研

上八味，同研令匀，煮枣肉和丸如芥子大⑤。每服三丸至五丸，金银薄荷汤下。量儿大小加减服。

治小儿惊积，镇心化涎，**小丹砂丸方**

丹砂研。一分　巴豆去皮、心、膜，出油尽。三十粒　半夏汤洗七遍，为末，炒。二钱匕　杏仁先炮过后，汤浸，去皮尖、双仁，研。五枚

上四味，捣研为末，面⑥糊丸如绿豆大。每服一丸，荆芥薄荷汤下。三岁二丸，五岁三丸。如惊伏在内，即惊积行尽，仍旧药出；如无惊积，药更不下。

治小儿急慢惊风，**蝎梢散方**

蝎梢七枚　乌头尖七枚　半夏一枚。浆水煮过　丹砂研。半字　附子生，去皮脐。一分

上五味，捣罗为细散。每服一字匕，煎柳枝汤调下。

治小儿急惊，体热涎壅，四肢拘急，筋脉牵掣，**白花蛇丸方**

---

① 枚：日本抄本、文瑞楼本同，明抄本、乾隆本此后有"面煨"。

② 二七：元刻本、日本抄本、文瑞楼本同，明抄本、乾隆本作"二十"。

③ 枚：元刻本、日本抄本、文瑞楼本同，明抄本、乾隆本作"钱"。

④ 五：元刻本、日本抄本、文瑞楼本同，明抄本、乾隆本作"十"。

⑤ 大：元刻本、日本抄本、文瑞楼本同，明抄本、乾隆本此后有"丹砂为衣"。

⑥ 面：元刻本、日本抄本、文瑞楼本同，明抄本、乾隆本作"陈米"。

白花蛇头一枚。自开口者，生用　干蝎全者。炒。半两　牛黄研　龙脑研。各半分　丹砂研。一分　麝香研。一钱半

上六味，捣研为细末，炼蜜和为剂，每服旋丸如一绿豆大，薄荷温水化下。

卷第一百七十

小儿门

小儿慢惊风　小儿惊悸　小儿惊啼　小儿夜啼

小儿门

小儿慢惊风

论曰：小儿慢惊者，痫病发于阴也。由在胎时，禀受不足，心气虚弱，外中风邪，入于腑脏。其发则手足瘛疭，头目摇动，牙关噤紧，神情如醉，休作有时，潮搐不定者，谓之阴痫。其治疗也，外以灸法，内以药饵，临机制变，可谓上工。若证见息高鱼口、泄汗遗尿者，在所不治。

治小儿慢惊体热，忽发吐逆，夜多啼叫，或泄或秘，变成慢惊，或为疳疾[①]。定搐搦，坠痰涎，镇心疗疳[②]，**如圣青金丸方**

龙脑一钱　香墨一钱半　使君子两[③]枚。面裹，慢火煨熟　腻粉　麝香各一分[④]　白面三钱　青黛二钱　金箔　银箔各一十片

上九味，同研匀细，滴井华水和丸如鸡头实大[⑤]。每服一丸，慢惊者，用冷薄荷水化下，服讫即睡，睡觉取下涎，从大便出立愈，后更与三两服。如些小惊及急惊，只服半丸。

治小儿慢惊虚困，痰涎不利，**羌活丸方**

羌活一两　白僵蚕炒。半两。二味捣末　硫黄　水银各一[⑥]分。

---

① 为疳疾：元刻本、日本抄本、文瑞楼本同，明抄本、乾隆本作"痫疾痰壅，神情如醉"。

② 镇心疗疳：元刻本、日本抄本、文瑞楼本同，明抄本、乾隆本作"镇心神"。

③ 两：元刻本、日本抄本、文瑞楼本同，明抄本、乾隆本作"四"。

④ 各一分：文瑞楼本同，明抄本、乾隆本无，日本抄本作"各一两"。

⑤ 大：日本抄本、文瑞楼本同，明抄本、乾隆本此后有"金箔为衣"。

⑥ 一：乾隆本、日本抄本、文瑞楼本同，明抄本作"二"。

二味结沙子，研

上四味，合研匀细，炼蜜和丸如豌豆①大。四五岁，每服二丸；三岁以下一丸，煎金银荆芥薄荷汤化下。

治慢惊风②，**琥珀丸方**

琥珀 犀角末各一钱 真珠末 天南星酒浸，麸炒。各二③钱 牛黄 龙脑研 麝香研。各一字 丹砂研。一分 干蝎七枚，全者。炒

上九味，捣研为细末，炼蜜丸如鸡头实大。每服一丸，煎菊花汤化下。

治小儿慢惊风，**回魂煎方**

天南星一枚重三钱者。烧地坑子令赤，用醋泼，下天南星，以碗子合定，勿透气，去皮脐，取二钱 白附子三枚。生用 乌蛇四寸。用酒浸，去皮、骨，炙 蜈蚣一条。酒炙 棘刚子三十枚 干蝎全者，七枚。炒 水银沙子两皂子大④ 丹砂 腻粉各一分 麝香 犀角末 乳香各一钱 金箔三⑤片。共沙子一处研 牛黄 龙脑各半钱。研

上一十五味，捣研匀细，用石脑油为膏，旋丸如豌豆大。每服一丸，薄荷汤化下。

治小儿慢惊风，**天南星煎丸方**

天南星一两。细锉，水二盏，微火熬至半盏，去滓，重熬成膏 白附子半两。炮 天麻一两 干蝎一分。炒

上四味，捣罗三味为末，入天南星膏内和丸，如绿豆大。三五岁儿，每服二丸，薄荷汤下；五六岁儿，三丸，日再服。更量儿大小加减，不拘时。

治小儿慢惊风，**天浆子散方**

---

① 豌豆：日本抄本、文瑞楼本同，明抄本、乾隆本作"小豆"。
② 风：日本抄本、文瑞楼本同，明抄本、乾隆本此后有"手足瘛疭，头摇动，牙关紧急"句。
③ 二：明抄本、乾隆本、文瑞楼本同，日本抄本作"三"。
④ 两皂子大：日本抄本、文瑞楼本同，明抄本、乾隆本作"二钱"。
⑤ 三：日本抄本、文瑞楼本同，明抄本、乾隆本作"十"。

天浆子　白僵蚕炒　干蝎炒。各三枚

上三味，捣罗为散。每服一字匕，煎麻黄汤调下，日三服，汗出为效。更量儿大小加减，不拘时。

治小儿慢惊风，潮发搐搦，项筋紧强，**紫霜散方**

白花蛇酒浸一宿，去皮、骨，炙。一两　铁粉半两。研　丹砂研　白附子炮　蝎梢各一分　麝香一钱。研

上六味，捣研为细散。每服半钱匕^①，薄荷汤调下，不拘时。

治小儿慢惊风，**干蝎散方**

干蝎五枚，全者。炒　细辛去苗叶　乳香研。各一分　青黛研　白附子炮。各半两

上五味，捣研为细散。每服半钱匕，煎冬瓜子汤调下，不拘时。

治小儿慢惊风，兼内外俱虚，**羌活煎方**

羌活去芦头　防风去叉　桂去粗皮　独活去芦头　人参各一分　白附子半两　干蝎全者。炒　白僵蚕炒。各一钱^②　水银　硫黄研。各二钱

上一十味，捣罗八味为末，次熔硫黄成汁，次入水银为沙子，放冷细研，入众药末，用枣肉蜜和成煎。每服一大豆^③许，煎防风汤化下，紫参人参汤亦得。一方，去白僵蚕，加茯苓一分。

治小儿慢惊风，摇头闭目，**归魂丸方**

金箔十五片。研　丹砂研　腻粉研　牛黄研　青黛研　白僵蚕炒　蝉壳去土　白附子炮　干蝎全者。炒　防风去叉　犀角镑　天南星炮。各一分　天麻半两　棘刚子十二枚

上一十四味，为细末，炼蜜和丸如梧桐子^④大。每服一丸，薄荷汤化下，奶食后临睡服。

治小儿慢惊风，坠涎，**真珠丸方**

---

① 半钱匕：日本抄本、文瑞楼本同，明抄本、乾隆本作"三五分"。
② 钱：文瑞楼本同，明抄本、乾隆本作"分"，日本抄本作"两"。
③ 大豆：日本抄本、文瑞楼本同，明抄本、乾隆本作"小豆"。
④ 梧桐子：日本抄本、文瑞楼本同，明抄本、乾隆本作"小豆"。

真珠　牛黄　丹砂　雄黄　腻粉各一分。研

上五味，合研匀细，用粳米①饭和丸如黄米②大。一二岁儿，每服三丸，薄荷汤下，日三。更量儿大小加减。

治小儿慢惊风，吐逆不定，胃虚生涎，多惊饶睡，**丁香丸方**

丁香一分。为末　半夏三枚。汤洗十遍，焙干，为末③　水银　铅各一分。二味结沙子　蝎梢四十九枚。炒，为末

上五味，合研匀细，用熟枣肉和丸如绿豆大。每服五丸至七丸，量儿大小加减，并用荆芥薄荷汤下；大人虚风痰涎，丸如梧桐子大，一服七丸至十丸。

治小儿慢惊风，四肢搐搦，**五灵脂丸方**

五灵脂　白附子生　天南星生　干蝎各一两　蝉壳半两。生，去土

上五味，捣罗为末，酽醋一盏，药末一两，同熬成膏，入余药末和丸如绿豆大。未满月儿，奶汁化破一丸；二岁以下，二丸；渐大，以意加减，用金银薄荷煎汤化下，鼻上汗出即愈。

治小儿慢惊风，心神闷乱，烦懊不安，筋脉拘急，胃虚虫动，反折啼叫，**乳香丸方**

乳香盏子内熔过，研。半钱　胡粉一钱

上二味，合研匀细，用白颈蚯蚓，生，捏去土，烂研，和就为丸如麻子大。每服七丸至十丸，煎葱白汤下。更量儿大小加减。

治小儿慢惊风，**干蝎天麻散方**

干蝎全者，十枚。炒　蔓陀罗七朵　天麻　乳香研　天南星炮　丹砂研。各一分

上六味，捣研为细散。每服半钱匕，薄荷汤调下，不拘时。

治小儿慢惊风，因转泻虚极，多睡善欠，医所不能疗，**麻黄散方**

---

① 粳米：日本抄本、文瑞楼本同，明抄本、乾隆本作"陈米"。
② 黄米：日本抄本、文瑞楼本同，明抄本、乾隆本作"小豆"。
③ 汤洗十遍焙干为末：日本抄本、文瑞楼本同，明抄本、乾隆本作"姜汁捣浸"。

麻黄七节。以儿中指节比　薄荷全者，七叶　干蝎全者，一枚①

上三味，各炒黄色，合捣研为细散。每服半钱匕，温薄荷水调下，更量儿大小加减。服后略以衣被盖之，汗出立差。

治慢惊，**罢搐煎**方

丹砂研　水银　天南星炮　腻粉研　薄荷　白附子炮　干蝎全者。炒。各一分

上七味，为细末，用石脑油和成煎。每服一大豆许，薄荷汤化下。

治小儿慢惊风，多涎，腹胀潮热，发渴搐搦，**万灵丹**方

牛黄一钱。细研　麝香半钱。细研　熊胆半钱。细研　腻粉半钱。细研　干蝎五枚。微炒　朱砂一分。细研　巴豆②三枚③。去皮、心，生，研　木香半钱　白附子三枚。炮裂　蝉壳七枚。微炒

上一十味，先捣罗四味为细末，次入六味，都研令匀，炼蜜为丸如黍米大。每服三丸，煎薄荷荆芥汤下。量儿大小加减。

治小儿慢惊风，搐搦烦热，**犀角丸**方

犀角屑一分　蝉壳二七枚。微炙　天浆子二七④枚。麸炒，去壳　牛黄一分。细研　青黛一分。细研　乌蛇半两。酒浸，去皮、骨，炙令黄　地龙一分。微炒　蟾酥半钱。铁器上焙过，研⑤　朱砂半两。细研，水飞　防风半两。去芦头　蚕纸一张。烧灰　麝香一分。细研

上一十二味，先捣七味为细末，次入五味，都研令匀，炼蜜为丸如黍米大。每服两丸，煎荆芥汤下。大人风痫，取活蠷螋虫不拘多少，研如泥，生面和丸如鸡头实大，捏作饼子，煻灰火煨熟，每嚼一饼子，煎荆芥汤下前药十丸，更量大小虚实加减。

治小儿慢惊风潮发，摩化，**龙脑丸**方

---

① 枚：日本抄本、文瑞楼本同，明抄本、乾隆本此后有"炒"。

② 巴豆：日本抄本、文瑞楼本同，明抄本、乾隆本作"巴霜"。

③ 三枚：明抄本、乾隆本、文瑞楼本同，日本抄本作"三枚半"。

④ 二七：日本抄本、文瑞楼本同，明抄本、乾隆本作"二十一"。

⑤ 地龙……研：此16字日本抄本、文瑞楼本同，明抄本、乾隆本作"地龙蝉（蟾）酥一钱"。

龙脑　麝香　卢会　熊胆　腻粉各半钱。研　胡黄连　使君子　青黛研。各一钱　香墨半两。研

上九味，捣罗胡黄连、使君子为末，余研极细，滴水和丸如梧桐子大。每服二丸，煎金银薄荷汤摩下，经宿取恶物便安。

治小儿慢惊风，胸膈痰涎，咽喉壅塞，身体壮热，筋脉拘急，时或发渴，**卢会散方**

卢会研　龙骨　雄黄研　麝香研。各半分①　胡黄连②　青黛研　木香　丁香　牛黄研　天竺黄　熊胆研　干蝎炒　腻粉研　丹砂研　犀角镑　附子炮裂，去皮脐　人参　沉香各一分

上一十八味，捣研为散。每服半钱匕，薄荷汤调下。

治小儿虚风慢惊搐搦，项筋紧强，手足逆冷，腰背拘急，**再生丸方**

蜈蚣一条。酒浸一宿，炙　干蝎全者，七枚。炒　蚕蛾十枚。炒　白僵蚕直者。炒　丹砂研。各一分　天南星炮　白附子炮　麝香当门子各一枚　薄荷心七枚　龙脑研　水银锡结沙子。各一钱　棘刚子二十③枚。炒

上一十二味，捣研为细末，研匀，以石脑油和剂，油单裹，每服旋作一丸，如黍米大。冷水化下，须发前服。三服必效，后服睡脾散。

治小儿慢惊风，**睡脾散方**

桑螵蛸四枚　干薄荷叶　干蝎全者。炒　人参　干山芋④　天南星炮　半夏生姜汁浸透，切，焙。各一分

上七味，捣罗为细散。每服半钱匕，麝香粟米饮调下。

治小儿虚风，**钓藤煎方**

钓藤　防风去叉　芎䓖　天麻酒浸，切，焙　麻黄去根节。各一分　荆芥穗　蝉壳去土　蝎梢炒。各半两　白僵蚕十四枚。

---

① 分：明抄本、乾隆本、文瑞楼本同，日本抄本作"两"。
② 胡黄连：日本抄本、文瑞楼本同，明抄本、乾隆本此前有"冰片"。
③ 二十：日本抄本、文瑞楼本同，明抄本、乾隆本作"二十一"。
④ 干山芋：日本抄本、文瑞楼本同，明抄本作"山药"，乾隆本作"山芋"。

炒　薄荷心二十六^①枚。酒浸，焙　龙脑　麝香各一字。研

上一十二味，捣研为细末，炼蜜和成煎。每服皂子大，荆芥紫参^②汤化下。

治小儿慢惊风，涎塞咽喉，服利药过度者，**麝香饼子**方

麝香研　腻粉各三钱匕　定粉二钱匕

上三味，研令匀细，以香墨研浓汁和丸，捏如藕豆大。每服一饼，薄荷汤化下。

治小儿慢惊，神识昏塞，时发时省，手足搐搦，目睛直视，**天麻丸**方

天麻　白僵蚕炒　干蝎去土，炒　白附子各二钱　牛黄研　丹砂研　麝香研。各半钱　雄黄研。一钱

上八味，捣研为末，炼蜜和丸如鸡头实大^③。每服一丸，薄荷汤化下。量儿大小加减服。

治小儿慢惊风，手足瘈疭，神情如醉，**桃红散**方

天南星炮　乌头炮裂，去皮脐　白附子炮　天麻各半两　干蝎微炒。二十一^④枚　丹砂研。一分

上六味，捣研为细散。每服一字或半钱匕^⑤，旋入牛黄、龙脑各少许，煎麻黄汤调下，日三。

治小儿慢惊风，久不差，**天竺黄散**方

天竺黄　人参　胡黄连　使君子炮。各一分　半夏三枚。生姜汁浸，炒　藿香半分^⑥　丹砂研　麝香^⑦研。各半钱　蝎梢炒　甘草炙。各一分

上一十味，将八味捣为细散，入丹砂、麝香研匀。每服一字匕，冷蜜汤调下，熟水亦得。量儿大小加减服。

---

① 二十六：日本抄本、文瑞楼本同，明抄本、乾隆本作"二十一"。
② 紫参：日本抄本、文瑞楼本同，明抄本、乾隆本作"薄荷"。
③ 大：日本抄本、文瑞楼本同，明抄本、乾隆本此后有"丹砂为衣"。
④ 二十一：明抄本、乾隆本、文瑞楼本同，日本抄本作"十二"。
⑤ 一字或半钱匕：日本抄本、文瑞楼本同，明抄本、乾隆本作"三五分"。
⑥ 半分：文瑞楼本同，明抄本、乾隆本作"五分"，日本抄本作"半钱"。
⑦ 麝香：日本抄本、文瑞楼本同，明抄本、乾隆本此前有"冰片"。

小儿惊悸

论曰：心藏神而恶热，小儿体性多热，若感风邪，则风热搏于腑脏，其气郁愤，内乘于心，令儿神志不宁，故发为惊；若惊甚不已，则悸动不宁，是为惊悸之病。

治小儿惊悸不安，**紫金散方**

铁粉[①]　龙齿　石膏　牛黄并研如粉　甘草生，末。各一分

上五味，先捣龙齿、石膏为末，与诸药同研如粉。每服半钱匕，用淡竹沥调服，三四岁儿，每服一钱匕，日三服，早晨、午间、日晚各一。量儿大小，以意加减。

治小儿壮热惊悸并热疮出，**人参汤方**

人参三分　茯神去木。半两　龙齿研如粉。一两　钓藤一分　蚱蝉去足、头、翅，微炙。二枚　麦门冬去心，焙。一两　杏仁去双仁、皮尖，麸炒令熟。一两半　蛇蜕皮微炙令黄。二寸

上八味，粗捣筛。一二岁儿，每一钱匕，水半盏，煎至三分，去滓，入牛黄一豆许大，分温二服，空心午后各一。量儿大小，以意加减。

治小儿壮热时气惊悸，并热疮出，**钓藤汤方**

钓藤一两　人参一两　蚱蝉微炙，去翅、足。一两　黄芩去黑心。一两　蛇蜕皮微炙，令黄色。三寸　龙齿研如粉。一两　防风去叉。半两　泽泻半两

上八味，粗捣筛。一二岁儿，每一钱匕，水半盏，入竹沥半合，石蜜少许，同煎至四分，去滓，分温二服，空心午后各一。更量儿大小，以意加减。

治小儿心热惊悸，**牛黄散方**

牛黄研。一分　天竺黄研。半两　铅白霜研。半两　玄明粉研。一两　人参半两　白茯苓去黑皮。半两

上六味，捣罗人参、茯苓为末，同牛黄等研为散。一二岁儿，

---

① 铁粉：日本抄本、文瑞楼本同，明抄本、乾隆本此后有"五钱"。

每服半钱匕，用薄荷汤调服；三四岁儿，每服一钱匕，日三服，早晨、午间、日晚各一。量儿大小，以意加减。

镇心神，凉咽膈，压惊悸，退壮热，化风涎^①，**大丹砂丸方**

丹砂研，水飞过　甘草炙　白茯苓去黑皮。各二两　人参一两　马牙消研。一分　蓬砂研。三钱　牛黄研。半钱　龙脑研　麝香研。各一钱

上九味，捣研为末，炼蜜和丸如鸡头大。每服一丸，用竹叶汤化下，食后临睡服，大小以意加减之。

治惊悸，退壮热，止涎嗽，利咽膈，除眠睡不稳，**丹砂丸方**

丹砂二两。细研，水飞　半夏汤洗七遍。二两　乳香研。半钱　人参　白茯苓去黑皮。各半两　天南星炮裂。一两　牛黄研。二钱　龙脑研。一钱

上八味，捣研为末，用白面糊和丸如麻子大。三岁儿，服十丸至十五丸，不拘时，用竹叶乳香汤下，量儿大小加减。

治小儿惊热，筋脉抽掣，夜卧惊悸，四肢烦热，**天竺黄散方**

天竺黄研。半两　郁金浆水煮。一分　粉霜研。一分　铅白霜研。一分　山栀子仁半两

上五味，捣研为散。一二岁儿，每服半钱匕，用新汲水^②调服；三四岁儿，每服一钱匕，日二，早晨、日晚各一。更量儿大小，以意加减。

治小儿虚热惊悸，睡中时叫，**麦门冬汤方**

麦门冬去心，焙。一两半　人参半两　龙骨一两　茯神去木。三分　甘草炙。一分　犀角屑半两

上六味，粗捣筛。一二岁儿，每服一钱匕，水七分，入生地黄汁少许，同煎至四分，去滓温服，日三四服。量儿大小，以意加减。

治小儿风热惊掣，心忪恐悸，**茯神汤方**

---

① 风涎：日本抄本、文瑞楼本同，明抄本、乾隆本作"痰涎"。
② 新汲水：日本抄本、文瑞楼本同，明抄本、乾隆本作"蜜水"。

茯神去木。一分　龙齿半两　寒水石研。一分　升麻三分　石膏研。一两　麦门冬去心，焙。三分

上六味，粗捣筛。一二岁儿，每服一钱匕，水七分，入竹沥少许，煎至四分，去滓温服，日三夜一。量儿大小，以意加减。

治小儿风热，心神惊悸，睡卧不安，**真珠丸方**

真珠末　羌活去芦头　防风去叉　钓藤　龙胆　天竺黄研　升麻①　牛黄研。各一分②　茯神去木　人参　羚羊角屑　犀角屑各一两　铅霜③　龙脑　麝香各一钱。研

上一十五味，捣研为末，炼蜜丸如绿豆大。每服用荆芥薄荷汤研下五丸，日三四服。常服化一切惊涎。

治小儿精神不爽，寝寐多惊，心忪恐悸，四肢战掉，举动欲倒，状类暗风，或烦躁多啼。退惊风，化痰壅，壮心气，益精神，**大镇心丸方**

生犀角镑末。一两　羚羊角镑末　龟甲镑末　赤箭各半两　牛黄研　茯神去木　远志去心　真珠末研　人参　桂去粗皮　天竺黄研　蛇蜕皮炙令焦黄　龙脑研。各一分　铁粉研。一两　麝香研　菖蒲各半两　丹砂研。半分　金箔研　银箔研。各五十片

上一十九味，捣研为末，炼蜜丸如梧桐子大。每服一丸至二丸，食后临卧，薄荷汤化下，更量大小加减。

治小儿惊悸，眠睡不稳，**金箔丸方**

金箔四十九片　丹砂④　水银　腻粉各半两　麝香　牛黄　青黛　犀角末　白僵蚕直者。炒　蝉壳去土　白附子　干蝎去土，炒　天麻酒浸一宿，焙干　麻黄去节　天南星炮。各一分

上一十五味，青黛已上七味研匀，余者捣罗为末，同七味再

---

① 升麻：日本抄本、文瑞楼本同，明抄本、乾隆本此后有"五钱"。

② 牛黄研各一分：日本抄本、文瑞楼本同，明抄本、乾隆本作"牛黄"，在真珠末后。

③ 铅霜：日本抄本、文瑞楼本同，明抄本、乾隆本此后有"一两"，而犀角屑无"各一两"。

④ 丹砂：日本抄本、文瑞楼本同，明抄本、乾隆本此后有"飞过"。

细研，用生蜜和匀成剂，旋丸如梧桐子大。每服一丸，薄荷自然汁化下。量儿大小加减。

小儿惊啼

论曰：心藏神，神安则脏和，故小儿昼得精神安，而夜得稳眠。若心气不和，邪热乘之，则精神不得安定，故暴惊而啼叫也。

治小儿惊啼，**牛黄丸方**

牛黄　丹砂　卢会　麝香各研如粉　白僵蚕　龙齿　当归切，焙　芍药　钓藤　蜗牛麸炒令黄色　代赭　牡蛎烧过①。各一分

上一十二味，除前牛黄等四味研外，余并捣罗为细末，更同四味研匀，炼蜜和丸如麻子大②。一月及百日儿，每服三丸；半年至一岁儿，每服五丸，并薄荷汤下，日夜三四服。量儿大小加减。

治小儿惊啼，五惊，**龙角**③**丸方**

龙角镑　黄芩去黑心　大黄微炒。各半两　牡丹皮一分　蚱蝉一枚。炙，去头④　牛黄如小豆大，五枚⑤。研入

上六味，捣罗为末，炼蜜为丸如麻子大。每服二粒，用米饮下，日夜共五服，更随儿大小加减。一方去牛黄。

治小儿风热惊啼⑥，**蛇黄散方**

蛇黄捣碎，研　犀角镑　人参　白茯苓去黑皮　防风去叉　细辛去苗、土　蚱蝉去翅、足，微炙　干蝎醋拌微炒　丹砂研　母丁香　山茱萸微炒　甘草炙　牛黄研。各一分

上一十三味，捣罗为散，更研令细。一二岁儿，每服一字匕，用竹沥调服；三四岁儿，每服半钱匕，日三服，不拘时候。

治小儿因客忤惊啼，**千金汤方**

---

① 烧过：日本抄本、文瑞楼本同，明抄本、乾隆本作"童便淬"。

② 大：日本抄本、文瑞楼本同，明抄本、乾隆本此后有"丹砂为衣"。

③ 龙角：日本抄本、文瑞楼本同，明抄本、乾隆本作"龙齿"。下组成中"龙角"同。

④ 头：日本抄本、文瑞楼本同，明抄本、乾隆本作"翅、足"。

⑤ 如小豆大五枚：日本抄本、文瑞楼本同，明抄本、乾隆本作"一钱"。

⑥ 啼：日本抄本、文瑞楼本同，明抄本、乾隆本此后有"眠卧不安"。

蜀漆炒令烟出。半两　左顾牡蛎烧过①。一分

上二味，粗捣筛。一二岁儿，每一钱匕，以浆水半盏，煎至三分，去滓，分温二服，空心日午各一。兼治小儿著噤。更随儿大小，以意加减。

治小儿惊热多啼，不吃乳，**虎睛丸**方

虎睛细研。二枚②　犀角屑。一两　黄芩去黑心　栀子仁　大黄剉碎，微炒。各半两

上五味，除虎睛外，捣罗为末，再同研匀，炼蜜和丸如麻子大。每服以粥饮下五③丸，日三四服。量儿大小加减。

治小儿惊热啼叫，睡卧不安，**清神散**方

牛黄研　天竺黄研　铅白霜研　郁金　麦门冬去心，焙　甘草炙。各一分　人参半两

上七味，捣研为细散。每服半钱匕，人参汤放冷调下，乳食后服。

治小儿体热，忽发吐逆，夜多惊啼，或泄或秘，变成慢惊，或为疳疾。定搐搦，疗疳虫，坠涎痰，安心神④，**青金丸**方

龙脑研　麝香研。各一分　墨一钱半　使君子煨。两⑤枚　腻粉一分　白面三分⑥　青黛二⑦钱　金银箔各少许

上八味，捣研为末，滴井华水和丸，如鸡头大。每服薄荷汤化半⑧丸。

治小儿夜多惊啼，欲成痫候，**鸡脑丸**方

雄鸡脑一分　丹砂研细。半两　牛黄研细。一分　当归切，焙。一分

---

① 烧过：日本抄本、文瑞楼本同，明抄本、乾隆本作"烧红，童便淬"。
② 二枚：日本抄本、文瑞楼本同，明抄本、乾隆本作"一对"。
③ 五：日本抄本、文瑞楼本同，明抄本、乾隆本作"十"。
④ 安心神：日本抄本、文瑞楼本同，明抄本、乾隆本作"安心镇魄，如圣"。
⑤ 两：日本抄本、文瑞楼本同，明抄本、乾隆本作"四"。
⑥ 分：日本抄本、文瑞楼本同，明抄本、乾隆本作"钱"。
⑦ 二：明抄本、乾隆本、文瑞楼本同，日本抄本作"一"。
⑧ 半：日本抄本、文瑞楼本同，明抄本、乾隆本作"一"。

上四味，将当归捣末，以鸡脑、丹砂等拌和捣匀为丸。百日儿服如黍米大一丸，日再服；更看儿大小，以意增减，并用薄荷汤下。

治小儿痫候胎寒，舌下聚唾，夜啼不止，**雀屎丸方**

雄雀屎微炒　麝香细研　牛黄细研。各一分

上三味，捣研令匀，炼蜜和丸如黍米大。一月儿一丸，百日儿二丸，并用乳汁下，日再。更看儿大小，以意加减。

治小儿惊啼积热，颜色萎瘁，腹中坚积，不可乳哺。去风痫，除百病，**虎睛丸方**

虎睛仁研。一枚　犀角屑。一两　黄芩半两。去黑心　大黄剉碎，炒令香熟　栀子仁各三①分

上五味，捣研为末，炼蜜和丸如麻子大。一二岁儿，用乳汁研破三丸服之；三四岁儿，每服五丸，温水研破服之，不拘时候，微利为度。若利频，隔日一服。如儿有虚热，更入知母半两。量儿大小，加减服之。

治小儿惊啼，乳不消化，**升麻汤方**

升麻　芍药　甘草炙　大黄剉，炒。各半两

上四味，粗捣筛。一二岁儿，每服一钱匕，水半盏，煎至三分，去滓温服，乳食后，日三②服。量儿大小加减。

治小儿心热惊啼，**黄芩散方**

黄芩去黑心　人参各一分③

上二味，捣罗为散。每服一字匕，竹叶汤调下，不拘时候服。

治小儿惊啼，手足搐搦，**代赭丸方**

代赭生用。半两　铁粉研　丹砂研　白附子各一钱　麝香研　龙脑研。各一字

---

① 三：文瑞楼本同，日本抄本作"一"。明抄本、乾隆本无此方。

② 三：明抄本、乾隆本、文瑞楼本同，日本抄本作"二"。

③ 一分：日本抄本、文瑞楼本同，明抄本、乾隆本作"五钱"。

上六味，捣研细匀，炼蜜和丸如樱桃^①大^②。量大小加减，薄荷汤化下。

治小儿惊啼及夜啼不止，**真珠丸方**

真珠末 伏龙肝 丹砂各一分 麝香一钱

上四味，同研如粉，炼蜜和丸如绿豆大。候啼，即温水下一丸。量大小以意加减。

治小儿夜啼^③，**龙齿丸方**

龙齿 白僵蚕 当归切，焙 芍药 蜗牛^④ 钓藤各半两 代赭研 牡蛎煅^⑤。各二两 麝香研 牛黄研。各一分

上十味，捣研匀细，炼蜜和丸如绿豆大^⑥。二岁儿，三丸，井华水化下^⑦。量儿大小，以意加减。

治小儿惊啼，眠睡不稳，**桃红丸方**

丹砂 麝香各半钱。研 白附子半枚 白僵蚕一枚 干蝎头尾全。炒。一枚 腻粉一钱匕。研 金箔 银箔各二^⑧片。研

上八味，捣研为末，水浸炊饼心和丸绿豆大^⑨。每服一丸，金银薄荷汤化下。看儿大小，临时加减。

小儿夜啼

论曰：经谓合夜至鸡鸣，天之阴，阴中之阴也。夜为阴盛之时，凡病在阴者，至夜则邪气亦甚，婴儿气弱，腑脏有寒，每至昏夜，阴寒与正气相击，则神情不得安静，腹中切痛，故令啼呼于夜，名曰夜啼。又有触犯禁忌，亦令儿夜啼者。当以符术治之。

---

① 樱桃：日本抄本、文瑞楼本同，明抄本、乾隆本作"芡实"。
② 大：日本抄本、文瑞楼本同，明抄本、乾隆本此后有"丹砂为衣"。
③ 夜啼：日本抄本、文瑞楼本同，明抄本、乾隆本作"惊啼及夜啼"。
④ 蜗牛：日本抄本、文瑞楼本同，明抄本、乾隆本此后有"面炒黄"。
⑤ 煅：日本抄本、文瑞楼本同，明抄本、乾隆本作"童便淬，研"。
⑥ 大：日本抄本、文瑞楼本同，明抄本、乾隆本此后有"丹砂为衣"。
⑦ 二岁儿……化下：此10字日本抄本、文瑞楼本同，明抄本、乾隆本作"薄荷汤下一丸"。
⑧ 二：日本抄本、文瑞楼本同，明抄本、乾隆本作"十"。
⑨ 大：日本抄本、文瑞楼本同，明抄本、乾隆本此后有"金箔为衣"。

法见符禁门中。

治小儿夜啼，至明不得寐，**芎劳散方**

芎劳　防己　白术

上三味，等分，捣罗为散。一月及百日儿，每服一字匕，以乳汁调服；半年至一岁儿，每服半钱匕，米饮调亦得，日五服，不计时。量儿大小，加减服之。又以半钱乳汁调涂手心并脐中；亦以摩儿顶上及脊，至验。

治小儿夜啼腹痛，**芍药散方**

芍药　芎劳　蟅虫炙令焦。各一分①

上三味，捣罗为散。一月及百日儿，每服一字匕，用乳汁调服；半年至一岁儿，每服半钱匕，连夜四服。量儿大小，加减服之。

治小儿夜啼不安，此由腹痛，故至夜辄剧，状似鬼祟，**五味子汤方**

五味子　当归切，焙　芍药　白术各半两　甘草炙令赤色　桂去粗皮。各一分

上六味，粗捣筛。一月及百日儿，每一钱匕，用水半盏，煎至三分，去滓，分温二服。儿大，以意增之，连夜三五服。

治小儿夜啼腹痛，状如鬼祟，**桂心汤方**

桂去粗皮。一分　五味子半两　当归切，焙。一分　枳壳去瓤，麸炒。半两　甘草炙。一分

上五味，粗捣筛。一月及百日儿，每一钱匕，用水半盏，煎至三分，去滓，分温二服；半年至一岁儿，准前煎作一服，不计时候。

治小儿夜啼，**前胡丸方**

前胡去芦头。二分②

上一味，捣罗为末，炼蜜丸如麻子大。一月及百日儿，每服

---

① 分：明抄本、乾隆本、文瑞楼本同，日本抄本作"钱"。
② 分：日本抄本、文瑞楼本同，明抄本、乾隆本作"两"。

三丸，用乳汁下；半年至一岁儿，每服五丸，日三夜一。

治小儿夜啼不止，面青腹胀，是中客忤，**麝香散方**

麝香一分①

上一味，研细。每服一字匕，清水调服之②。

治小儿夜啼，至明即安寐，**芎䓖散方**

芎䓖　防己各半两　人参一分③

上三味，捣罗为散。二十日儿，未能服者，以乳汁和之，如麻子大一丸，以乳汁下；儿大能服散者，每服一字匕，米饮调下，一日三两服。

治小儿夜啼，**伏龙肝丸方**

伏龙肝一分　丹砂④一钱　麝香一字

上三味，捣研为末，炼蜜丸如绿豆大。每服五丸，量儿大小加减，俟夜深，煎桃符汤下。

治小儿夜啼，**立效散方**

乳香一钱　灯花七枚

上二味，同研为散。每服半字，涂奶母乳头上令服。

治小儿夜啼，**莲心散方**

石莲心半两　人耳塞半⑤钱　乳香一分。别研　人参半两　灯花一字　丹砂一分。别研

上六味，捣研为散。每服半字匕，薄荷汤调下，不拘时候。

治小儿夜啼不止，腹中疞痛，**黄耆丸方**

黄耆　甘草炙　当归切，焙　芍药　附子炮裂，去脐皮　干姜炮。各一分

上六味，捣罗为末，用乳汁和丸；如难丸，更入少许面糊，丸如黍米大。一月及百日儿，每服三丸，用乳汁下；半年至一岁

①　一分：日本抄本、文瑞楼本同，明抄本、乾隆本无而有"丹砂一钱"。

②　上一味……调服之：此15字日本抄本、文瑞楼本同，明抄本、乾隆本作"共研匀，用温水下半字至一字，并涂五心"。

③　分：日本抄本、文瑞楼本同，明抄本、乾隆本作"两"。

④　丹砂：日本抄本、文瑞楼本同，明抄本、乾隆本此后有"飞"。

⑤　半：日本抄本、文瑞楼本同，明抄本、乾隆本作"五"。

儿，每服五丸，一日三五服。量儿大小，加减服之。

治小儿夜啼，鸡鸣即止，**代赭丸方**

代赭醋淬七遍，别研　牡丹皮　芍药　麝香别研。各一分

上四味，捣研为末，炼蜜丸如麻子大。一月及百日儿，每服三丸，用薄荷汤下；半年至一岁儿，每服五丸，连夜三四服。

治小儿夜啼，**硫丹丸方**

硫黄一分　铅丹炒过。一两

上二味，同研如粉，以小合子内盛，不固济，大火煅令烟尽，候冷，以竹筒中盛，纸单子封口，埋在地下，七日取出，更研细，用饭丸如黍米大。一月及百日儿，每服两丸，用冷水下；半年至一岁儿，每服五丸，连夜三四服。

治小儿腹中卒痛，啼呼闷绝，**半夏丸方**

半夏生姜汁洗去滑，暴干①。一分

上一味，捣罗为末，用酒面糊丸如黍米大。一月及百日儿，每服三②丸，用薄荷汤下；半年至一岁儿，每服五丸，一日三五服。

治小儿夜啼方

上用灯花涂乳母乳上，与服。

治小儿夜啼，**猪屎浴方**

上取猪屎烧灰，以沸汤淋汁浴儿，并与少许服之。

又方

上取母妊娠时食饮偏有所思者物以哺儿，愈。

又方

交道中土　伏龙肝各半两

上二味，研罗为末，水和少许服之。

又方

上取死人朽棺木，烧明照之，即止。

---

① 生姜汁洗去滑暴干：日本抄本、文瑞楼本同，明抄本、乾隆本作"用姜汁捣并炙"。

② 三：明抄本、乾隆本、文瑞楼本同，日本抄本作"二"。

又方

上取犬颈下毛，以绛囊盛，系儿两手，立止。

又方

上以日未出时及日午时仰卧，于脐上横纹中，屏气朱书作血字，其夜即断声。

又方

上取败甑带悬于户上，差。

又方

上取明鉴挂于床脚上，差。

又方

上于脐下书田字，差。

治小儿夜啼，**败草方**

上取荒废井中败草垂户上，差。

又方

上取牛粪灰，安母卧床下，勿令母知之。

又方

车辋盗取，安母卧床，勿令知。

治小儿夜啼不止方[①]

刘寄奴半两　甘草一指节许　地龙炒。一分

上三味，㕮咀。以水二盏，煎至一盏，去滓，时时与服。

① 治小儿夜啼不止方：日本抄本、文瑞楼本同，明抄本、乾隆本作"刘寄奴饮"。

卷第一百七十一

小儿门

小儿躯啼　小儿惊痫　小儿风痫　小儿食痫　小儿诸痫

小儿门

小儿躯啼

论曰：小儿胞胎，全仰母气。母将养失宜，伤于风冷，则邪气入于胞胎，既生之后，冷气停留，复因乳哺不节，邪气与正气相搏，故腹痛躯张，蹙气而啼也。

治小儿躯啼腹痛，**牡蛎散方**

牡蛎烧过，研　伏龙肝研　甘草炙，剉　苍术剉，炒。各一分　麝香研。半分

上五味，先于木臼内捣甘草、苍术成末，次与三味再同研令匀，每服半钱匕，研陈米泔，澄清，煎竹茹汤调下。量儿大小增减。

治小儿躯啼，脾胃伤风冷，心下虚痞，腹中疼痛，胸胁[1]逆满，**白术丸方**

白术　干姜炮　人参　甘草炙，剉。各一[2]两

上四味，捣罗为末，炼蜜和丸如绿豆大。每服五丸，沸汤化下。量儿大小加减。

治小儿躯啼不止，**牛黄丸方**

牛黄研。一分　代赭煅过，研。三分　麝香研。一钱　牡丹皮三分

上四味，捣研为末，炼蜜和丸如绿豆大。每服两丸，温水下。

---

① 胸胁：日本抄本、文瑞楼本同，明抄本作"胸膈"。
② 一：明抄本、文瑞楼本同，日本抄本作"二"。

治小儿躯啼，腹坚满，**雀屎丸方**

雀屎一两一分① 当归切，焙。一两

上二味，捣罗为末，炼蜜和丸如麻子大。五十日儿，每服一丸，以乳汁下，空心午后各一服。量儿大小，以意加减。

治小儿躯啼及一切气逆，心腹刺痛，**紫苏子丸方**

紫苏子拣，炒 陈橘皮汤浸，去白，焙。各一两 高良姜 桂去粗皮 人参各半两

上五味，捣罗为末，炼蜜和丸如绿豆大。每服五丸，米饮或温酒化下，不计时候，乳母亦可加丸数服。

治小儿躯啼，脾胃虚冷，心腹疞痛，胸膈满闷，**养脾丸方**

干姜炮 缩砂蜜去皮。各一两 白茯苓去黑皮。半两 甘草炙。三分 大麦蘗炒 人参各半两 白术一分②

上七味，捣罗为末，炼蜜和丸如绿豆大。每服五丸，生姜汤化下，不计时候，乳母亦可加丸数服。

治小儿胎寒，躯啼惊痫，腹胀满，不嗜食，大便青黄色，或有实不可吐下，**马齿矾石丸方**

马齿矾石烧作灰。二两

上一味细研，以枣肉和丸如绿豆大。每服三丸，米饮下，加至五③丸。以意增减，以腹中温暖为度。

治小儿躯啼方

上取柏子仁末，温水调半钱匕服之。

小儿惊痫

论曰：小儿气血微弱，易为伤害，若卒惊动，伤乱精神，心气不定，因惊而发，则为惊痫。凡养小儿，当须持护。或闻大声，或见异类，必当安抚，无令恐怖。若初觉儿惊，急保抱之，其惊自止。若忽因惊成痫，宜按图灸，兼以摩膏，不可大下。盖以心

---

① 一两一分：日本抄本、文瑞楼本同，明抄本作"一两"。

② 分：明抄本、文瑞楼本同，日本抄本作"两"。

③ 五：日本抄本、文瑞楼本同，明抄本作"四"。

气不足，若下之，则内愈虚，手足抽掣者，并不可持捉，使气血失道，伤动枢纽耳。

治小儿惊痫发动，经年不断根源，**鸱头丸方**

鸱头炙焦。一枚　蜣螂去足，炙。七枚　桂去粗皮。一两一分　芍药一两　蚱蝉去翅、足，炙。十枚　蛇蜕炙。五寸　白茯苓去黑皮。一两一分①　露蜂房炙。半两　甘草炙，剉　黄芩去黑心　当归切，焙　芎藭　丹参各一两　麝香研。一分　牛黄研。半两　莨菪子酒浸一宿，暴干，蒸熟。八合　大黄湿纸裹煨。二两

上一十七味，捣罗为末，炼蜜和丸如小豆，或如黍米大。临时量小儿大小虚实与服，用温水下。

治小儿频惊壮热，欲作痫，**柴胡煎方**

柴胡去苗　升麻　栀子仁　芍药各三分　钓藤一分　凝水石研　黄芩去黑心　知母切，焙。各一两　生葛汁一合　甘草炙。一分　蜜二合　淡竹叶细剉。三握　杏仁汤浸，去皮尖、双仁，炒，别研。半两

上一十三味内，十味粗捣筛，以水三升入银石铫内，文武火煎至一升，绵滤去滓，再入锅内，下蜜并葛汁、杏仁等，煎如饧，以瓷器盛。百日儿每服如绿豆大，一岁儿如杏仁大，日三服，更量大小加减，并用温浆水化破服。

治小儿惊痫，体羸极②，五痫，**钓藤煎方**

钓藤一分半　黄芩去黑皮　知母切，焙　凝水石各一两　升麻三分　沙参半两　蚱蝉去翅、足，炙。二枚　蛇蜕炙。二枚　甘草炙。三分　蜜五两

上一十味，除蜜外，捣罗为末，与蜜同入银石锅内，慢火上熬成煎。每服一杏子大，温水化下，日三服。量儿大小加减。

治小儿自一岁至大，患癫痫，发动无时，口内沫出，小便不觉，呼唤不应，**真珠丸方**

卷第一百七十一

三五三三

---

① 一两一分：日本抄本、文瑞楼本同，明抄本作“一两”。
② 极：日本抄本、文瑞楼本同，明抄本作“及”。

真珠研。一分① 虎睛左睛为上，酒浸，暴干，研。一只 露蜂房 麻黄去根节 钩藤各半两 铁粉细研。三分 防葵一两 大黄剉，炒 黄芩各三分 龙齿研。一两② 银屑 栀子仁各三分 独活去芦头。半两 柴胡去苗 升麻 白鲜皮各三分 雷丸一分 沙参 细辛去苗叶。各半两 蛇蜕烧灰。一分 石膏研。半两 牛黄研。一分 蚱蝉去翅、足，熬。四枚

上二十三味，捣研为末，炼蜜丸如麻子大。一二岁儿，每服五丸，研破，米饮下。量儿大小加减服。一方，有羌活三分，无独活，有丹参一两，无真珠。

治小儿诸般痫，惊惕瘛疭及中客忤，**人参丸方**

人参 牛黄 细辛去苗叶。各半两 蚱蝉去翅、足，炙。七枚 大黄湿纸裹煨，剉。一两 芍药 当归切，焙。各半两 蛇蜕炙。三寸 甘草炙，剉。三分 栝楼根 防风去叉。各半两 巴豆去皮、心、膜，别研如膏。三十粒 麝香研。半两

上一十三味，除巴豆、牛黄、麝香外，捣罗为末，研匀，炼蜜和丸如麻子大。初生至百日儿，每服二丸；一岁至五岁儿，每服三丸五丸，并用薄荷汤下。若儿惊惕及客忤，温壮发热，腹满，增丸数服之，以快利为度。更量儿大小加减。

治小儿诸般痫及惊，常服除热，**芍药丸方**

芍药 铁粉研。各三分 蚱蝉去翅、足，炙。四枚 当归切，焙。三分 大黄剉，炒。一两③ 石膏碎。三分 桂去粗皮。半两 人参一两一分 银屑研 芎䓖 龙骨研 细辛去苗叶 黄芩去黑心。各半两 牛黄研。一分

上一十四味，捣研为末，炼蜜和丸麻子大。每服三丸，米饮下，日三。更量儿大小加减。

治小儿邪热，惊痫口噤，**人参汤方**

---

① 分：日本抄本、文瑞楼本同，明抄本作"钱"。
② 两：明抄本、日本抄本同，文瑞楼本作"分"。
③ 两：日本抄本、文瑞楼本同，明抄本作"分"。

人参一两　木通剉　黄芩去黑心　升麻各半两　龙齿研。三
分　犀角镑，炒　赤茯苓去黑皮，剉　铁粉研。各半两　蜣螂十枚。
去足，炙　钓藤半两　蚱蝉去翅、足，炙。二七枚

上一十一味，粗捣筛。三四岁儿，每一钱匕，水一小盏，煎
至五分，入竹沥少许，更煎三两沸，去滓，分为三服，日三。更
量儿大小加减。

治小儿诸惊痫，兼压惊，镇心脏，**丹砂虎睛丸方**

丹砂研。一两　虎睛研。一对　牛黄研　麝香研　犀角末各一
分　钓藤四两　白茯苓去黑皮，剉　黄芩去黑心　人参　栀子仁各
一两　大黄湿纸裹，煨熟，剉。二两

上一十一味，捣研为末，炼蜜丸如鸡头实大。每服一丸至两
丸，煎金银汤化下，人参汤亦得。更量儿大小加减。

治小儿惊痫身热，手足瘈疭，目睛上视，状如中风，**保和
丸方**

丹砂研。一钱　蝎梢二七个　雄黄研。二钱　卢会研　熊胆研。
各半钱　蛇蜕烧灰。一钱　瓜蒂二七枚　蟾酥一皂子大。汤浸　腻
粉研　龙脑研　麝香研　牛黄研。各半钱

上一十二味，捣研如粉，用浸蟾酥并面糊同研为丸如黍米大。
每服用倒流水先化一丸，滴鼻内，良久嚏讫，即用薄荷水下一丸。

治小儿惊痫，**丹砂牛黄丸方**

丹砂研　雄黄研。各半两　牛黄研　干蝎炒　龙脑研　轻
粉　水银沙子　硇砂研过，水飞。各一分

上八味，并研为末，枣肉和丸如粟米大。每服三丸至五丸，
量儿大小加减，薄荷汤下。

治小儿惊痫，手足瘈疭，头项强硬，状如角弓，**安神散方**

蝎梢炒。一钱半　蜈蚣赤脚全者，一条　轻粉一字　乌头尖生
用。七个　天南星用生姜同捣作饼子，焙干。秤半钱　麝香　龙脑
研。各一字

---

① 三：明抄本、文瑞楼本同，日本抄本作"二"。

上七味，捣研为散。每服一字匕，量儿大小加减，金银薄荷汤调下。

治小儿惊痫、风痫，手足瘛疭，口眼相引，**乌蛇牛黄散方**

乌蛇项下七寸，酒浸一宿，去皮、骨，炙。秤一钱　青黛研。二钱　蝎梢炒。十枚　牛黄研。半钱　麝香研。一字　蓬砂研　龙脑研　水银沙子各半钱　乌蛇尾酒浸一宿，去皮、骨，炙。秤一钱　金箔　银箔并研。各十片　蛇黄煅，醋淬三遍　墨烧　天南星用生姜同捣作饼子，焙干　半夏用生姜同捣作饼子，焙干。各一钱

上一十五味，并捣研为散①。每服半钱匕，量儿大小加减，金银薄荷汤调下。

治小儿惊痫、风痫掣动，定后再作，**香耆散方**

鸡舌香研。一钱　黄耆剉。一分　丹砂研。二钱　五灵脂半钱

上四味，捣研为散。每服半钱匕，量儿大小加减，陈米饮调下。

治小儿惊痫掣疭方

虎睛一只或一对。生者尤佳

上一味，细研，水调灌之，量儿大小加减。

治小儿惊痫，**二砂散方**

夜明沙研。一钱　丹砂研。一钱　蝎梢炒。七枚　轻粉研。半钱

上四味，捣研为散。每服半钱匕，童子小便并酒各少许调下，更量大小加减服。

治小儿惊痫涎盛，搐搦不定，**褊银丸方**

天南星炮。半钱　青黛研。一钱　蝎梢炒。四十枚　粉霜研　水银　滑石各一钱　半夏七枚。用生姜汁煮　龙脑研　麝香研。各半②字　腻粉研。半钱

上一十味，捣研为末，用水浸炊饼和丸如梧桐子大，捏作饼

---

① 散：日本抄本、文瑞楼本同，明抄本此前有"极细"。
② 半：日本抄本、文瑞楼本同，明抄本作"一"。

子。每服一饼至二饼，量大小加减服，薄荷汤化下。

治小儿惊痫乳癖，**万病丸方**

雄黄研　丹砂研　麝香研　龙脑研　卢会研　木香　槟榔剉。各一分　牛黄研。半两　胡黄连一分　青黛研。半两　巴豆去皮、心、膜，研，出油尽　桂去粗皮　人参各一分①

上一十三味，捣研为末，炼蜜丸如小豆大。每服一丸至二丸，温水下，更量大小加减。十五岁已下常服，永无诸疾。

治小儿惊痫，腹中乳癖，**牛黄散方**

牛黄研。一分　人参半两　大黄剉，炒　当归切，焙　芍药　甘草炙，剉。各一两

上六味，捣研为散。每服一钱匕，以水七分，煎取三分，去滓，量儿大小加减温服，微利为度。

治小儿惊痫积热，痰涎咳嗽，**青金煎方**

天南星牛胆内匮者。半两　马牙消研　天竺黄研。各一分　青黛研。一两　龙齿研　蝉蜕去土，为末。各半两　铅白霜研　蓬砂研。各一分　甘草生，末。三分　麝香研。一钱　龙脑研　牛黄研。各半钱

上一十二味，并研匀细，炼蜜和为膏，瓷合内收。每服一小鸡头实大，更量儿大小加减，薄荷水化下。

治小儿痫疾，**钓藤饮方**

钓藤　黄芩去黑心　犀角镑。各半两　石膏碎　龙齿各一两　升麻　甘草炙，剉。各三分　竹叶四十片

上八味，咬咀如麻豆大。每服一钱匕，水一盏，煎至半盏，去滓，入麝香少许温服。更量儿大小加减。

治小儿发痫壮热，**大钓藤饮方**

钓藤　黄芩去黑心　麻黄去节。各一两一分　当归切，焙。三分　龙齿研。一两　石膏碎。二两半　赤芍药去黑皮　桂去粗皮　龙胆去土　牛黄研。各一两　杏仁去双仁、皮尖，麸炒，研。

---

① 分：明抄本、文瑞楼本同，日本抄本作"两"。

半两　甘草炙，剉。一分①

上一十二味，先粗捣筛十味，每服三钱匕，以水一盏，煎至六分，去滓，下牛黄、杏仁，加白蜜、竹沥各少许，炼如饧，汤调服；如人行五里再服。

治小儿惊痫搐搦，涎潮昏塞，**归魂丸**方

使君子两枚。以面裹，于慢火中煨，候面黄为度，去面不用　水银结沙子　香墨　卢会　熊胆研　腊茶研　乳香研　龙脑研。各一钱　蝎梢三七枚。炒　天竺黄研　青黛研　丹砂研。各半钱　轻粉二②钱　寒食面一钱半

上一十四味，同研令匀细，滴水和丸如绿豆大。每服一丸，薄荷蜜水化下。如小儿稍觉惊著，化半丸与吃。若能常服，永无惊疾。量儿大小加减。

治小儿未满月及出月，壮热发痫，**钓藤汤**方

钓藤一分　蚱蝉一枚。炙，去足、头、翅　柴胡去苗　升麻　黄芩去黑心　甘草炙，剉　大黄剉，炒。各半两　石膏三分。碎　蛇蜕皮二寸。炙

上九味，粗捣筛。每服一钱匕，水六分，煎至三分，去滓，入竹沥数滴，更煎一沸，温服。

治小儿惊痫邪气，身热呕吐，下痢五色，**虎睛丸**方

虎睛一枚。研　牛黄研　麝香研。各半分　升麻　钓藤　生犀角镑　桂去粗皮。各一分　山栀子一两　蚱蝉炙，去头、足、翅　蛴螬　蛇蜕皮五寸。烧灰　大黄蒸三度，剉，焙。二两

上一十二味，捣研为末，炼蜜丸如梧桐子大。每服三丸至五丸，食后米饮研下，日再。

治小儿惊痫，**镇心丸**方

银箔研。一百片　蛴螬三枚。去头、足，炙　大黄剉，炒　丹砂研。各一两半　升麻　黄芩去黑心　犀角屑　山栀子仁　龙

---

① 分：明抄本、文瑞楼本同，日本抄本作"两"。
② 二：明抄本、文瑞楼本同，日本抄本作"一"。

齿　麦门冬去心。焙　铁粉各一两

上一十一味，捣研为末，炼蜜和丸如梧桐子大。食后及乳后，新汲水研一丸灌之；三岁及五岁，两丸至三丸；七岁至十岁，五丸。如大人患者，温浆水下十五丸。如冬月，以温水研，灌之。

治小儿惊痫体虚，**钓藤子芩汤**方

钓藤　黄芩　沙参各三分①　知母焙　升麻　犀角镑。各一两　蚱蝉二枚。炙，去翅、头、足　蛇蜕皮三寸。炙　柴胡去苗　甘草炙，剉　白术各半两

上一十一味，粗捣筛。以水二升煎，去滓，取六合，入蜜二合，竹沥三合，再炼如饧。每服一钱匕，微微与服，以意量之。

小儿风痫

论曰：诸痫之病，本于风者，名风痫。此由乳养失宜，气血不和，或汗出腠理开，致风邪乘虚而入。初得之时，发热身软，时作时省。或先屈指如数，乃发瘈缩是也。不可令人持捉②，恐曲戾不随。若先身热瘛疭，惊啼叫呼而后发，其脉浮者，为阳痫，病属六腑，易治；若先身冷，不惊不啼而发，其脉沉者，为阴痫，病属五脏，极则难治。又有风痉如痫，不可不知。但身强直反张如尸，不时省者，宜当消息之。

治小儿风痫，筋脉抽掣，夜卧惊悸，皮肤壮热，**天竺黄散**方

天竺黄研　牛黄研　知母剉，焙　钓藤剉　芍药　犀角镑，微炒　升麻　龙胆去土　柴胡去苗，剉　防风去叉，剉　人参各半两　桔梗炒　大黄剉，炒令香　山栀子仁　玄参各一两　雄蚕蛾炒　白茯苓去黑皮，剉　蛞蝓去足，微炙　龙骨别捣研如粉。各三分　槟榔一枚。纸裹，煻火内煨过，剉

上二十味，捣罗为散。每服半钱匕，用米饮调下。如角弓等风，用竹沥调下，连夜三四服。随儿大小，以意加减。

---

① 各三分：明抄本、文瑞楼本同，日本抄本无。
② 捉：原作“促”，日本抄本、文瑞楼本同，文义不通，据明抄本改。

治小儿诸种风痫，无时发动，**天麻散**方

天麻　防葵炙　真珠末研，飞　天竺黄捣①研　威灵仙去土　蜈蚣微炙，去翅、足　芒消研。各三分　牛黄一分。研

上八味，捣研令匀。每服半钱匕，取鸡冠血三两滴，新汲水一合，打散令匀，调下。随儿大小，以意加减，一日三服②。

治小儿诸种风痫，吐痢寒热，百病不食，**大黄汤**方

大黄碎剉，炒令香熟。一两　当归切，焙　赤芍药　黄芩去黑心　栝楼根　桂去粗皮　人参　赤石脂　麻黄去节，先煎，掠去沫，焙　牡蛎粉微炒　紫石英碎　甘草炙，剉。各半两

上一十二味，粗捣筛。七八岁儿，每服二钱匕，水一盏，入枣三枚，擘，同煎至五分，去滓，一日四五服，带热服。随儿大小，以意加减。

治小儿风痫，**龙齿饮**方

龙齿捣研　石膏捣研。各一两一分　黄芩去黑心　大黄剉，炒令香熟。各一两　龙胆　栀子仁　甘草炙，剉。各半两　钩藤三分。剉

上八味，粗捣筛。一二岁儿，每服一钱匕，水半盏，煎至三分，去滓，连夜三五服。随儿大小，以意加减。

治小儿风痫疾，**白鲜皮汤**方

白鲜皮　细辛去苗叶　钩藤各半两　蚱蝉微炙。一枚　大黄剉碎，炒令香熟　甘草炙，剉。各三分　蛇蜕皮五寸。炙令黄色

上七味，粗捣筛。五六岁儿，每服一钱匕，水七分，煎至四分，去滓，入牛黄末少许，至夜三四服。随儿大小，以意加减。

治小儿风痫撮口夭矫诸痫，**干姜汤**方

干姜炮裂　当归切，焙。各半两　大黄剉，炒令香熟　人参　细辛去苗叶　甘草炙，剉。各三分

上六味，粗捣筛。一二岁儿，每一钱匕，水半盏，煎至三分，

---

① 捣：明抄本、文瑞楼本同，日本抄本作"炒"。
② 一日三服：日本抄本、文瑞楼本同，明抄本作"日一夜二"。

去滓，分温二服，至夜令尽。随儿大小，以意加减。

治小儿风痫发无时，数下之后，风虚不足，**黄耆汤**方

黄耆剉　麻黄去节　甘草炙，剉　当归切，焙　细辛去叶　桂去粗皮　芍药　人参各一两　牛黄研。一分　蛇蜕一寸。炙焦黄　蚱蝉炒　蛱蜋各四枚。并微炙，去翅、足

上一十二味，粗捣筛。三四岁儿，每服一钱匕，水七分，煎至四分，去滓，放温服，日三四。随儿大小，以意加减。

治小儿风痫搐搦及天瘹惊风，**丹砂丸**方

丹砂　雄黄各一钱　蝎梢二七枚。炒　牛黄半钱　麝香半两　附子尖三①枚。炮，去皮②，为末　巴豆一粒。灯上燎焦，去皮用肉

上七味，捣研令细，以水浸寒食蒸饼和为丸，如莱菔子大。浓煎荆芥汤下一丸，以衣被盖，少时，出汗即差。

治风痫，化涎，**水银丸**方

水银一两　黑豆末一分　枣七枚。煮熟，去皮、核

上三味，同研水银星尽，丸绿豆大。乳汁下一丸，良久吐出涎为效。量儿大小加减，不计时。

治小儿风痫瘑疭，壮热涎盛，**雄黄丸**方

雄黄半两　龙脑半字　蝎梢炒。七枚　防风去叉。半两。剉　腻粉半钱　天南星炮。一枚　白附子二枚　丹砂一钱　麝香半字

上九味，捣研为末，用水浸炊饼丸鸡头大。荆芥薄荷汤化下，三岁儿服一丸，看儿大小加减。

治小儿一百二十种惊风痫病，潮发瘑疭，**软金丸**方

白僵蚕炒。大者，一两。为末　青黛　牛黄研。各半两　天麻为末。一分　金箔十片。别研　龙脑研　麝香研。各一分　丹砂光明者。二钱。研，水飞　腻粉一钱

---

① 三：文瑞楼本同，明抄本作"二"，日本抄本作"一"。
② 皮：日本抄本、文瑞楼本同，明抄本作"皮脐"。

上九味，同研匀细，炼蜜丸鸡头大，别用青黛细末衮为衣。每服三岁一丸，用金银薄荷汤化下，食后临卧服。看儿大小加减。

治小儿风热发痫，**升麻饮方**

升麻　寒水石碎。各一两　蛇蜕皮五寸。细切，微炒　龙胆　钓藤各一两。剉　蛱蝉炙，去翅、足。三[①]枚　铁粉研　黄芩去黑心。各三分

上八味，粗捣筛。三四岁儿，每服一钱匕，水七分，煎至四分，去滓，放温，日三五服。随儿大小，以意加减。

治小儿风痫，发作无度，颈核瘰疬，瘴毒，乍寒乍热，欲成骨蒸，肠滑骨热，多变疳痢，皮肉干枯，不思乳食，身热生疮，喉闭肿痛，悉主之，**沉香汤方**

沉香剉　人参各半两　木香剉　厚朴去粗皮，擦生姜汁，炙　干蓝[②]各三分　升麻　玄参　知母焙　地榆剉　甘草炙，剉。各一两　钓藤皮一两一分　凝水石一两半。捣研

上一十二味，捣为粗散。一二岁儿，以水半盏，药末半钱匕，煎至三分，去滓，不限早晚，日三服。量儿大小，以意加减。

治小儿风痫，**玄参饮方**

玄参　钓藤　甘草炙，剉　升麻　山栀子仁　黄芩去黑心　犀角镑，微炒　麦门冬去心，焙。各半两

上八味，粗捣筛。三四岁儿，每服一钱匕，水七分，煎至四分，去滓，一日三四服。随儿大小，以意加减。

治小儿风痫瘛疭，身体汗出，独头无汗。便宜灸顶上旋毛中，小炷，勿令大，三壮讫，用**术汤**浴方

白术五两

粗捣，米泔浸一宿，至明用慢火煎五七沸，以适寒温，洗儿头及身即愈。一法，用菖蒲五两，煎如上法。

治小儿六七岁，发痫壮热，**麻黄汤方**

---

① 三：明抄本、文瑞楼本同，日本抄本作“一”。
② 干蓝：日本抄本、文瑞楼本同，明抄本作“干姜”。

麻黄去节。一两一分　钓藤剉。一^①两　杏仁去皮尖、双仁，炒　赤芍药　当归剉，炒　桂去粗皮　秦艽去苗、土。各三分　大黄蒸三度，暴干，剉　石膏椎碎。各一两半

上九味，粗捣筛。每服三钱匕，水一盏煎，去滓，取六分，食后温服。

治小儿发热，时时戴眼，口中沫出，此是痫疾，宜服**钓藤饮方**

钓藤三分。剉　蚱蝉一枚。去翅、足，炙　人参　黄芩去黑心　大黄剉，炒。各半两　牛黄三^②豆大。别研，汤成下

上六味，内五味粗捣筛。每服三钱匕，以水一盏，竹沥三合，煎取五七分，去滓，入牛黄少许温服。若得微微溏利，一两度即止。

治小儿风痫，涎潮发搐，不省人事，**醒风煎方**

白花蛇头一枚。自开口者，生用　干蝎全者。半两　牛黄研。半分^③　丹砂研。一分　龙脑研。半分　麝香研。一钱半

上六味，捣研为细末，炼蜜和为煎，瓷合内收。每服一绿豆大，薄荷温水化破服之。量儿大小加减服。

治小儿慢惊，风痫涎盛，咽喉不利，手足搐搦，目睛直视，**通圣饼方**

天麻　使君子去皮　白僵蚕炒　白附子炮　天南星各一分。炮　乳香研　青黛　蝎梢炒　腻粉　水银各一钱　黑铅半钱。与水银结沙子　麝香研　龙脑研。各半钱　无食子一对

上一十四味，捣研为末，白面糊和丸如梧桐子大，捏作饼子。每服一饼子，用薄荷汤化下，食后临睡服。量儿大小加减。

治小儿风痫惊热，**蛇蜕汤方**

蛇蜕皮三寸。炙　细辛去苗叶，剉　钓藤剉　黄耆剉　甘草炙。各半两　大黄蒸三度，剉，焙。一两　蚱蝉四枚。炙，去翅、

---

① 一：日本抄本、文瑞楼本同，明抄本作"二"。
② 三：明抄本、文瑞楼本同，日本抄本作"巴"。
③ 分：日本抄本、文瑞楼本同，明抄本作"钱"。

头、足

上七味，粗捣筛。每服一钱匕，水八分，煎至四分，去滓，入牛黄少许搅匀，食后温服。

治小儿伤寒风痫，**小黑散方**

乌头　天南星各一枚，大者。煅赤，入小瓶内，湿纸覆口，令火灭，取割之，中心存白处如皂荚子大为度，须煅数枚，择中度者可用　薄荷　玄参各为末。五钱匕

上四味，捣罗为散。每服一豆许，蜜和葱白同研细，白汤调下。如筋脉缓急，加乳香同葱白煎汤下。

治小儿风痫，身热瘛疭，强直反张，**透罗丸方**

水银用炼净者，黑锡一分，结为沙子　粉霜研　干蝎全者。炒。各一分　天南星半分。生用　腻粉一钱　龙脑研　麝香各半钱。研

上七味，先杵天南星、干蝎，细罗了，同研药入乳钵细研，入石脑油，和丸如梧桐子大。每服二丸，温薄荷水化下，大段即加二丸；小儿一岁已下，每服一丸。临时相度虚实与吃。

治小儿风痫，发热身软，时作时醒，或先屈指如数，乃发掣缩，**天南星丸方**

天南星牛胆制者。半两　天麻　人参　防风去叉，剉。各一分　干蝎全者，一十四枚。炒，已上捣末　乳香研　龙脑研　牛黄研。各半钱　丹砂研。三钱　麝香研。一钱半

上十一味，捣研令匀细，炼蜜和丸如鸡头大。每服一丸，荆芥薄荷汤化下，食后临卧。量儿大小加减。

治小儿风痫潮搐，时发时省，安魂镇心，退风除热，并一切惊风，**丹砂散方**

丹砂研　白附子各二钱　附子大者，一枚。炮裂，去皮脐　干蝎全者。去土，炒　天南星炮，去脐　半夏汤洗七遍，去滑　天麻各一分

上七味，捣罗为散，入丹砂再研匀。二岁已下，每服半字；四五岁已下，一字；六七岁，半钱；十二、十五岁，一钱。一切惊热风热、咳嗽、喉中壅隘，蜜熟水调下；一切风，不问急慢、

咬齿、拗项、翻眼、气粗、手足掣缩，冷茶清调下；或吐涎，或微汗即差，有猛发一上者，良久再进一服。疾定后，更加牛黄少许，和前药，用薄荷蜜熟水调下，日三服。若要为丸，用薄荷姜汁蜜酒同煮面糊为丸，如绿豆大，薄荷汤下五丸。

小儿食痫

论曰：小儿发痫，因乳哺不节而成者，食痫也。其证口眼相引，目睛上摇，手足掣纵，背脊强直，或颈项反折。此由脏腑壅滞，内有积热。或乳母饮啖五辛毒物，恚怒无节，致烦毒之气入于乳中，因即乳儿，令气血不调，肠胃否塞，故壮热多惊，四肢抽掣，是为食痫之病。

治小儿食痫及新生客忤，中恶发热，乳哺不消，面青，目下垂，丁奚羸瘦胫交，三岁不能行步，**麝香丸**方

麝香研。半两　牛黄研。一两　黄连去须　桂去粗皮。各二①两　雄黄研　乌贼鱼骨去甲　丹砂研　附子炮裂，去皮脐。各一两　巴豆六十枚。炒，去皮，别研，出油尽　赤蜈蚣一枚。炙，去足　特生礜石②煅过。一两

上一十一味，除巴豆外，各捣研为末，入巴豆膏相和研匀，炼蜜和，入臼捣熟，安密器中。儿生半月至一月，服如黍米大一丸；百日至二百日，服如麻子大二丸；一岁已上，量力加减，并用米饮下。

治小儿食痫瘕疾及诸变蒸，腹中宿癖，饮食不节，腹满温壮，朝夕发甚，大小便不通，脾胃气弱，**牛黄丸**方

牛黄研。一分　雀屎白炒。半两　芍药三分　芎䓖一两　黄耆细剉。一分　干姜炮裂。半两　甘草炙。三分　人参　大黄剉，炒。各一两　当归切，焙　黄芩去黑心。各半两　白面炒。三两　巴豆去心、膜，别研如膏，纸裹压去油。一分

---

① 二：明抄本、文瑞楼本同，日本抄本作“三”。
② 礜石：日本抄本、文瑞楼本同，明抄本作“矾石”。

上一十三味，捣罗为末，与巴豆膏和令匀，炼蜜为丸。一岁儿，如黍米大二丸；二三岁，如绿豆大三丸，并用米饮下，微利为度。更量儿大小加减。

治小儿诸疾，一岁已上，三十六种无辜、疳湿、闪癖、食痫、天行赤眼、急黄一切病，**麝香丸方**

麝香细研　牛黄细研。各半两　杏仁汤浸，去皮尖、双仁，研如膏　丹砂细研　芍药　白茯苓去黑心。各一两　真珠研如粉，水飞过。一分　甘遂一分　巴豆去皮、心，微炒，研如膏。三分　牡蛎熬，别捣罗，研如粉。一分　虎睛二枚。微炙，研

上一十一味，除巴豆外，各捣研为末，入巴豆，炼蜜和捣三千杵，入密器中贮。候服，取二丸如麻子大，温水下。随儿大小加减。

治小儿食痫，无辜闪癖，**雄黄丸方**

雄黄研　丹砂研　牛黄研。各一分　麝香研。半分　石膏半两　蕤仁去皮，别研。半①两　甘遂切，炒。一分　牡蛎熬。半两　巴豆去心、皮，醋煮，研。一分

上九味，除研外，捣罗为末，共和研匀，炼蜜丸油麻子大。每服一丸二丸，米饮下，以利为度。更量儿大小加减。

治小儿诸痫，寒热吐痢，不能乳哺，**龙胆汤方**

龙胆　当归切，焙　大黄剉，炒　黄芩去黑心　栝楼根　甘草炙　桂去粗皮　人参切　牡蛎熬　麻黄去根节　赤石脂别研　芍药各一两

上一十二味，粗捣筛。二三岁儿，每一钱匕，水一盏，枣一枚，擘，同煎至五分，去滓，分温二服。更量儿大小加减。

治小儿食痫，魍魉，三十六种无辜，五疳八痢，惊风天痫，**真珠丸方**

真珠细研。一两　牛黄细研　杏仁去皮尖、双仁，炒，研如膏。各半两　丹砂细研　牡蛎熬，研粉。各一两　虎睛炙干。一对　甘

---

① 半：日本抄本、文瑞楼本同，明抄本作"一"。

遂切，炒。半两　芍药三分　白茯苓去黑皮。一两　甘草炙，剉。半两　巴豆去皮、心，研如膏，纸裹出油尽。半两　麝香研细。一分

上一十二味，除别研外，捣罗为末，一处研匀，炼蜜为丸如麻子大。每服一丸至两丸，米饮或桃仁汤下，取下恶物如鱼脑青色效。更量儿大小加减。

治小儿食癎及疳黄，**丹砂饼子**方

丹砂研。一两半　黄鹰调①拣净　白丁香各一分　棘刚子二十五枚。微炒　粉霜研　水银沙子研。各一钱半　腻粉一钱　乳香末研　犀角屑　天南星末　麝香研。各半钱　蝎梢末　滑石末　卢会末各一钱　金箔一②片　银箔一③片

上一十六味，捣研为末，拌匀，稀面糊和丸如黄米大，捻作饼子，丹砂为衣。每服三饼，薄荷汤化下。更量儿大小加减。

小儿诸癎

论曰：小儿病口眼相引，目睛上摇，手足瘛纵，背脊强直，颈项反折者，癎病也。十岁以上，得之曰癫；十岁以下，得之曰癎。癎谓邪气乘间而作也。或因衣厚汗出遇风，则为风癎；或因惊怖大啼，则为惊癎；或因乳食不节，则为食癎。因此三种，变作诸癎，发则手足瘛缩。慎勿执之，执则令曲戾不随也。

治小儿诸癎，吐痢寒热，**芍药汤**方

芍药　黄芩去黑心　大黄剉，炒　当归切，焙　栝楼根　甘草炙，剉　桂去粗皮　人参各二两半　赤石脂捣研如粉　牡蛎捣研如粉　紫石英捣研如粉　麻黄去节。各一两一分

上一十二味，粗捣筛，再研令匀。一二岁儿，每服半钱匕，

---

① 鹰调：即鹰条。鹰粪或夹有毛的鹰粪，《医方类聚》卷八十九"软黄丸"中"鹰条"注"即鹰粪"，《本经逢原》卷五："鹰屎中化未尽之毛，谓之鹰条，入阴丹阳丹，不特取其翮之善脱，以治难脱之病，并取其屎中未化之羽，以消目中未脱之翳。"《古今医统大全》卷九十七："鹰条，用三黄汤飞，甘草汤煮一次，焙干用。"

② 一：日本抄本、文瑞楼本同，明抄本作"十"。

③ 一：日本抄本、文瑞楼本同，明抄本作"十"。

水半盏，入枣一枚，擘，煎至三分，去滓温服，日三。随①儿大小，以意增减。

治小儿诸痫，掣疭吐舌，**甘草汤**方

甘草炙，剉　钓藤　栝楼根　黄芩去黑心　独活去芦头　桂去粗皮　芍药　当归切，炒　石膏碎。各半两　蛇蜕六寸。炙黄　麻黄去节。三分

上一十一味，粗捣筛。三五岁儿，每服一钱匕，水一盏，煎至五分，去滓热服，日三。随儿大小，以意加减。

治小儿诸痫，乍差乍发，**蚱蝉丸**方

蚱蝉炙，去翅、足。一枚　大黄煨，剉　石膏碎　柴胡去苗。各一两　牛黄研　龙齿碎　栀子仁　升麻　芍药　沙参　钓藤各三分　杏仁二十一枚。汤浸，去皮尖、双仁，麸②炒　龙胆半两　丹砂研。一两半

上一十四味，捣研为末，炼蜜和丸如梧桐子大。一岁儿，每服一丸，温水化破服，日三。更量大小，以意加减，旋丸与服。

治小儿一岁至十岁，发痫成癫，发动无时，口吐白沫，遗失大小便，**丹砂丸**方

丹砂研　天麻　露蜂房微炙　麻黄去节　黄芩去黑心　钓藤各半两　甘草炙，剉　防葵炒　大黄剉，炒　蚱蝉去头、足，炙　龙齿研　山栀子仁各一两③　银箔十片。细研　虎睛研。一④对　羌活去芦头　柴胡去苗　白鲜皮　升麻　雷丸炒　沙参各三分　石膏研。一两一分　蛇蜕皮炙黄　麝香研　细辛去苗叶　牛黄研。各一分

上二十五味，捣研为末，炼蜜为丸如绿豆大。每服一岁儿三丸，二岁至三岁五丸，四岁至五岁七丸，六岁至十岁十丸，并用

---

① 随：原作"遗"，文瑞楼本同，文义不通，据日本抄本改。又，明抄本作"量"，亦通。

② 麸：明抄本、文瑞楼本同，日本抄本作"面"。

③ 两：明抄本、文瑞楼本同，日本抄本作"分"。

④ 一：原脱，文瑞楼本同，明抄本无，据日本抄本补。

米饮下，空心午间临卧各一服。

治小儿诸般痫疾，口出白沫，**黄芩丸方**

黄芩去黑心　栀子仁　犀角镑。各一分　麝香研。一钱　虎睛研。一只①

上五味，捣罗为末，研细，炼蜜和丸如绿豆大。每服一岁至二岁儿三丸，三岁至五岁儿五丸，并米饮下，日四服，更量大小加减。

治五六岁儿壮热发痫，**五痫汤方**

大黄剉，炒　石膏研。各一两　蚱蝉微炙。三枚　柴胡去苗　升麻　栀子仁　麻黄去节　黄芩　知母焙　钓藤　芍药　杏仁去皮尖、双仁，别研。各半两　蛇蜕三寸。炙黄　露蜂房微炙。一分

上一十四味，粗捣筛。一二岁儿每一钱匕，水半小盏，煎至三分，入竹沥半合，更煎一两沸，去滓，分温三服，至夜服尽。随儿大小，以意加减。

治小儿六七岁，发痫壮热，**麻黄汤方**

麻黄去节。一两一分　钓藤皮一两　杏仁汤浸，去皮尖、双仁，麸炒　芍药　桂去粗皮　当归切，焙　秦艽去苗、土。各三分　石膏研。一两半

上八味，粗捣筛。每一钱匕，水一盏，煎至五分，去滓，分温二服，日四。随儿大小，以意加减。

治小儿发痫，手足挛疭，十指战掉，舌本肿强，**独活汤方**

独活去芦头　人参各半两　大黄剉，炒。一两　麻黄去节。一分

上四味，粗捣筛。一二岁儿，每服半钱匕，水半小盏，煎②至三分，去滓温服，连夜三四服。随儿大小，以意加减。

治小儿诸痫，**石膏崇命汤方**

---

① 只：明抄本、文瑞楼本同，日本抄本作"双"。

② 煎：明抄本、文瑞楼本同，日本抄本此前有"入枣一枚，擘"。

石膏研　黄芩去黑心　芍药各一分　桂去粗皮　细辛去苗叶　龙骨研　当归切，焙　干姜炮　大黄剉，炒　牡蛎煅，研　赤石脂　白石脂各三分　甘草炙。一两

上一十三味，粗捣筛。一二岁儿，每服半钱匕，水半盏，入枣一枚，擘，同煎至三分，去滓温服，至夜三四服。随儿大小，以意增减。

治小儿诸痫，**当归汤方**

当归切，焙　龙骨研。各半分①　甘草炙。三分　大黄剉，炒　芍药　干姜炮　石膏碎　桂去粗皮　赤石脂　黄芩去黑心　细辛去苗叶。各一分

上一十一味，粗捣筛。五岁儿，每一钱匕，水一小盏，入枣二枚，擘，同煎至五分，去滓，分温二服，日三。服后泻者，加赤石脂一分；若有热惊者，加黄芩，去黑心，半两。随儿大小，以意加减。

治小儿诸痫，**竹沥汤方**

竹沥一合　黄芩去黑心。一两一分　防己　茵芋去粗茎　桑寄生　羚羊角镑。各一分　大黄剉，炒。二两　甘草炙　白薇　麻黄去节　白鲜皮各半两

上一十一味，除竹沥外，粗捣筛。每一钱匕，水一小盏，煎至五分，去滓，入竹沥半合，分温三服，至夜服尽。量儿大小，以意加减。

治未满月及出月儿壮热发痫，**柴胡汤方**

柴胡去苗　升麻　黄芩去黑心　甘草炙赤　大黄剉，炒令香。各半两　石膏碎。三分　钓藤一分　蚱蝉去翅、足，微炙。一枚　蛇蜕皮二寸。炙令黄色

上九味，粗捣筛。每服一钱匕，水一小盏，煎至半盏，去滓，入竹沥半合，更煎一两沸，半月至一月儿，斟酌与之；稍大，以意增加。若连发不止，加麻黄，去节，一分。

---

① 分：明抄本、文瑞楼本同，日本抄本作"两"。

治小儿五十日发痫，诸药无效，**蚱蝉汤**方

蚱蝉去翅、足，微炙 芍药各三分 钓藤 细辛去苗叶 黄芩去黑心 黄耆剉 甘草炙令赤。各半两 牛黄别研 麝香别研。各[1]一分 大黄剉，炒令香。一两一分 蛇蜕二寸。炙令黄色

上一十一味，粗捣筛九味，入牛黄、麝香拌匀。每半钱匕，水半盏，煎至三分，去滓，分温二服，连夜五六服。随儿大小，以意加减。

治癫痫欲发，目暗瘰疭，恶声，嚼舌吐沫，**雌黄丸**方

雌黄 铅丹微炒。各一两 麝香一钱

上三味，同研令匀，用牛乳半升熬成膏，丸如绿豆大。每服三丸，温水下，日三。如无牛乳，羊乳亦得。

治小儿膈上有痰，发痫瘛疭，**牛黄煎**方

牛黄研。半钱 人参半两 生犀[2]末 蓬砂研 白茯苓去黑皮 薄荷 乳香研 甘草炙，剉 井泉石研 乌金石研 生干地黄焙 天麻各一分

上一十二味，捣研为末，用蜜于银器内熬成煎。每服皂子大，煎人参汤化下，日三。

治时发惊风，变成痫疾，**吐涎散**方

腻粉一两 猪牙皂荚末一分

上二味，细研令匀。每服半钱，生油一橡斗，水半盏，同调匀，分二[3]服，以吐为度。

治小儿吐痫发痫病，吐舌瘛缩方

钓藤 黄芩去黑心 甘草炙。各半两 石膏碎 龙齿各一两 升麻三分 蚱蝉去翅、足，炙。一枚

上七味，粗捣筛。每一钱匕，以水七分，入竹叶三片，同煎取四分，去滓，分温三服，至夜令尽。七岁全剂，三四岁只半剂。

治小儿五种痫，牛痫即牛声，马痫即马嘶，狗痫即狗吠，羊

---

① 各：原无，日本抄本、文瑞楼本同，据明抄本补。
② 犀：明抄本、文瑞楼本同，日本抄本作"犀角"。
③ 二：日本抄本、文瑞楼本同，明抄本作"三"。

痫则羊鸣，鸡痫则鸡鸣，差而复作，**雄黄丸方**

雄黄研　水银各二两　铅熬成汁，与水银结作沙子。三两　真珠末细研。一两　丹砂研。半两

上五味，同细研为末，炼蜜和丸如绿豆大。每服四丸，金银薄荷汤下，日再服。

治小儿五种痫，手足动摇，眼目反视，口吐涎沫，心神喜惊，身体壮热，**牛黄散方**

牛黄研　丹砂研　白敛　露蜂房微炒　杏仁汤浸，去皮尖、双仁，麸炒黄。各一分　桂去粗皮。半两

上六味，捣研为散，拌匀。每服乳汁调下一字匕，日四五服。量儿大小加减。

治小儿诸痫退后不能言，**排关散方**

天南星炮

上一味，捣为细散。每服一字匕，猯猪胆汁调下，咽入喉中即能言。量儿大小加减。

卷第一百七十二

小儿门

小儿门

小儿天瘹

论曰：小儿卒然惊悸，眼目翻腾，壮热不已，四肢抽掣，上仰如钓缚之状，名曰天瘹，乍作乍止，此风热痰涎之所发也。良由乳母恣啖五辛热酒之类，毒热气流入乳中，因即乳儿，儿饮热乳，腑脏风热，脾胃生涎，痰涎既生，心肺壅滞，不得宣通，致令心神不安，为天瘹之病。

治小儿惊风，天瘹急风，**雄黄散方**

雄黄研　牛黄研　蚱蝉各一两　干蝎七枚。去土，炒

上四味，捣研为散。一二岁儿，每服一字匕，薄荷汤调下，三四岁半钱匕，空心日午临卧各一服。更量儿大小加减。

治小儿惊风天瘹，**麝香散方**

麝香研　腻粉研　牛黄研　干蝎去土，炒　白附子炮。各一分

上五味，捣研极细。每服一字匕，薄荷汁调下，早晚各一服。

治小儿天瘹，手脚掣动，眼目不定，或笑或啼，或喜或怒，爪甲青色，**龙齿饮方**

龙齿　钓藤　赤茯苓去黑皮。各半两　蝉壳二七枚。去土　铅丹研　甘草炙　大黄剉，炒　铁粉别研　丹砂别研。各一分

上九味，粗捣筛。一二岁儿，每服半钱匕，水半盏，煎至三分，温服。更量儿大小加减。

治小儿急慢惊风天瘹，撮口搐搦，奶痫，壮热困重，**定命**

丸方

干蝎全者，七枚。生用　天南星末。一分。生　白附子末。半分。生　青黛半钱　蟾酥一分。酒浸一①宿　麝香一钱

上六味，细研令匀，以粟米糊丸如绿豆大，更用青黛为衣。新生儿用腻粉二捻，生油一两点，新汲水数滴，药一米许，化破与服。取下胎中所受惊热，即无诸惊。如小儿患重，用荆芥薄荷汤化下一粒。

治小儿天瘹惊风，**天浆子散方**

天浆子　蝎梢　犀角屑　丹砂研　雄黄研　附子炮裂，去皮脐　天南星炮　白附子　半夏汤洗去滑，与生姜汁同捣，捏作饼子，暴干　水银黑铅结成沙子　乳香研　白花蛇酒浸，炙用肉　白僵蚕炒。各一分　腻粉　牛黄研。各一钱　麝香一字　金箔　银箔各三片

上一十八味，除别研外，捣罗为散，入研药和匀。每服一字匕，薄荷汤调下，日三。更量儿大小加减。

治小儿天瘹，惊风潮搐，项筋紧强，手足厥冷，**再生散方**

乌蛇酒炙，取肉　天麻　天南星炮　干蝎炒。各一分　麝香研。一钱匕　腻粉半钱匕。研　丹砂研。二钱　牛黄研　白附子各一钱

上九味，除别研外，捣罗为散，入研药和匀。每服半钱匕，煎金银汤调下，早晚各一服，更量儿大小加减。

治小儿天瘹痫病，急慢诸风，**赤灵丸方**

丹砂研，水飞过　人参为末。各一两　酸枣仁研。二两　乳香研。半两　白面二钱

上五味，和研令匀，用生蜜和膏，入新竹筒内，以油纸封札定，坐饭甑上炊，候饭熟为度，分作三十丸。每一丸，分四服，薄荷汤化下。更量儿大小加减。

治小儿天瘹，**僵蚕散方**

---

① 一：明抄本、乾隆本、文瑞楼本同，日本抄本作"二"。

白僵蚕炒　马牙消研　郁金　干蝎去土，炒。各半两

上四味，捣研为散。每服一字匕，乳汁调服，甚者半钱匕，不拘时候。

治小儿天瘹，**天南星散方**

天南星大者，一枚。掘地作坑，安砖子一片，先用火烧赤后，放天南星于热砖上，用酒半升倾天南星上，即以盏子覆之，候冷剉

上一味，捣罗为散。每服一字匕，温酒调下；二岁已下，以乳汁调。

治小儿天瘹，**备急涂顶膏方**

乌头末　芸薹子末各二钱匕

上二味，合研令匀。每用一钱匕，新水调傅儿顶上。

治小儿天瘹客忤，五痫八痢，十二惊痫，**青黛丸方**

青黛研　天竺黄研　干虾蟆一枚。黄泥裹，烧赤，去泥，研　干蜗牛壳洗，炒，研　黄连去须　地龙炒　人参　钓藤炙　龙胆各一分　卢会研　熊胆研。各半两　牛黄研　麝香研　雄黄研　丹砂研。各一钱　夜明沙　胡黄连各三分

上一十七味，捣罗七味为末，与十味研者和匀，以烧饭丸如麻子大。一岁一丸至二丸，粥饮下；一岁以上，以意加减。

小儿胎风

论曰：子在胞胎，禀受不足，肝心经虚。及其始生，乳养无法，触冒外邪，或因断脐，疮痂未敛，风邪一入，则令腑脏虚弱，经络不通，蕴结为热。盖风善行而数变，入于荣卫气血间，则令儿壮热吐呃，精神不宁，睡卧饶惊，手足抽掣，故名胎风。纵而弗治，则成痫疾。

治小儿胎风，**犀角丸方**

生犀角尖镑　牛黄研　黄连去须　代赭各一分

上四味，捣研为末，拌匀，炼蜜和丸如麻子大。一二岁儿，每服三丸，用乳汁研化服；三四岁儿，每服五丸，次服后方虎睛丸。量儿大小，以意加减。

治小儿胎风，服犀角丸后，宜服**虎睛丸**方

虎睛微炙，研。一对　代赭捣研　丹砂研。各一分　卢会研。三分　麝香研。一分　牛黄研。三分　桃仁二七枚。汤退去皮尖、双仁，麸炒　当归切，焙，为末。一分

上八味，捣研为末，炼蜜和丸如麻子大。一二岁儿，每服三丸；三四岁儿，每服五丸，并温水下，日再。

治小儿胎风，发惊搐搦，**干蝎散**方

干蝎去土，炒　枫香脂研。各一分　白芥子五十粒　阿魏研。一钱　白僵蚕直者，十五[1]枚。炒

上五味，捣研为散，再和匀。每服一字匕，不计时候，煎薄荷汤调下。量儿大小加减服。

治小儿胎风，久为惊痫，时发时愈，**断痫丸**方

蛇蜕微炙。三寸　蝉蜕去土，炒。四枚　黄耆剉　细辛去苗叶　钓藤钩子　甘草炙，剉。各半两　牛黄研。半钱

上七味，捣研为末，再同和匀，煮面糊和丸如小豆大。百晬[2]内小儿，服三两丸；二三岁儿，十丸至十五丸，人参汤下，不计时候。

治小儿胎风及慢惊，眼涩多睡，化涎解热，**龙脑散**方

龙脑研　麝香研　白附子微炮　牛黄研　天麻　白僵蚕直者，炒　干蝎炒　乌蛇肉酒浸，焙。各一分　麻黄去节。半两[3]　天南星微炒。二钱

上一十味，除龙脑、麝香、牛黄同研令匀外，余捣碎不罗，用新水一盏，浸一伏时，冬月浸两伏时，生绢滤药汁，和寒食白面为丸如大皂子大，阴干，捣罗为散，入前三味，再同研匀。每服一字匕，薄荷汤调下。量儿大小加减。

治小儿胎风，心热惊痫，**丹砂散**方

丹砂　牛黄　天竺黄　铁粉各一分　麝香半分

---

① 十五：明抄本、乾隆本、文瑞楼本同，日本抄本作“五”。

② 晬：明抄本此后有小字注“音岁，一周时也”。

③ 半两：乾隆本、日本抄本、文瑞楼本同，明抄本作“一两半”。

上五味，研令匀细。每服半钱匕，以竹沥调下，不计时候。量儿大小，以意加减，

治小儿胎风惊热，**牛黄散**方

牛黄研。一分　天竺黄研　铅霜①研。各半两　马牙消研。一②两　人参半两　丹砂研。一分

上六味，捣研为散，再同研匀。每服半钱匕，薄荷汤调下。量儿大小加减。

治小儿初生至百晬前后，惊痫连发不醒，及胎中感风，体冷面青，筋急反张，**葛根汤**方

葛根剉，微炒　麻黄去节　羌活去芦头　甘草炙，剉　枳壳去瓤，麸炒。各半两　杏仁汤浸，去皮尖、双仁，炒。一分　升麻　黄芩去黑心　大黄剉，炒。各一两　柴胡去苗　芍药各三分　钩藤一分　蛇蜕微炙。三寸　蚱蝉二③枚。去翅，微炒　石膏碎。一两半

上一十五味，粗捣筛。每服一钱匕，水半盏，煎至三分，入竹沥少许，更煎一两沸，去滓，分温三服。随儿大小，以意增减。

治小儿胎惊及乳痫心热，**牛黄散**方

牛黄研。半两　马牙消研　铁粉研　龙齿研。各一分

上四味，再同研细和匀。每服一字匕，熟水调下，早晨、午间、临卧各一。随儿大小，以意加减。

治小儿胎风，**虎睛丸**方

虎睛研　牛黄研。各一字　干蝎去土，炒。七枚　墨一枣大　青黛研。一分　使君子十枚。烧存性　丹砂研　龙脑研　麝香研。各半钱④　金箔　银箔各十片

上一十一味，捣研为末，用水浸炊饼心为丸，如樱桃大。煎金银薄荷汤磨下半丸；如疾重，服一丸。更量儿大小加减服。

---

① 铅霜：乾隆本、日本抄本、文瑞楼本同，明抄本作"铅丹"。
② 一：乾隆本、日本抄本、文瑞楼本同，明抄本作"半"。
③ 二：乾隆本、日本抄本、文瑞楼本同，明抄本作"三"。
④ 钱：乾隆本、日本抄本、文瑞楼本同，明抄本作"字"。

治小儿胞胎气虚，既生，触冒外邪，名曰胎风，令儿壮热神昏，多惊搐纵，**定命丸方**

蟾酥一钱，干者。酒浸一宿　干蝎七枚。炒。全者　天南星炮，为末。一分　白附子炮，为末。半分　麝香　青黛各半钱。研

上六味，同研令匀细，以粟米粥和丸如绿豆大，别以青黛为衣。如新生儿，用腻粉二捻，生油一两点，新汲水半茶脚，化药一粒服，取下胎受者惊热，即更不惊；患重者，荆芥薄荷汤化下一粒。服药后，困睡无疑。但有患者，先化半丸，滴入鼻中，急嚏者必差。

治小儿胎风，壮热瘈疭，**天南星丸方**

天南星炮。二枚　白附子炮。十枚　干蝎全者。炒。一分　牛黄研　龙脑研。各一钱　丹砂研。一钱半　雄黄研。一分　天浆子一十枚。去皮

上八味，捣研为细末，炼蜜和丸如皂子大，以丹砂为衣。三二岁儿，每服一丸；至十岁，服三丸，煎金银薄荷汤化下，空心临卧。

小儿惊疳

论曰：惊疳之病，本于心脏实热。小儿在襁褓中，气血未调，腑脏微弱，乳哺不节，则生壅滞。热积于内，不得宣通，心神不宁，病为惊疳。其状遍身壮热，颊赤面黄，胸膈烦满，口舌生疮，发枯皮燥，吐利无常，时有盗汗，或发虚惊，故名惊疳也。

治小儿惊疳，壮热呕吐，颊赤面黄，口鼻生疮，或时下利，虚汗多惊，**乳香丸方**

乳香研　木香　白芷各半两　麝香研。一分　獖猪胆干者，去膜，研。一枚

上五味，捣研为末，粳米饭丸如麻子大。每服三丸至五丸，米饮下，空心服。量儿大小加减。

治小儿惊疳，腹大项细，**钓藤饮方**

钓藤　甘草炙　人参　栝楼根各一分

上四味，粗捣筛。每用一钱匕，水一小盏，煎取五分，去滓，分温二服，空心午后服。随儿大小加减。

治小儿一切疳泻，惊风天瘹，**胡黄连丸方**

胡黄连半两　木香　蛤蚧酥炙。各一分　蜗牛子去壳。二七枚　人参　雄黄研。各半两　牛黄研　丹砂研。各一分　干地龙炒。三分　青黛研　干蟾烧灰　黄连去须　槟榔剉　当归切，焙　天麻　犀角镑　干蝎炒　蝉蜕炙　卢会研　羌活去芦头　独活去芦头　芜荑仁　麝香研　驴胎耳炙。各一分　蜣螂炙。五枚　赤石脂研　代赭捣研。各半两　猪牙皂荚二梃。炙，去皮子，别捣末

上二十八味，捣研为末，猪胆汁丸如黍米大。每服二丸三丸，空心米饮下。量儿大小加减。

治小儿一切疳痢，惊风天瘹，**胡黄连丸方**

胡黄连半两　肉豆蔻去壳。一①枚　槟榔煨，剉　诃黎勒煨，去核　红雪　密陀僧　丁香各半两

上七味，捣罗为末，面糊丸如麻子大。每服三丸五丸，空心米饮下。心疳，黄连汤；肺疳，米饮；脾疳羸瘦，干枣汤；食疳吐血，生姜汤；惊疳泻血，盐汤；肝疳，目中生疮，甘草汤；骨疳，冷地卧，食泥土，紫笋茶汤；气疳肚胀，橘皮汤下。

治小儿惊疳，心忪惊悸，面黄肌瘦，口舌生疮，多困目涩，**退疳丸方**

胡黄连　黄连去须　大黄各半钱②　陈橘皮汤浸，去白，焙　苦楝根各一分。五味同为末，用猪胆汁和药，却入胆内，线缝定，水二③碗，煮水尽，取药出　青黛研　使君子去壳　丹砂研　卢会研。各一分　麝香研。半钱

上一十味，将后五味别研为末，用前猪胆内药和匀为丸，如绿豆大。每服十丸，米饮下，不拘时候。量儿大小加减。

治小儿惊疳，**保童丸方**

---

① 一：明抄本、乾隆本、文瑞楼本同，日本抄本作"十"。
② 钱：明抄本、乾隆本、文瑞楼本同，日本抄本作"两"。
③ 二：明抄本、日本抄本、文瑞楼本同，乾隆本作"一"。

铁粉研。一分　鳖甲去裙襕，醋炙。半两　虾蟆炙。一枚　黄连去须。半两　麝香研。一分

上五味，捣研为末，饭丸如绿豆大。每服二[1]丸，空心米饮下。更量儿大小加减。

治小儿惊疳，**卢会丸方**

卢会研　黄连去须　使君子去壳　雷丸　鹤虱　藿香叶　细辛去苗叶　蓬莪茂煨　蝎梢炒　青橘皮汤浸，去白，焙　陈橘皮汤浸，去白，焙　蟾酥各半两。十二[2]味同为末，分一半入猪胆煮熟，留末一半　龙脑　丹砂　牛黄　麝香四味同研。各一分　肉豆蔻去壳，煨　水银一分

上一十八味，先将前十二味为末，一半入猪胆内，每枚胆内入巴豆仁两枚，以粟米饮煮熟，去巴豆不用，次入前一半末，并龙脑等六味同研，丸如黍米大。每服十丸至十五丸，更量儿大小加减，空心米饮下。

治小儿惊疳，**马牙消丸方**

马牙消研。一分　天南星炮。一枚　丹砂研　黄连去须。各一分半

上四味，捣研为末，软饭[3]为丸如绿豆大。每服三丸五丸，加减薄荷汤下。

治小儿一切惊疳积热，交奶疳气，**胡黄连丸方**

胡黄连　天竺黄各一[4]分　卢会　黄连半两。去须，与卢会同为末，入羯猪胆内，锅中垂，煮熟，阴干，去皮、膜，研　金箔八片　银箔五片　青黛一分　丹砂一钱　牛黄半钱　麝香半钱　真珠一钱　龙脑半钱。八味同研　犀角镑。二钱

上一十三味，捣研为末，粳米饭丸如黍米大。每服三丸五丸，

---

① 二：乾隆本、日本抄本、文瑞楼本同，明抄本作"一"。
② 十二：原作"十三"，明抄本、乾隆本、日本抄本同，与实际药味数不合，据文瑞楼本改。
③ 饭：原作"饮"，乾隆本、日本抄本、文瑞楼本同，据明抄本改。
④ 一：明抄本、乾隆本、文瑞楼本同，日本抄本作"二"。

温水下；鼻下赤，化一丸涂之。

治小儿惊疳瘦弱，头发作穗，面黄腹胀，脏腑不调，**保童丸方**

胡黄连　黄连去须　青橘皮汤浸，去白，焙　龙胆[①]　芜荑仁炒　蝉蜕　苦楝根　五倍子　夜明沙炒　蜗牛研细，新瓦上摊，窨干　天浆子去皮，炒。各半两　干蟾头酥炙焦。三枚　青黛　卢会　熊胆　雄黄　麝香　丹砂六味同研。各半两

上一十八味，捣研为末，面糊丸如黍米大。一岁儿二丸三丸，二岁已上加减，食前米饮下。

治小儿惊疳，**蝎梢丸方**

蝎梢炒。半两　天麻　附子炮裂，去皮脐　木香　蓬莪茂煨，剉。各一分　青黛一两　丹砂　麝香　腻粉四味同研。各半分[②]

上九味，捣研为末，炼蜜丸如绿豆大。每服一丸，薄荷汤或柳枝汤下，量儿加减。

治小儿心疳，身体壮热，毛发焦，目常有泪，口疮，脚手细弱，腹肋鼓胀，睡好合面，饮水不休，**麝香丸方**

麝香　牛黄　丹砂　青黛四味同研　夜明沙炒　瓜蒂　熊胆研　蟾酥干者，汤浸，去赤水，焙干　胡黄连各半两

上九味，捣研为末，烧粟米饭为丸如黄米大。每服一岁二丸，二岁以上四五丸，量儿加减，温水下。

治小儿惊疳，五心壮热，肌肉黄瘦，好食泥土，**黄连丸方**

黄连去须　郁金剉　羌活去芦头　青黛研　苦楝根各一钱

上五味，捣研为末，獭猪胆汁调匀，阴干，再研为末，入龙脑、麝香各少许，汤浸蒸饼为丸如黄米大。每服二丸三丸，量儿加减，温水下。

治小儿惊疳，**感气丸方**

---

① 龙胆：明抄本、乾隆本、文瑞楼本同，日本抄本作"龙脑"。

② 分：明抄本、乾隆本、文瑞楼本同，日本抄本作"两"。

附子炮裂，去皮脐，为末。一大钱匕① 腻粉二②钱匕 瓜蒂为末。二七枚③ 麝香当门子。一枚

上四味，除麝香、腻粉外，为末，用豮猪胆汁调匀，入麝香在内，以猪胆皮盛，线挂于黄土壁上，逐日未洗面，先以漱口水翻覆喷七日，却取药再研细，以猪胆汁和丸如麻子大，丹砂为衣。每服五丸七丸，量儿加减，空心夜卧温熟水下。

治小儿惊风，诸疳诸痫，**青金丹方**

青黛研。三分 雄黄研 胡黄连末。各二分 丹砂研 腻粉 熊胆温水化 白附子为末 卢会研。各一分 麝香研。半两 蟾酥 水银各皂子大 铅霜④研 龙脑研。各一字

上一十三味，同入乳钵内，再研令匀，用豮猪胆一枚，取汁熬过，浸蒸饼少许为丸如黄米大，暴干。一岁可服二丸，量儿大小增减。惊风诸痫，先以一丸温水化，滴鼻中令嚏；戴目者，当自下；瘛疭亦定，更用薄荷汤下。诸疳，粥饮下；变蒸寒热，薄荷汤化下；诸泻痢，米饮下；疳蛔咬心，楝实煎汤下；鼻下赤烂，口齿疳、虫口疮等，乳汁研涂；病疳眼雀目，白羊子肝一枚，竹刀批开，内药肝中，以麻缕缠，米泔煮令熟，空腹服。

治小儿惊疳，身热颊赤，发枯皮燥，烦满吐利，心神不安，**丁香卢会丸方**

丁香 藿香叶 熊胆研 铅白霜 卢会研 丹砂研 蟾酥 使君子⑤ 雄黄研。各一钱 麝香 生龙脑 腻粉各半钱。研 青黛研。一分

上一十三味，捣研为细末，白面糊和丸如黄米大。每服十丸，米饮下，不拘时。

---

① 一大钱匕：乾隆本、日本抄本、文瑞楼本同，明抄本作"六钱"。
② 二：明抄本、乾隆本、文瑞楼本同，日本抄本作"一"。
③ 二七枚：乾隆本、日本抄本、文瑞楼本同，明抄本作"二钱"。
④ 铅霜：乾隆本、文瑞楼本同，明抄本作"铅丹"。日本抄本脱。
⑤ 使君子：乾隆本、日本抄本、文瑞楼本同，明抄本此后有"十枚"。

治小儿惊疳，壮热羸瘦，手足搐搦，**软金丸方**

胡黄连　麝香研　青黛研　腻粉研。各半两　使君子一十枚　墨二钱。烧过　天浆子一十四枚　寒食面一两半

上八味，捣罗为末，面糊和丸如梧桐子大。每服一丸，煎金银薄荷汤化下，取下黏涎为度。量儿大小加减服。

治小儿惊疳，身热颊赤，满口疮，腹胀发渴，**黄檗煎丸方**

黄檗去粗皮，蜜炙　黄连去须　胡黄连　卢会研　诃黎勒皮

上五味，等分，捣研为末，熬猪胆汁和丸如黄米大。每服十丸，米饮下。

小儿干疳

论曰：小儿身体憎寒壮热，舌涩口干，发耸毛焦，皮肤枯燥，睡多盗汗，乳食虽多，肌肉消瘦，肢体无力，嘿嘿不慧者，干疳也。此由乳食不调，心脾积热，嗜甘味多，熏蒸积久，故令儿日渐尪羸，又谓之疳热。

治小儿干疳，腹胀气急，退热，**龙齿散方**

龙齿烧，研　龙脑剉　桔梗炒　白茯苓去黑皮　桂去粗皮　麝香研。各一分　蛬螂三枚。去翅、足，炙焦

上七味，捣研为散。一二岁儿，每服半钱匕，用温水调下；三四岁儿，一钱匕，空心午后服。更量儿大小加减。

治小儿干疳瘦瘁，**胡黄连散方**

胡黄连　犀角屑　白羊肝切，焙，为末。各一分　麝香研。一钱

上四味，捣罗为散。每服半钱匕，生地黄汁小半盏调下，空心日午服。更量儿大小加减。

治小儿干疳瘦瘁，鼻痒口疮，**龙脑散方**

龙脑　卢会　麝香　青黛各别研　黄连去须，捣末　羊子肝切，焙，捣末

上六味，等分，同研细和匀。每服半钱或一字，吹鼻中及涂口中。

治小儿干疳体热，**茵芋丸方**

茵芋　细辛去苗叶　黄芩去黑心　甘草炙　龙齿烧灰　石膏碎　松罗各三分　杜蘅半两　铅丹别研。一分

上九味，捣罗为末，炼蜜和丸如麻子大。一二岁儿每服三丸，米饮下；三四岁，五七丸，更量儿大小加减。

治小儿干疳，身多壮热，黄瘦，**黄连丸方**

黄连去须　黄檗去粗皮　甘草炙　青橘皮汤浸，去白，焙。各一分

上四味，捣罗为末，入麝香少许和匀，以獖猪胆汁和，却入胆内盛，用线子系定，于石器内，浆水一[1]盏，煮浆水减半，取出当风处挂一宿，去胆皮，再研令匀，可丸即丸如绿豆大。每服五七丸，米饮下，加至十丸，量大小加减。

治小儿干疳，瘦弱萎黄，**保童丸方**

大黄剉，炒。一两　黄连去须。半两　夜明沙炒　楝实麸炒。各一分

上四味，捣罗为末，炼蜜丸如豌豆大。麝香汤下三丸、五丸，更量大小加减。

治小儿干疳，体热肌瘦，**金蟾丸方**

蟾头一枚。炙　黄连去须　胡黄连　木香各一分　大黄剉，炒。半分[2]

上五味，捣罗为末，粟米饭和丸如麻子大。每服五丸至十丸，米饮下，更量大小加减。

治小儿干疳肌热，化食压惊，**麝香丸方**

麝香研。一钱　青黛研　雷丸　鹤虱炒　贯众去皴皮[3]　黄连去须。各一两　巴豆一十四[4]枚。去壳，油煎，研

上七味，除麝香、青黛、巴豆外，余捣罗为末，共和研匀，

---

① 一：原脱，文瑞楼本同，据明抄本、乾隆本补。日本抄本无此方。
② 分：明抄本、乾隆本、文瑞楼本同，日本抄本作"两"。
③ 去皴皮：乾隆本、文瑞楼本同，明抄本作"去皴，炒"，日本抄本无。
④ 一十四：乾隆本、日本抄本、文瑞楼本同，明抄本作"十"。

用獖猪胆汁浸炊饼，和丸如绿豆大。每服五七丸，空心日午米饮下。更量儿大小加减。

治小儿干疳肌热，**青黛散方**

青黛别研。半两　苦楝根剉。三两^①　黄连去须　雄黄别研　丹砂别研。各一分　麝香别研。一钱匕^②　芜荑仁　夜明沙炒　大黄炒。各半两

上九味，除别研外，捣罗为散。每服半钱或一钱匕，米饮调下，日再服。更量大小加减。

治小儿干疳体热，**胡黄连丸方**

胡黄连　黄连去须。各半两　丹砂研　木香各一分

上四味，捣罗为末，用獖猪胆填药在内，取线紧系，以杖子一条横于铫子上，将药胆挂上面，勿令著铫底，用浆水煮一炊时，取出，入卢会、麝香各一分，研细和匀，饭尖丸如黍米大。每服五丸至七丸，米泔温水下。更量大小加减。

消肌疳烦热，化肠胃食滞，令儿能食，**破积丸方**

木香　青橘皮去白，焙　桂去粗皮。各一两　吴茱萸汤浸，焙干，炒。二两　硇砂醋熬成霜。取一钱　巴豆霜取半钱匕

上六味，捣罗四味为末，与硇砂、巴豆霜拌匀，醋煮面糊丸如绿豆大。每服三丸至五丸，早晚食后临卧各一服；大便利，则减丸数。

治小儿干疳，肌肉消瘦，饮食不减，寒热枯瘁，**诃黎勒丸方**

诃黎勒皮捣末。三分　肉豆蔻去壳。一枚。捣末　青黛研　麝香研　卢会研　熊胆研　丹砂研。各一分

上七味，同研令匀，用酒煮面糊和丸如黍米大。每服三丸至五丸，米饮下。更量儿大小加减。

治小儿身体寒热，皮毛枯燥，饮食虽多，肌肉消瘦，嘿嘿不慧，名曰干疳，**蟾蜍煎丸方**

---

① 两：乾隆本、日本抄本、文瑞楼本同，明抄本作“分”。
② 钱匕：乾隆本、日本抄本、文瑞楼本同，明抄本作“分”。

干蟾大者，五枚。细剉，用醇酒五升，文火煎烂，去骨，研，滤去滓，入蜜四两，银器内重汤熬成稠膏　胡黄连　黄连去须　白芜荑仁炒。各二两　麝香研。半两

上五味，捣研四味为末，以前蟾膏和剂，丸如麻子大。每服十五丸，米饮下，不拘时。过晬至十[①]岁以前，并宜服。大能退疳黄，长肌肉。

治小儿干疳，饮食如常，肌体羸瘦，时作寒热，皮毛枯焦，嘿嘿不慧，**胡黄连丸方**

胡黄连半两　黄连去须　白芜荑仁各一两　木香半两

上四味，捣为细末，豮猪胆和于盏内，坐饭甑中蒸两度，为丸如粟米大。服二十丸，米饮下。

小儿漏疳

论曰：漏疳之病，由风邪毒气客于手阳明之脉，攻冲齿间。断肉虚肿，脓汁焮痛，绵绵不断，久而不差，时发时愈，故名漏疳。

治漏疳，蚀[②]颊骨破，**青矾散方**

青矾烧，研　黄矾烧，研　雄黄别研　白矾烧，研　细辛去苗叶。各半两　莨菪子微炒　附子炮裂，去皮脐　苦参　藜芦去芦头。各一分　麝香研　甘草炙　青黛研。各一两

上一十二味，捣罗为散，更入乳钵中研细。每用少许傅患处；病重者，以井华水调半钱，空心服之。

治漏疳断烂，宣露不止，唇断痒痛，牙齿蚛龋，**黄银散方**

黄连去须　蒲黄各一[③]分　生干地黄焙　乌头尖生　当归切，焙　铜绿　细辛去苗叶。各二钱　莨菪子一分。为末　水银一钱。用枣瓤五枚；研令星尽，并莨菪子末和为饼子，焙干

---

① 十：乾隆本、日本抄本、文瑞楼本同，明抄本作"十五"。

② 蚀：原作"虫"，明抄本、乾隆本、日本抄本、文瑞楼本同，文义不通，据《普济方》卷六十七"牙齿门"改。

③ 一：明抄本、乾隆本、文瑞楼本同，日本抄本作"二"。

上九味，捣为细散。先净漱口，以手指蘸药匀傅患处，良久温水漱，频用取效。

治漏疳虫蚀，**藁本散方**

藁本去苗、土　雄黄研　芎䓖　桂去粗皮　细辛去苗叶　当归切，焙　杏仁汤浸，去皮尖。各半两

上七味，捣罗为散。每用一字，绵裹内虫孔中，每日看虫孔渐小为效。

治漏疳口齿破烂生疮，**青梃子方**

信砒瓷瓦上炒半熟　粉霜瓷瓦上炒半熟　胆矾瓷瓦上炒半熟。各一分　铜绿生　胡粉　麝香研　雌黄研。各一钱

上七味，同研为细末。盐水先漱口，次以米饭掌内搓药成梃子，如针头大，置齿缝中。

治漏疳蚀唇鼻，牙齿臭烂，**卢会散方**

卢会半分①。研　麝香研　青矾烧，研　黄矾烧，研　白矾烧，研。各一分　虾蟆灰。半两

上六味，合研为散令匀。先以绵拭断上恶血出，即贴药半钱匕，日三。

治漏疳血出，不得食，**黄连散方**

黄连去须　黄药子　马牙消研。各一两　白矾烧，研。一分　龙脑一钱。研

上五味，捣研为散，再同研匀。每用半钱贴患处。

治漏疳，虫蚀有窍，**龙实散方**

龙实龙骨中有之，深黄或淡黄、土褐色，紧掬人舌者　白矾烧，研　蜗牛壳　胡粉　牛黄各一钱

上五味，研为细散。每用少许糁贴窍内。

治漏疳口疮，**葵根散方**

葵根切　赤小豆　土瓜根各一两　麝香研。一分

上四味，捣罗为散。每用一字贴疮。

---

① 分：明抄本、乾隆本、文瑞楼本同，日本抄本作"两"。

治漏疳宣露，**黑散方**

藁本去苗、土　升麻　皂荚不蛀者，烧灰存性。各半两　石膏一两半。碎

上四味，捣罗为散。卧时以手指蘸，揩齿上，微漱存药气，兼牢牙去臭。

小儿脑疳

论曰：小儿头皮光而急，发枯作穗，脑热如火，或头上生疮，或腮脸虚肿，身体多汗者，名曰脑疳。此由在胞胎禀受不足，脑髓虚弱。既生之后，腑脏挟热，乳养不周，上攻脑络，则头大项细，渐渐羸瘦，肌体常热，发落不生，故谓之脑疳。

治小儿脑疳，皮光急，头发作穗，或有疮痍，或时腮肿，往往损害眼目，**升麻丸方**

升麻　青黛研　龙胆去苗　茯神去木　大黄煨，剉。各半两　甘草炙　黄连去须　蓝实　蜀漆炒。各一分

上九味，捣研为末，炼蜜和丸如麻子大。每服三丸至五丸，米饮下，早晨、午间、日晚各一。量儿大小，以意加减。

治小儿脑疳，头发作穗，头皮光急，或有疮，或时腮颔肿，眼目不明，积渐羸弱，**桔梗汤方**

桔梗剉，炒。半两　黄檗去粗皮，炙，剉　大黄剉，炒。各一分

上三味，粗捣筛。每用二钱匕，以水一小盏，入生地黄长二寸，拍破，同煎至四分，去滓，分温二服，早晨、日晚①各一。更量儿大小，以意加减。

治小儿脑疳，发干作穗，眼有白膜，鼻头生疮，通脑，**丁香散方**

丁香　蜗牛壳去土　赤小豆拣　皂荚不蛀者，炙令香，去黑皮

① 日晚：乾隆本、日本抄本、文瑞楼本同，明抄本作"日午"。

并子。各一分①

上四味，捣罗为散。每取小许，以竹筒吹入鼻中，五疳悉用之，病重者出虫，每日两度用良。

治小儿脑疳，**青黛散方**

青黛研。一分　甘草炙，剉　地榆炙，剉　蜗牛子有肉者，麸炒黄，去壳。各一两　兰香根烧灰　麝香研　人粪烧灰，研　蚺蛇胆研　龙脑研。各一分

上九味，捣研为散。每服一字至半钱匕，米饮调下，早晨、午间、日晚各一服。更量儿大小，以意加减。亦可以少许吹入鼻中。

治小儿脑疳，鼻痒，头发作穗，面黄羸瘦，益脑吹鼻，**地榆散方**

地榆剉　虾蟆灰　干蜗牛壳去土　青黛研　麝香研　石蜜炒焦。各一分

上六味，捣罗为散。更研极细，每取少许吹入鼻中，当有黄水出。

治小儿脑疳，吹鼻，**葶苈散方**

葶苈纸上炒香　漏芦去芦头　鹤虱　虾蟆炙焦　丹砂研　滑石各一分　蟾酥如柳叶。二片子

上七味，捣研为散。每用一字匕，吹入鼻中，嚏即可治。

治小儿脑疳，**龙脑丸方**

龙脑研。一钱　牛黄研。一分　麝香研。一钱　丹砂细研，水飞。一分　熊胆研。一钱　卢会研　干虾蟆烧灰　雄黄研　胡黄连各一分

上九味，将八味捣研极细如粉，以水化熊胆，和丸如麻子大，若硬，更入糯米饭少许同丸。每服三丸至五丸，薄荷汤下，早晨、午间、日晚各一服。更量儿大小，以意加减。

治小儿脑疳，发枯作穗，脑热如火，烦热满闷，**金蟾丸方**

---

① 分：明抄本、乾隆本、文瑞楼本同，日本抄本作"两"。

干蟾一枚。去肠肚并骨爪，酥炙　胡黄连　熊胆研　蝉蜕去土　丹砂研　蛇蜕烧灰　雄黄研　天竺黄各一分　无食子二[①]枚　麝香研。半钱　地龙去土。半两[②]

上一十一味，捣研为细末，烧粟米饭和丸如黄米大。每服七丸至十丸，米饮下，不拘时。

治小儿脑疳，头皮光而急，发枯作穗，脑热如火，或头上生疮，或腮脸虚肿，**麝香丸方**

麝香研。半钱　胡黄连　卢会研。各半两　青橘皮汤浸，去白，焙　使君子去壳。各一分

上五味，捣研为细末，白面糊和丸如绿豆大。每服七丸，乳食前米饮下，日三。

治小儿脑疳，头发作穗，或头上生疮，或腮脸虚肿，或腹冷久泻，**麝香虾蟆丸方**

虾蟆一枚。去肠肚，烧灰　诃黎勒五枚。面裹烧熟，去面并核　胡黄连　黄连去须。各半两　卢会研　熊胆研。各一分　丁香二十粒[③]　丹砂研　麝香研。各一钱

上九味，捣研为末，水浸炊饼心和丸如麻子大。二岁儿，每服十丸，温粥米饮下，日三。

治小儿脑疳、脊疳、齿疳诸般疳疾，口生疮，**熊胆煎吹鼻方**

熊胆一小指节许　蚺蛇胆　卢会　牛黄　麝香　龙脑各一分

上六味，并细研，以井华水一盏和匀，瓷器盛于铛中，重汤煮半日，投三五粒粳米，以米烂为度，仍频搅，勿令干，干即添水，候煎成放冷。令小儿及乳母慎口七日，取四豆许，徐徐吹入鼻中，及涂口疮，两日即停一日，候儿发变青，即止。

治小儿脑疳，头皮光，发枯作穗，脑热头疮，多汗肌瘦，**牛黄丸方**

牛黄研　大青　黄连去须　天麻各一分　丹砂滴水研。半分

---

① 二：明抄本、日本抄本、文瑞楼本同，乾隆本作“一”。

② 半两：乾隆本、日本抄本、文瑞楼本同，明抄本作“五分”。

③ 二十粒：明抄本、乾隆本、文瑞楼本同，日本抄本作“一十枚”。

上五味，捣研为末，酒煮面糊和丸如麻子大。每服三丸，熟水下，不拘时候。

小儿急疳

论曰：急疳谓疳势急暴，其状[①]唇口忽变青白，齿龂腮颊疼痛，或赤或黑，朽烂，脓血俱出。速宜针去恶血，点烙死肌。此盖养护无方，甘肥过度，致风热内积，五脏俱虚，虫因虚动，上蚀口齿，攻注龂颊，不早治之，死于旬日，俗谓之走马疳者是也。

治小儿牙齿急疳，虫蚀齿床，及口面肿，开口不得，臭烂疼痛，不可忍，**白矾煮散方**

白矾烧灰　防风去叉　细辛去苗叶　附子生用　干姜炮　白术　甘草炙。各半两　蛇床子微炒。一分　藜芦去芦头　椒去目并闭口者，炒出汗。各一合

上一十味，捣罗为细散。每用一钱匕，以无灰酒一[②]盏，水半盏，煎十余沸，热含冷吐，日三，以差为度。

治小儿齿损烂及走马急疳，**麝香膏方**

麝香研。一分　猪牙皂荚三梃。烧存性　白矾一两　绿矾一两半。与白矾同杵碎，入铫子内烧令枯，研　腻粉研　水银各半两　黄檗去粗皮　苦楝根白皮　密陀僧各一两

上九味，捣研为细末，用无灰酒三升熬成膏，先净漱口涂之。如久患者，取药半匙，并砒霜、粉霜末各少许拌匀，使有津吐之。

治小儿急疳，蚀口唇鼻，**三矾散方**

黄矾　青矾各半两。烧令枯　白矾烧枯，研　麝香研　石胆研　葨葖子微炒　人粪烧灰　莽草　雄黄研　白狗粪烧灰　地龙各一分

上一十一味，捣研为细散。每用半钱匕，糁患处，有涎吐之。

---

① 状：原作"床"，文瑞楼本同，形近而误，据明抄本、乾隆本、日本抄本改。

② 一：明抄本、乾隆本、文瑞楼本同，日本抄本作"二"。

治小儿急疳，蚀唇口鼻，**白杨皮汤方**

白杨皮剉。一握　地骨皮一两　蜀椒去闭口者并目，炒出汗。三十粒　杏仁汤浸，去皮尖、双仁，炒　苍耳子各一分　高良姜炒　生干地黄切，焙　细辛去苗叶。各半两

上八味，剉如麻豆大。每服五钱匕，水二盏，煎十余沸，去滓，热含冷吐，以差为度。

治小儿牙疳出血，牙龈臭烂，风牙，走马疳，蚛牙等，**酸浆膏方**

酸浆草根生者，一握。细剉，以净洗乱发缠裹成一团，酸浆草成小窠子，结实红色似栀子，中心有子如樱桃，又名苦聃也　皂荚二[1]梃。不蚛者，椎，剉　附子去皮脐，生[2]，为末。半两　白矾研。一钱　麝香一皂子大。研，留在乳钵内

上五味，先用米醋一碗，入酸浆草根及皂荚两味，慢火煎至半碗，去滓，入附子、白矾末，更熬成膏，取出候冷，刮入麝香，乳钵内研匀，以瓷合收盛。患者先用盐汤漱，剔牙缝令净，然后以指蘸药膏揩之。如龈烂，以帛子摊药贴。

治小儿走马疳，**蟾蜍散方**

蟾蜍一枚。去头、足及肠、胃，烧灰　龙柏花　地骨皮各一分　无食子两枚　麝香研。一钱

上五味，捣罗为细散。每先以盐浆水净漱口，后以消石末少许，先贴一上，次以此药一钱匕贴之，日三。

治小儿疳，虫蚀[3]唇口鼻，**黄龙散方**

销金银锅下黄龙灰细研。一两[4]　麝香研。一分　银末小豆大　蟾蜍一枚。一半烧灰，一半炙干，捣末

上四味，捣罗为细散。但有虫蚀处疮上傅之。

治小儿急疳，虫蚀唇鼻齿口，**硫黄散方**

---

① 二：文瑞楼本同，明抄本、乾隆本、日本抄本作"一"。
② 生：乾隆本、日本抄本、文瑞楼本同，明抄本无。
③ 蚀：原无，明抄本、日本抄本、文瑞楼本同，据乾隆本补。
④ 两：明抄本、乾隆本、文瑞楼本同，日本抄本作"分"。

硫黄研。半两　干漆炒烟尽。一两　文蛤烧灰。二两^①

上三味，捣罗为细散。每用半钱匕，入麝香少许，研令细，取故绵拭去疮上恶血，然后用药傅之。

治小儿走马疳，**胆矾散方**

胆矾飞　乳香研　铅丹飞。各一钱

上三味，同研为细散。每用纸捻子点少许贴患处，如肉紫烂臭，药到便红。

治小儿急疳，蚀^②唇鼻，**附子丸方**

附子炮裂，去皮脐　黄蜡各半两

上二味，捣附子为末，销蜡为丸，内虫^③孔中。

治小儿走马疳，**代赭石散方**

代赭石丁头者

上一味，不拘多少，用炭火烧赤，醋淬七遍，湿地上以物盖，出火毒，捣研为散。患者不拘大人小儿，射破唇上下如针眼子者，先用温浆水漱口，剪好纸作细条子，薄蘸药，于疳牙断上贴之，纸落再贴，隔宿即生肌如石榴子，甚者不过再上。寻常牙齿宣露，亦用药贴之。

治小儿急疳及蚀唇鼻，**巴豆丸方**

巴豆十七枚

上一味，冷水浸一宿，去皮，研，与蜡为丸如梧桐子大。每用一丸含之，仍吐其汁。若误咽在喉中，喉肿闭塞吐利者，急煎黄连汤及蓝叶汁等解之。

治小儿急疳虫蚀，口内生疮，腹大羸瘦，**蟾灰丸方**

蟾灰　地龙炒　蜗牛壳炒　狗头灰　人粪灰　兰香根灰　麝香各一分

上七味，同研为细散，用浆水调在纸上，时用贴疮。如鼻中有疮，绵裹药安鼻中；如疳入腹，以水浸蒸饼丸如绿豆大，不计

---

① 两：乾隆本、日本抄本、文瑞楼本同，明抄本作"枚"。
② 蚀：乾隆本、日本抄本、文瑞楼本同，明抄本作"虫蚀"。
③ 虫：乾隆本、文瑞楼本同，明抄本作"蚰"，日本抄本作"乳"。

时候，以粥饮下五丸，日三服。量儿大小，以意加减。

治小儿急疳，虫蚀口鼻及下部，皆赤烂方

大蒜二两　甜葶苈半两　干虾蟆一两　地龙去土，炒。二枚　乱发灰一分

上五味，粗捣筛，相和入竹筒内，置瓦中，以糖灰火烧之，取沥少少①，涂儿口鼻囟顶及谷道等处。

治小儿急疳，唇口臭烂，齿宣肿，**护命散方**

干蟾一枚。五月五日取，烧存性　白龙骨捣研　雄黄　麝香　石胆　卢会各一分。研

上六味，同研为细散。每用少许傅疮上。

治小儿急疳，口生疮及诸疮，**熊胆膏②方**

熊胆　蚺蛇胆　卢会　龙脑　牛黄　麝香各一分。研

上六味，合研令细，以井华水一盏搅和令匀，瓷器内盛，重汤缓火煎数沸，以篦搅盏四畔，勿令药干，著盏。欲吹鼻时，先七日乳母及孩子断食生冷酱豆诸荤辛热面鱼肉等，兼少食盐，然后取二豆许，渐渐吹鼻及涂口疮上。

治小儿急疳，虾蟆丸方

虾蟆一枚。去爪，烧作灰　熊胆研　麝香研　猪牙皂荚去皮、子，炙③　白芜荑各一分④

上五味，捣研为末，炼蜜丸如绿豆大。每服五丸至七丸，米饮或温水下，日三服。如急疳曾退落牙齿者，以倒流水化五七丸涂断上。

治小儿走马疳，四物散方

粉霜　麝香　石灰　铅丹炒紫色。各一分

上四味，先研前三味细为散，后入铅丹再研匀。如桃花红，用鸡翎扫之，立差。

---

① 少少：日本抄本、文瑞楼本同，明抄本、乾隆本作"少许"。
② 膏：乾隆本、日本抄本、文瑞楼本同，明抄本作"散"。
③ 炙：乾隆本、日本抄本、文瑞楼本同，明抄本此后有"各一分"。
④ 各一分：日本抄本、文瑞楼本同，明抄本无，乾隆本作"各二分"。

治小儿急疳，牙龂腐烂，恶血口臭，牙齿脱落，立验，**麝香散方**

麝香研 铜绿研。各一钱 黄连去须。三钱

上三味，捣研为散，以枣肉一枚、水银一钱研如泥，入前末，共研令匀。患处傅少许，以兰香叶覆之，立差。内[①]消者，可待肉生。

治小儿急疳及脾毒骨膌风，蚀动唇口，**雄黄散方**

雄黄一分 水银半钱。与雄黄同研令星尽 铜绿一钱 麝香一字

上四味，研匀，以瓷合盛。每先以新绵搵去血，甚者剪去恶肉贴之，一日三傅之。

治小儿走马疳，蚀透损骨及小可攻蚀，**天南星散方**

天南星大者，一枚 雄黄皂子大

上二味，先用天南星当心剜作坑子，次安雄黄一块在内，用大麦面裹合，炭火内烧令烟尽，取出候冷，入麝香一字，同研为细末，先以新绵搵血，然后于疮上掺药，一日三次傅之。

治小儿急疳，虫蚀口内，齿龂作疮，**熊胆散方**

熊胆细研 甜葶苈微炒 莨菪子炒黑 虾蟆灰 人粪灰 白矾灰 麝香细研 雄黄细研 卢会细研 硫黄细研。以上各一分

上十味，捣研为细散，拌匀。于有疮处，宜薄傅之。如治鼻痒，即取少许，逐日吹鼻中三次，以差为度。

小儿口齿疳

论曰：小儿口齿疳者，由脏腑壅热，乳食不调，内有疳虫，上蚀于口齿故也。其候唇口痒痛，牙齿峭黑，舌上生疮，脑中干热，龂肉赤烂，颊肿齿疼，热毒熏蒸，口多臭气，故曰口齿疳也。

治小儿牙疳龂肿及牙齿诸疾，**九仙膏方**

---

① 内：明抄本、乾隆本、文瑞楼本同，日本抄本作"肉"。

猪牙皂荚二梃。烧存性　白矾研。二①两　绿矾研。一两半　黄檗去粗皮　苦楝根白皮。各一两。焙　腻粉研　水银各半两　麝香研。一分　密陀僧一两。洗，以水银同一处，用无灰酒少许同熬如泥后，入诸药

上九味，捣研细，以好酒三升调药，用慢火熬成膏，瓷合内盛，勿令泄气。小儿患口疳，即米泔化涂之，及米泔内服如绿豆大三丸；如大人患口齿臭烂者，揩之，亦用米泔内服五七丸，神效。牙疼，即先以米饮漱口，后以米泔化药如菜子大，点牙缝及蚰穴中。

治小儿疳蚀唇颊，齿牙浮动，宣露口臭，**丹砂散方**

丹砂　雄黄各一钱　麝香　腻粉各半钱　青黛　晚蚕蛾　卢会　胡黄连末。各一钱

上八味，各研为细散，再一处拌匀。每用二字，干贴患处。

治小儿齿疳宣露，脓血不止，**角蒿升麻散方**

角蒿　细辛去苗叶　升麻　地骨皮剉，焙　麻黄去根节，剉，焙　牛膝剉。等分

上六味，捣罗为散。每用少许傅齿断，或以水调药涂在纸上贴，尤妙。

治小儿口疳臭腐，**麒麟竭散方**

麒麟竭　胡桐泪　白矾各半两　铅丹一分

上四味，先消白矾作汁，次入铅丹，候干，同余药研为散。傅齿，不过三两上，差。

治小儿疳蚀损口齿，臭秽不可近者，**抵圣散方**

铜绿一分　蛤粉半两　麝香二钱

上三味，同研为散，干贴。口齿臭秽者，用盐水净洗拭干，每日一度贴之，三上必效。贴了药，少顷口角有涎出者，可医；如无涎出者，不可治。

治小儿牙疳口臭，**三灵散方**

绿矾研　白矾烧汁尽。各半两　麝香一钱

---

① 二：明抄本、日本抄本、文瑞楼本同，乾隆本作"一"。

上三味，并细研。每用①少许贴牙断上，不计时候。

治小儿牙疳疮，**胡桐泪散方**

胡桐泪一两　铜绿一钱　麝香少许

上三味，同研令匀。每用药少许，以鸡翎扫之。

治小儿齿疳绝妙方

麝香一钱　蟾酥　轻粉各半两

上三味，同一处研细，滴水捻如丁香样。每用少许化破，揩牙立效。

治小儿齿疳，牙断腐烂，恶血口臭，牙齿脱落，**蟾灰散方**

虾蟆一枚。烧灰留性　青橘皮汤浸，去白，焙　甘草剉　青黛研。各一分

上四味，捣研为散，入麝香少许。或小儿满口臭烂，落下牙齿，用鹅毛扫于疮上，立差。

治小儿牙宣，常有鲜血不止，断臭烂者方

砒黄②一钱　麝香半钱

上二味，同研极细，先用纸条子以生油涂过，糁药末在上，剪作大片如棋子大，看大③小用插在烂动处。

治小儿风蚛牙疼，**二圣散方**

威灵仙　白茯苓去黑皮。各一两

上二味，捣罗为散。每用药一钱匕，水一盏，醋半盏，葱白一握，切，煎至六分，热漱冷吐。

治小儿口齿疳，唇口痒痛，齿断肿黑，宣露摇动，**黄芩散方**

黄芩去黑心　升麻　黄连去须　大青　虾蟆烧灰　角蒿灰。各一分　黄檗去粗皮。半两

上七味，捣罗为细散。每用一字匕，贴齿断上，有涎即吐。如患干湿癣，以口脂和涂疮上，或腊月猪脂和亦得。

治小儿口齿鼻舌生疮，**卢会散方**

---

① 用：乾隆本、日本抄本、文瑞楼本同，明抄本此后有"一钱"。

② 砒黄：明抄本、乾隆本、文瑞楼本同，日本抄本作"砒霜"。

③ 大：原作"小"，乾隆本、日本抄本、文瑞楼本同，文义不通，据明抄本改。

卢会研　胡粉研。各半两　真珠研，水飞过　蜗牛壳去土　盐绿研　青黛研　黄芩去黑心。各一两半①　麝香研。一分

上八味，捣研为散，细如面。先用甘草汤洗及漱口了，将此散绵裹贴齿断上，涂亦得。有涎吐出，勿咽。

治小儿口齿疳，唇口痒痛，断肉赤黑色，气息臭秽，牙齿摇动，**蜗牛散方**

蜗牛干者　白狗粪灰　虾蟆灰。各一分　麝香研。少许

上四味，捣研为散。每用一字匕，吹鼻中，并蜜和涂齿上，即差。

治小儿口齿疳，穿蚀口鼻手足肌肉，俗名走马急疳方

砒霜　粉霜二味各研极细　石灰罗过，研细

上三味，等分相合，左右研转，令极腻如面。每以鸡羽尖撮②少许，扫疮上，其疮即干。慎勿多用，恐入腹中，有大毒，慎之。

治小儿齿疳虫䘌方

五倍子炙，为末　铅丹研。各一分

上二味和匀，以绵裹贴齿断上，涂亦得。

小儿无辜疳

论曰：小儿病面黄发直，时时壮热，饮食不生肌肤，头项生核，状如瘤赘，以无辜而得，故名无辜疳。由小儿嗜肥甘过多，虫因甘动，内缓脾气，饮食不调所致也。治之当如治诸疳之法。凡小儿头项有核如弹丸，按之虚软，法当去之。为此核初生，软而不痛，中有虫如米粉，得热气则能蔓生，蚀儿腑脏。故其外证，肌肤瘦悴，毛发耸直，下痢脓血，体常疮痍，脓漏不已也。

治小儿一切无辜黄瘦，腹痛疳痢，或有虫，冷热悉治之，**丹砂丸方**

丹砂　雄黄各一分。研　干虾蟆一枚。去头、足，涂酥炙焦，

---

① 一两半：明抄本、乾隆本、文瑞楼本同，日本抄本作"二两"。
② 撮：乾隆本、日本抄本、文瑞楼本同，明抄本作"掺"。

为末，研　石菖蒲　漏芦各一两　麝香一分。研

上六味，以菖蒲、漏芦捣罗为末，与余四味入乳钵同研匀再罗，粟米饭为丸如麻子大。每服二丸，米饮化下，空心午后各一服，随儿大小加减。

治小儿无辜疳，肌瘦有虫，**漏芦丸方**

漏芦去芦头。二两　猪肝煿[1]干，去膜　楮根剉。各半两

上三味，捣罗为末，炼蜜为丸如麻子大。一二岁儿每服三丸，三四岁儿每服五丸，温水下，乳食前，日二服；如患泻，米饮下。

治小儿无辜疳，头干腹大，益脑，**地榆散方**

地榆微炙。一两半　蜗牛壳去土　青黛研。各一两　麝香[2]　人粪烧灰　兰香根烧灰　蚺蛇胆　龙脑各一分。研

上八味，捣研为散。五十日儿一字匕，百日儿一字强，二百日儿半钱匕，米饮调下，不拘时候，随儿大小加减。

治小儿无辜疳，**鳖甲丸方**

鳖甲醋炙黄，去裙襕　黄连去须　桔梗炒　夜明沙各一两　诃黎勒皮两枚[3]。一生一熟　麝香一分。研　干虾蟆雄者，一枚。涂酥，炙黄焦

上七味，捣罗为末，以糯米饭为丸如绿豆大。粥饮下七丸，疳痢亦宜服，日三。量儿大小加减。

治小儿一切疳无辜，瘦，不下食，腹胀，**犀角散方**

犀角屑　琥珀研　卢会研　醋石榴东南根皮炙，剉　木香　诃黎勒皮　龙脑各三分　黄连去须　槟榔纸裹煨　麝香研　干姜炮裂。各一分

上一十一味，捣罗为散。一二岁儿半钱匕，三四岁一钱匕，米饮调下，不以时候。量儿大小加减。

治小儿无辜疳气，寒热，积滞不化，心腹胀痛，**卢会散方**

卢会研　人中白研　虾蟆炙黄。各半两　麝香研。一分

---

① 煿：明抄本、乾隆本、文瑞楼本同，日本抄本作"焙"。
② 麝香：明抄本、日本抄本、文瑞楼本剂量同，乾隆本作"五分"。
③ 两枚：乾隆本、日本抄本、文瑞楼本同，明抄本作"一两"。

上四味，捣研为散，再合研令细。每服一字至半钱匕，熟水调下，不拘时候，日二服，后当下恶物。量儿大小加减。

治小儿无辜，项细腹大，发干作穗，**鳖甲汤**方

鳖甲去裙襴，炙令焦　陈橘皮汤浸，去白，焙　苍术去皮，米泔浸一宿，切，焙　赤茯苓去黑皮　赤芍药各三①分　槟榔一枚。煨，剉

上六味，粗捣筛。一二岁儿一钱匕，水七分，煎至四分，去滓，分温二服，日再。量儿大小加减。

治小儿无辜疳，**鳖甲散**方

鳖甲去裙襴，醋炙焦　诃黎勒②去核　苍术去皮，米泔浸，切，焙　木香　赤茯苓去黑皮　牵牛子炒。各一两

上六味，捣罗为散。一二岁儿半钱匕，熟水调下，食前，日二服③。量儿大小加减。

治小儿无辜疳痢，**丹砂散**方

丹砂研　丁香各半两　白马夜眼一分。微炒

上三味，捣研为散。空心以井华水调半钱匕，后服雉肝散。

治小儿无辜疳，**雉肝散**方

雉肝一具。干者捣，湿者熬为末

上一味，分三服。每服丹砂散后，即一服，米饮调下半钱匕。

治小儿无辜疳，**蜗牛煎**方

蜗牛壳七枚。旧死者，皮薄黄白色者是

上一味净洗，不得小有尘土，漉干，内酥蜜壳中，瓷盏盛，纸糊头，炊饭上蒸之，下馈时即坐甑中，装饭又蒸饭熟，细研如水淀，渐渐与服，一日服尽。

治小儿十岁已下至新生百日，无问痫热、无辜等，皆疗之，**雄黄丸**方

雄黄　丹砂　牛黄　麝香　石膏并研细　蕤仁去皮　甘遂

---

① 三：乾隆本、日本抄本、文瑞楼本同，明抄本作"一"。
② 诃黎勒：乾隆本、日本抄本、文瑞楼本同，明抄本此后有"二钱"。
③ 服：原作"散"，日本抄本、文瑞楼本同，明抄本无，据乾隆本及文义改。

微炒　牡蛎烧，研。各半两　巴豆去皮、心①，醋煮半日，研如膏。一分

上九味，捣研为末，炼蜜和捣，丸如粟米大。一二岁儿服二丸，米饮下；三四岁三丸，微利为度，随儿大小加减。

治小儿无辜疳泻，**四神散方**

虾蟆一枚。炙　黄连去须，为末　铅丹炒。各半两　麝香半分

上四味，细研为散。每服半钱匕，陈米饮调下。

治小儿无辜疳，腹胀气喘，四肢虚浮，乍热乍寒，或即泻痢，心腹坚痛，**救生丸方**

巴豆去皮取仁，半两②。米醋一升，生姜半两，切，同煮醋尽，取巴豆烂研　雄黄半两。研　丹砂一分。研

上三味，合研匀，以汤浸蒸饼心为丸如黄米大。每日以芍药汤下二丸。

治小儿无辜疳③，**刘老丸方**

陈粳米一合。炒过，去火毒用　黄连去须，一两。剉，炒，放冷，出火毒　陈橘皮去白。半两　干漆一分。炒去烟，出火毒存性

上四味，捣为末，猪胆汁煮面糊为丸如小豆大。每服七丸，米饮下，不拘时。

治小儿无辜疳，面黄发直，时时壮热，饮食不成肌肉，**棘刚子丸方**

棘刚子为末。如无，以水银代之　麝香研　蟾酥研　牛黄研。各一分　白附子末半两　犀角末　半夏末各三钱④　干猪胆少许

上八味，并生用，同研细，面糊丸如黍米大。每服十丸，薄荷汤下，乳汁亦得。

---

① 心：明抄本、乾隆本、文瑞楼本同，乾隆本作"尖"。
② 半两：乾隆本、日本抄本、文瑞楼本同，明抄本作"八两半"。
③ 疳：乾隆本、日本抄本、文瑞楼本同，明抄本作"痢"。
④ 钱：明抄本、乾隆本、文瑞楼本同，日本抄本作"分"。

治小儿无辜疳，面黄发直，时发^①壮热，饮食不成肌肉，**麝香熊胆丸方**

麝香研。半两　熊胆研。二^②钱　卢会研。三分^③　胡黄连　黄连去须。各一两　使君子去壳。十枚　干蟾大者，一枚。去足并肠胃，烧灰，研

上七味，捣研为细末，以白面稀糊和丸如绿豆大。每服十五丸至二十丸，米饮下。

治小儿无辜疳，面黄发直，时时壮热，食不生肌，**长肌丸方**

胡黄连半两　木香　无食子各一分　卢会研　麝香研　牛黄研　黄檗去粗皮。各半分

上七味，捣罗四味为末，与三味研者拌匀，滴水和丸如绿豆大。每服五七丸，温水下。量儿大小加减。

治小儿无辜疳，发作穗，羸瘦腹胀面黄，**蚺蛇胆丸方**

蚺蛇胆去脂，炙　黄芩去黑心　枳壳去瓤，麸炒　甘菊花　牛膝酒浸，切，焙。各一分　赤芍药　升麻各半两

上七味，捣罗为末，炼蜜和丸如绿豆大。每服五丸，空腹米饮下。更量儿大小加减。

治小儿诸疳无辜，鼻中出清水，眼上有白晕，或患痢体热，口干生疮，脚肿眼涩，腹中有虫，喜饮冷水，**胡粉散方**

胡粉　龙骨末各一钱匕

上二味，并炒令黄，以鸡子清调。空心服半钱匕，日二。

小儿疳渴不止

论曰：小儿宿有疳气，肌肤瘦瘁，内亡津液，心肺壅热，则为疳渴。盖因乳母不慎，恣食热物，不择酸咸，致令壅热潜流乳脉，或即乳儿，致腑脏生热，疳热相搏，上焦干燥，津液枯少，故烦躁而渴。

---

① 发：乾隆本、日本抄本、文瑞楼本同，明抄本作"发吐"。
② 二：明抄本、乾隆本、文瑞楼本同，日本抄本作"一"。
③ 三分：日本抄本、文瑞楼本同，明抄本作"二分"，乾隆本作"三钱"。

治小儿渴疳，肌肤消瘦，乳食不进，**卢会丸方**

卢会研　蓬砂研　麝香研　马牙消研　人参　熊胆研　甘草炙，捣为末。各半两

上七味，捣研为末，炼蜜为丸如绿豆大。每服五丸或七丸，薄荷汤化下。

治小儿渴疳，**铅霜丸方**

铅白霜　铅丹　定粉　铁粉　龙骨　蛤粉　马牙消

上七味，等分，为细末，入麝香少许，用蜗牛肉研和为丸，如梧桐子大。每服一丸，倒流水化下。

治小儿疳渴不止，**柳絮矾散方**

柳絮矾半两　铅白霜一两　马牙消一分　芒消一分

上四味，细研为散。每服一字匕，冷水调下，一服立效。

治小儿渴疳，引饮不止，**胡黄连散方**

胡黄连　葛根剉　玄参　枇杷叶拭去毛，炙黄　甘草炙。各一分　麦门冬去心，焙。半两①

上六味，捣罗为散。每服一钱匕，以水一盏，入生姜少许，煎至五分，去滓，入蜜少许，再煎一两沸，放温服。

治小儿渴疳黄瘦，日夜饮水无足，**龙脑丸方**

龙脑研　麝香研　丹砂研　牛黄研　胡黄连　熊胆研　卢会研　丁香　木香　黄连去须　大黄剉　麒麟竭各一分　蟾酥研。一钱

上一十三味，捣研为细末，再研匀，饭丸如绿豆大。每服三丸至四丸，薄荷汤下。

治小儿渴疳②羸瘦，**龙胆散方**

龙胆　熊胆研　蜗牛炒令黄　卢会研　夜明沙炒　麝香研。各一分　青黛研　丹砂水飞。各半两　干蟾头炙焦。一枚

上九味，捣研为散。每服半钱匕，米饮调下。量儿大小加减。

---

① 两：乾隆本、日本抄本、文瑞楼本同，明抄本作“钱”。
② 渴疳：乾隆本、日本抄本、文瑞楼本同，明抄本作“疳渴”。

治小儿渴疳喜水，小便淋，**愈金汤方**

山栀子炒黄。一两　瞿麦半两　木通剉。半两　滑石研。一分　甘草炙。一两　竹叶切，焙。一两

上六味，粗捣筛。二①岁儿，每服一钱匕，水一盏，入砂糖皂子大，同煎五分，去滓温服，日两服。更量儿大小加减。

治小儿膈壅渴疳，凉心经，**金粉地黄膏**②方

郁金一两。皂荚水煮软，切，焙　地黄粉半两。生　雄黄水飞。一分　绿豆粉半两③　白术　人参　甘草炙。各一分　牛黄一钱

上八味，都为细末，炼蜜丸如皂子大。二岁一丸，薄荷汤化下；一岁半丸，更量儿大小加减。

治小儿渴疳，饮水不止，**乌梅丸方**

乌梅肉焙　茜根去土　木瓜焙　葛根炮。各一两　赤茯苓去黑皮。半两　人参一分　白术一分　甘草炙。半两

上八味，捣罗为末，砂糖和丸如皂子大。每服一丸，新汲水化下。

治小儿疳痢，渴不止，**胡粉丸方**

胡粉研。半两　鸡子一枚

上一味，将鸡子打头上，破如钱眼大，入定粉于鸡子壳内，以纸糊定，用水一升，入铫子内，慢火煮熟，取出去壳。每服与梧桐子大哺之，一日三五度。量儿大小，以意增减。

治小儿疳渴，泄泻不定，黄瘦，不思食，**地骨皮丸方**

地骨皮　龙胆　黄芩去黑心　枳壳去瓤，麸炒　木香　赤芍药　猪苓去黑皮　海蛤研。各一分　紫参　黄耆剉　大黄剉，炒。各半两　郁李仁炒，研。一两一分

上一十二味，捣罗为末，炼蜜丸如绿豆大。每服五七丸，温汤下，微利即止。量儿大小加减。

治小儿疳渴不止及急慢惊风，胸膈有涎，天瘹疳风，并皆治

---

① 二：乾隆本、日本抄本、文瑞楼本同，明抄本作"一"。
② 膏：明抄本、日本抄本、文瑞楼本同，乾隆本此后有"丸"。
③ 两：明抄本、乾隆本、文瑞楼本同，日本抄本作"分"。

疗，**蟾酥丸方**

蟾酥　麝香研　犀角镑　牛黄研　丹砂研　卢会研　天竺黄各半两　益智去皮。十枚　青黛研。半两　干蜗牛五枚。全者　白花蛇一寸。去皮、骨，炙

上一十一味，捣研为末，用獭猪胆汁和丸如米粒大，丹砂为衣。每服五丸至七丸，煎薄荷汤下。惊风，用剪刀股研，薄荷汤下；慢惊风，煎荆芥汤下；疳气，麝香汤下；惊风搐搦，目睛上视，煎金银酒化下。此药兼利胸膈，坠涎，压心脏积热，顺气，进奶食，开胃，小儿诸疾皆治。量儿大小加减。

治小儿宿有疳气，心肺壅热，内亡津液，烦渴不止，**人参散方**

人参　白茯苓去黑皮。各一两　葛根剉。二两　木香　藿香叶　甘草炙。各一分①

上六味，捣罗为细散。每服一钱匕，水半盏，煎三五沸，温服。

治小儿疳渴不止，调中补虚，**草豆蔻散方**

草豆蔻五枚。和皮用　人参　白茯苓去黑皮　防风去叉　藿香各半两　陈橘皮去白，焙。一分

上六味，捣罗为散。每服一钱匕，生姜米饮调下。量儿大小加减服。

治小儿久疳多渴，不美乳食，**大枣汤方**

大枣去核，焙　人参　白术　白茯苓去黑皮　陈曲炒。各一两　甘草炙　檀香剉。各一分

上七味，粗捣筛。一岁儿，一钱匕，水半盏，入枣一枚，擘，煎至三分，去滓温服，日三。量儿大小加减服。

治小儿疳痢发渴方

椿根白皮

上一味，暴干捣末，粟米煮作糊，和丸如绿豆大，每服五丸。若下部开，以干末频吹之。

---

① 分：乾隆本、日本抄本、文瑞楼本同，明抄本作"两"。

卷第一百七十三

小儿门

小儿门

小儿疳痢

论曰：小儿疳痢者，由乳哺不节，生冷过度，伤于脾胃，冷热相搏，致腑脏不调，久而不差，即变诸疳。若大肠虚弱，水谷不化，下痢无度，是为疳痢。其证面色萎黄，肌体羸瘦，盗汗壮热，皮毛焦枯，嗜好酸咸，心腹虚胀，痢下蕴瘀，日夜无度是也。

治小儿一切疳痢，**熊胆散方**

熊胆研　雄黄研　青黛研　丹砂研　黄矾烧令汁枯　细辛去苗叶　葫䒷子炒。各半两　卢会研　龙胆　当归切，焙　白矾烧令汁尽　蝉蜕炒　虾蟆炙焦。各三分　麝香研　黄连去须　黄檗去粗皮　甘草炙。各一两

上一十七味，捣研为散。六十日至百日孩子，每服一字匕，一二岁半钱匕，三四岁一钱匕，并米饮调下，早晚食前服。

治小儿疳痢赤白及一切痢，**桃皮散方**

桃白皮炙。半两　黄连去须[①]　胡粉炒　赤茯苓去黑皮。各一两　黄檗去粗皮，炙。半两　丁香七粒

上六味，捣罗为散。每服半钱匕，米饮调下，早晚食前服。量儿大小加减。

治小儿疳痢，**定命丸方**

青黛研。三分　乌蛇去皮、骨，酒浸炙。一分　白附子一

---

① 须：文瑞楼本同，日本抄本此后有"炒"。

枚　干蝎炒。七个　腻粉研。一分　独角仙去足，炙。一枚　棘刚子去壳。七枚　麝香研。一分

上八味，各捣研为末，用猪胆汁丸如黍米大。每服三丸，早晨、晚后温水下。

治小儿急疳痢不止，或脓或血，或青或黄，发结成穗，或发堕落，鼻干咬指，好吃土炭，**金髓丸方**

金牙一分　乌头生，去皮脐。半两　黄连捣末，用鸡子一枚取清，和末作饼，炙干。一两　肉豆蔻去壳。一枚　诃黎勒煨，去核用。二枚　石中黄如无，禹余粮代　麝香研　丹砂研。各一分

上八味，捣研为末，炼蜜丸如绿豆大。每服五丸，空心米饮下，日晚再服。量儿大小加减。

治小儿三岁已上，疳痢口疮，身体脚手心热，**龙骨汤方**

龙骨一两　黄连去须　黄檗去粗皮，炙　地榆炙。各三分　白头翁　干姜炮　当归切，焙　酸石榴皮　白术各半①两

上九味，粗捣筛。一二岁儿，每半钱匕，水半盏，生姜三片，同煎至三分，去滓，分温二服，早晚食前服。量儿大小加减。口疮，取卢会、赤地利末傅之；下部生疮，取蚺蛇胆、黄连、麝香等分为末，涂傅之。

治小儿疳痢呕逆，**厚朴丸方**

厚朴去粗皮，生姜汁炙。三分　龙骨半两　白茯苓去黑皮　人参各三分　白石脂半两　陈橘皮去白，切，焙。一分　当归切，焙。三分　肉豆蔻去壳。一枚　乌梅肉炒　干木瓜各半②两

上一十味，捣罗为末，炼蜜丸如麻子大。每服五丸七丸，煎生姜枣汤下，食前服。

治小儿一切疳痢，**龙骨丸方**

白龙骨一分　白石脂一两半　鸡屎矾烧灰　黄连去须　胡粉炒　赤茯苓去黑皮　阿胶炙燥。各一两

---

① 半：文瑞楼本同，日本抄本作“一”。
② 半：文瑞楼本同，日本抄本作“五”。

上七味，捣罗为末，炼蜜丸如麻豆大。每服五丸七丸，空心食前米饮下。更量儿大小加减。

治小儿气疳，下痢腹胀，**胡黄连丸**方

胡黄连半两　蛇蜕炙。一分　虾蟆炙。半两　青黛研。一分　蜗牛炒。半两　木香一分　诃黎勒皮半两　麝香一分

上八味，捣研为末，用饭为丸如绿豆大。每服三丸五丸，米饮下，虫出为度。

治小儿无辜疳痢，**无食子丸**方

无食子煨　甘草炙　龙骨　当归切，焙　黄连去须　人参各一两

上六味，捣罗为末，炼蜜丸如麻子大。每服三丸五丸，米饮下，早晨、日午服，以差为度。

治小儿五疳八痢，**砒霜丸**方

砒霜研。一钱　凝水石烧　附子炮裂，去皮脐。各一分　定粉炒。半两

上四味，捣研为末，用粟米饭丸如麻子大。每服三丸五丸，米饮下。更量儿大小加减。

治小儿疳痢，**铅丹散**方

铅丹炒，研　定粉炒，研。各一两　蛇蜕炙焦。二条①　夜明沙炒　卢会研，临时入。各一分

上五味，以前四味捣研为散，用醋拌和为饼，就热铫上煿熟，细研为散，后入卢会和匀。每服一字匕，以米饮调服，早晨、日午服。量儿大小加减。

治小儿一切疳痢，**青金散**方

铅丹　莨菪子　胡粉各半两　大枣二十枚

上四味，一处杵作团，烧令通赤，取出，候冷研细。每服半钱匕，空腹米饮调下，晚后再服。

治小儿疳痢，**百中汤**方

---

① 条：元刻本、文瑞楼本同，日本抄本作"两"。

樗皮炙　黄连去须　枳壳去瓤，麸炒　芜荑各半两　生姜一分　豉半两　葱白三茎

上七味，各细剉。以水五合浸经宿，平旦煎取三合，量儿大小，空腹服之。初服经日昏沉，后渐渐苏；未全效，更作一剂；热渴，与竹沥饮之。

治小儿疳痢，久服药不差，**诃黎勒散**方

诃黎勒炮，去核　龙骨　赤石脂　密陀僧煅　酸石榴皮焙　麝香研。各一分

上六味，捣研为散。每服半钱匕，米饮调下，空心食前服。若是脓血痢，黄连汤调下。量儿大小加减。

治小儿疳痢，兼渴不止，**定粉散**方

定粉炒，研。半两　鸡子一枚。取白

上二味，将定粉与鸡子白相和，更研如膏。一二岁，每服半钱匕，水七分，煎至三分，放温服之。更量儿大小加减。

治小儿疳痢，日夕不止，手足逆冷，或下鲜血，虚渴不止，**乌梅丸**方

乌梅肉炒　龙胆　龙骨各一两　黄连去须。一两半　地龙粪炒。一两一分

上五味，捣罗为末，炼蜜丸如麻子大。一岁儿，米饮下三丸，食前服，以差为度。

治小儿疳痢及吐，**豆蔻丸**方

肉豆蔻去壳。一枚　木香半两　丹砂研　人参　诃黎勒煨，去核　麝香研。各一分

上六味，捣研为末，用饭丸如麻子大。每服二丸，空心米饮下，日再服，更量儿大小加减。

治小儿一切痢久成疳，**阿胶丸**方

阿胶炙令燥　白龙骨　黄连去须　白石脂　鸡屎白炒　胡粉炒　赤茯苓去黑皮。各一两

上七味，捣罗为末，炼蜜丸如麻子大。每服米饮下三丸，食前服，更量儿大小加减。

治小儿疳痢，**龙骨散方**

龙骨　胡粉炒　白矾烧令汁尽。各一分　黄连去须。半两

上四味，捣研为散。每服半钱匕，米饮调下，空心服。量儿大小加减。

治小儿疳痢，或口内生疮，**龙齿散方**

龙齿半两　丁香一分　黄连去须　胡粉炒　赤茯苓去黑皮。各半两　枳壳去瓤，麸炒。一分

上六味，捣罗为散。每服半钱匕，粥饮调下，食前服，量儿大小加减。或加牛黄一钱亦得。有鲜血，加芜荑一分。

治小儿五疳八痢，**丹砂丸方**

丹砂研　青黛研。各一分　丁香半分[①]　肉豆蔻去壳。一枚　无食子一枚　麝香研。一钱　干虾蟆去头、足，酥涂炙。一枚

上七味，捣研为末，面糊丸如黄米大。每服三丸五丸，空心米饮下。

治小儿疳痢气下痢，腹大肌瘦，常服**熊胆丸方**

熊胆研　胡黄连　夜明沙炒[②]　青黛研　黄连去须。各一分　肉豆蔻去壳。一枚　卢会研。一分　龙脑研。一钱　蟾头酥炙。一枚　麝香研。二[③]钱　使君子去壳。一分　丁香半分　无食子一分

上一十三味，除研外，捣罗为末，粟米饭为丸如绿豆大。每服七丸至十丸，米饮下，日三。

治小儿脾疳，脏腑滑泻或痢，**肉豆蔻丸方**

肉豆蔻去壳。一枚　诃黎勒炮，去核。二枚　黄连去须。一分　赤石脂研。一钱　木香一分　蟾头生姜汁炙。一枚

上六味，捣研为末，用蜗牛肉研为丸如黍米大，焙干。每服三丸至五丸，温粥饮下，食前服。

治小儿五疳泻痢，肌肤黄瘦，多困，好吃泥土，五心常热，

---

① 分：元刻本、文瑞楼本同，日本抄本作"两"。
② 炒：元刻本、日本抄本同，文瑞楼本作"研"。
③ 二：元刻本、文瑞楼本同，日本抄本作"一"。

烦渴引饮，夜多上窜，虚汗，**使君子丸方**

使君子去壳，面①裹煨，剉　无食子各五枚　木香　赤芍
药　卢会研。各一分　肉豆蔻去壳　槟榔煨，剉。各一枚　黄连去
须　麒麟竭研　麝香研。各一分

上一十味，捣研为末，粟米饭丸如麻子大。每服五丸至十丸，
米饮下，不拘时服。夏秋宜常服。

治小儿疳痢羸瘦，饮食减少，引饮，**六神丸方**

丁香　木香　肉豆蔻去壳，秤，各半两。三味同以面裹，慢火
煨　卢会研。一两　使君子去壳　诃黎勒皮各半两

上六味，捣罗为末，枣肉和丸如绿豆大。每服三丸至五丸，
米饮下，空心服。

治小儿疳瘦，下痢腹胀，不思饮食，**厚朴丸方**

厚朴去粗皮，生姜汁炙。半两　陈橘皮去白，切，焙。一
分　使君子去壳，面裹煨　甘草炙，剉　诃黎勒皮半生半炮。各
半两

上五味，捣罗为细末，炼蜜丸如小鸡头大。儿三岁已上，每
服一丸，米饮化下；百日儿，每服作四服，乳汁或清米饮化下。

治小儿疳痢不止，**麝香丸方**

麝香研。一钱②　使君子去壳，半生半炮③　无食子半生半炮④。
各二枚

上三味，捣研为末，以薄面糊丸如小绿豆大。每服三丸五丸，
米饮下。

治小儿一切疳痢，**兰香散方**

兰香　人粪　白狗粪　虾蟆　白矾　蜘蛛　蚯蚓　蜗牛子八
味并烧灰　卢会研　蚺蛇胆研。各一分

上一十味，捣研为散。以苇管斜批，吹少许入鼻中及齿上，

---

① 面：元刻本、文瑞楼本同，日本抄本作"麸"。
② 钱：元刻本、文瑞楼本同，日本抄本作"分"。
③ 炮：元刻本、文瑞楼本同，日本抄本作"炒"。
④ 炮：元刻本、文瑞楼本同，日本抄本作"炒"。

更以蜜和涂纸上贴之。如下部，即内之。

治小儿疳痢羸瘦，**大疳丸方**

白矾枯　绿矾各一两　胆矾二钱　干虾蟆一枚。去肠肚，炙　莨菪子　葶苈炒。各一分　蜗牛四枚。已上七味入在瓶内，盐泥固济，候干，火烧通赤，取出，研为细末　胡黄连一分　生蜗牛研。三枚　麝香研　丹砂研　雄黄研　牛黄研。各一钱　熊胆研　诃黎勒皮　细辛去苗叶。各二钱　青黛半钱

上一十七味，捣研为末，和令匀，烧粟米饭和丸如麻子大。每服三丸至五丸，薄荷汤下，不拘时候。量儿大小加减服。

治小儿疳痢，腹胀肌瘦，泄泻不止，**至圣丸方**

使君子去壳。二十枚　肉豆蔻去壳。一枚　丁香　陈曲炒　雄黄研　熊胆研。各一钱　麝香研。半钱　诃黎勒皮一分

上八味，捣研为末，白面糊和丸如绿豆大。每服十丸，米饮下，乳食前。量儿大小加减服。

治小儿疳痢无常色，**黄连木香丸方**

黄连去须　木香各半两　麝香研。一钱　定粉一分　狗肝一具。切　虾蟆一枚，大者。切

上六味，先捣研四味为末，将狗肝、虾蟆用酒三升，煮烂至一升，去滓，煎成膏，丸前末如绿豆大。每服三丸，空心米饮下，更量儿加减。

治小儿疳痢烦渴，肌体羸瘦，**安神散方**

黄耆锉碎，蜜水炙，锉。半两　甘草炙，锉。二钱　白茯苓去黑皮　人参　石莲肉去心，炒。各一分

上五味，捣罗为细散。每服半钱匕，水半盏，枣一枚，煎三五沸，量儿大小，加减温服。

治小儿疳痢，黄瘦焦枯，壮热胀满，**沉香煎方**

沉香锉　丁香　醋石榴皮各二钱　木香　肉豆蔻去壳　诃黎勒炮，去核　无食子　缩砂仁各三钱　使君子去皮。半两

上九味，捣罗为末，炼蜜调成煎。每服一豆大，米饮化下。

治小儿疳痢，皮毛焦枯，肌体羸瘦，喜食酸咸，心腹胀，发

热，**胡黄连丸方**

胡黄连一分　芎䓖　蓬莪茂煨，剉　青橘皮去白，焙　陈橘皮去白，焙。各半两　干姜炮。一钱　京三棱煨，剉。三分

上七味，捣罗为末，每抄一钱匕，入巴豆十粒，去皮、心、膜，入冷油内，慢火煎黑色，研细，煮醋面糊丸如黍米大。一岁一丸，薄荷汤下。

治小儿疳痢，面黄体瘦，盗汗壮热，心腹虚胀，皮毛焦枯，**莨菪丸方**

莨菪子一两。醋浸一宿，炒黑色　木香　胡黄连　卢会研。各一钱　诃黎勒皮二枚　肉豆蔻大者，一枚。去壳

上六味，捣研为末，用烧粟米饭和丸如黄米大。每服五丸至十丸，空心米饮下。

治小儿乳哺不节，生冷过度，下痢不止，面黄肌瘦，腹胀发热，名曰疳痢，**胡黄连丸方**

胡黄连末　白芜荑仁末　卢会研　麝香研。各一分　巴豆五粒。去皮、心、膜，出油，研

上五味，合研匀细，煮面糊和丸如粟米大。每服五丸至七丸，柳枝汤下，不拘时。

治小儿疳痢方

丹砂半两。研　麝香研　熊胆研　丁香为末　蟾酥各一钱

上五味，将四味细研如面，取蟾酥和为丸如黍米大。一岁儿一丸，米饮或乳汁相和下，勿令碎。吃药后，以水浓煎桃柳枝淋洗儿，取一丸吹儿鼻中，以湿青衣盖覆体，其虫便出，以疾退为度。

治小儿疳气，腹胀泄痢，小便赤涩，**鳖甲散方**

鳖甲去裙襕，醋炙　诃黎勒　木香　赤茯苓去黑皮　苍术米泔浸一宿，切，焙。各一两　牵牛子熬。一两半①

上六味，捣罗为散。食前温水下半钱匕，日再服。量大小

---

① 一两半：元刻本、文瑞楼本同，日本抄本作"二两半"。

加减。

治小儿疳痢，日夜无数，脱肛，身体瘦羸，**丁香丸方**

丁香三枚　麝香研。少许　青黛研。一分　虾蟆一枚。去肚、足，炙令黄色

上四味，捣研为末，煮浆水饭为丸如粟米大。温水下三丸，量儿大小加减服。

小儿疳痢久不差

论曰：小儿宿挟疳气，加以乳食不节，冷热相乘，肠胃虚弱，遂令下痢，甚则呕哕，变成疳蛊。

治小儿疳痢久不差，食物即呕，**獭猪胆丸方**

獭猪胆瓦上煿①干。二两　胡椒　干姜炮　芜荑炒　陈橘皮去白，焙。各一分　莳萝微炒。半两　仓米炒。三分

上七味，捣罗为末，用稀糊和丸如麻子大。每服五丸，米饮下，早晨、晚后各一。量儿大小加减。

治小儿疳痢久不差，**黄连散方**

黄连去须　白茯苓去黑皮，剉　阿胶炒燥　黄檗去粗皮，剉　人参　丁香各半两　诃黎勒三枚。炮，去核　桃白皮炙，剉。三分　无食子无孔者。二枚

上九味，捣罗为散。每服半钱匕，米饮调下，空心日午近晚各一，更量儿大小加减。

治小儿疳痢，经年不止，进退不定，状如白胶，**雄黄丸方**

雄黄研　凝水石烧，研　白矾枯，研　水蓼剉　丹砂研。各半两　砒霜研。半钱　铅丹研　鸡子皮烧灰。各一分　大黄炒，剉。一两

上九味，除别研外，捣罗为末和匀，以蟾酥和丸如绿豆大。每服一丸至二丸，石榴皮汤下，生姜汤亦得，早晚食前各一，更量儿大小加减。

---

① 煿：元刻本、文瑞楼本同，日本抄本作"焙"。

治小儿疳痢，或黄或青，项细腹胀，口鼻生疮，日加羸瘦，**蝉蜕丸方**

蝉蜕去足　麝香研。各一分　青黛研　阿胶炙燥。各半两　蛇蜕皮一条。烧灰　瓜蒂七枚

上六味，捣罗为末，稀糊和丸如绿豆大。五岁以下，每服三丸或五丸，米饮下，空心日午近夜各一，更量儿大小加减。

治小儿疳痢久不差，**救急散方**

丁香二七粒　鸡屎矾烧灰　麝香研。各一分　黄檗去粗皮，剉。一两

上四味，除麝香外，捣罗为散，和匀。每服半钱匕，早晨米饮调下，相继煮苜蓿并葱令熟与吃，极效。更量儿大小加减。

治小儿久患疳痢，**当归汤方**

当归切，焙　人参　干姜炮　木香各三分　桃白皮炙，剉　槐白皮炙，剉　丁香　阿胶炒燥　甘草炙，剉。各半两　龙骨　黄连去须。各一两　麝香研。一分

上一十二味，将一十一味粗捣筛，与麝香和匀。一二岁儿，每用半钱匕，水一小盏，煎至四分，去滓，分温二服，更量大小加减。

治小儿疳痢久不差，**芜荑丸方**

芜荑炒，为末。半两　羊子肝一枚

上二味，先用米泔煮羊肝令熟，候冷，切作薄片，将芜荑末糁在肝内捣烂，更入少糯米糊，和丸如麻子大。每服五丸，米饮下，早晚食前各一，更量儿大小加减。

治小儿久疳痢，**丁香散方**

丁香七枚　桃白皮炙，剉。一分　白茯苓去黑皮　黄檗去粗皮，炙　黄连去须。各三分　胡粉炒，研。半两

上六味，捣罗为散。每服半钱匕，米饮调下，空心日午各一，更量儿大小加减。

治小儿久痢，无问冷热疳痢，**胡粉散方**

胡粉研。一分　枣七枚，大者。去核，入胡粉在内

上二味，煅赤，取出候冷，细研为散。每服半钱匕，米饮调下，空心午后各一，更量儿大小加减。

治小儿疳痢久不差，腹内鼓胀，**麝香丸方**

麝香一分。研　巴豆去心、皮。一两

上二味，先将巴豆入麻油中，煎令黑色，研烂，用纸五重裹，出油尽为度，与麝香同研匀，用稀糊和丸如黍米大。每服一丸或二丸，米饮下，空心午后各一，更量儿大小加减。

治小儿疳痢久不差，**丁香散方**

丁香　诃黎勒皮　当归切，焙。各半两　龙骨烧　卢会研。各三分　麝香研　胡黄连各一分　肉豆蔻去壳。一枚

上八味，捣罗为散。每服半钱匕，米饮调下，早晨、午后各一，更量儿大小加减。

治小儿疳痢久不差，**龙骨散方**

龙骨烧　赤石脂各半两　诃黎勒皮　密陀僧　石榴皮暴干　麝香研。各一分

上六味，捣研为散。每服半钱匕，空心米饮下，日晚再服。

治小儿疳痢久不差，**黄连散方**

黄连去须　黄檗去粗皮，剉。各三分　桃白皮炙，剉　胡粉各半两　丁香一分

上五味，捣罗为散。每服半钱匕，米饮调下，空心午后各一。量儿大小加减。

治小儿宿挟疳气，因乳食不节，肠胃虚损，下痢日久，**五灵脂散方**

五灵脂　赤箭　龙骨各一分　麝香研　卢会研　丁香各半钱　熊胆研　胡黄连各一钱

上八味，捣为细散。每服半钱匕，陈米饮调下。

治小儿疳泻不止，渐渐羸瘦，众药不效者，**异效散方**

桃根白皮剉　黄檗去粗皮，蜜炙，剉　芜荑仁　黄连去须，微炒。各一分　厚朴去粗皮，生姜汁炙，剉　木香　丁香　槟榔剉。

各一钱　无食子一钱半　楝根白皮剉。半分

上一十味，捣罗为散。每服一字，三岁以上半钱匕，五六岁一钱匕，用紫苏木瓜米饮调下，乳食前，一日三服。

小儿疳䘌

论曰：小儿宿有疳气，加以肠胃虚弱，寒邪乘之，则变下痢，痢久不止，肠胃益虚，寒湿相乘，虫因虚动，侵蚀腑脏，或口齿生疮，或肛门伤烂，故名疳䘌。

治小儿疳䘌，下部开张，痢有脓血，烂痒赤肿，**麝香丸方**

麝香研　蝉壳去足　猪牙皂荚去皮、子，炙　卢会研　人中白研。各一①分　青黛半两。研

上六味，捣研为细末，先取五月五日虾蟆一枚，以绳子双系后脚倒挂，用胡黄连一寸，以绵系，内虾蟆口中系定，将不津器承虾蟆涎，从午至戌，解放虾蟆，只取胡黄连并涎用，将六味药末就涎和丸如粟米大。每先暖浆水洗儿，软帛拭干后扶坐，取一丸子，以乳汁少许化下，须臾如醉，慎勿惊之，即虫自出。若虫色白或身黄头黑，皆是病浅，易差；若虫子遍体乱出纷纷如碎剪马尾，此必死之候。

治小儿疳疮，蚀口鼻及下部，危急，**鸡屎矾傅方**

鸡屎矾烧灰为末

上一味，先以米泔洗疮拭干，以药傅之，日三。

治小儿疳䘌下痢，不问赤白，及五种疳气痢疾，**麻子膏方**

大麻仁二两　黑豆黄一两　青黛半斤。研　虾蟆一枚。烧灰，研　麝香研。一两

上五味，先研麻仁，次捣研黑豆等四味为末，与麻仁同研如稠饧，入少许竹沥和匀，用瓷合收。口鼻疳疮者，每服半匙匕，米饮调下，日三；若脑脊疳，每日涂口鼻三上；若下部开，以绵裹药半匙匕，内下部，日三换。量儿大小加减。

---

① 一：元刻本、文瑞楼本同，日本抄本作"二"。

治小儿疳蛔蚀口鼻及下部赤烂方

大麻仁三合　干蟾一枚　地龙去土，炒。一两　葶苈纸上炒。半两　乱发如①鸡子大

上五味，除乱②发外，并捣碎，与发和匀，都入在一枚新竹筒内，置于瓦上，以煻灰火烧，取沥，少少涂儿口鼻顶上及谷道中。

治小儿疳痢，下部开并生疮，吹药**麝香散方**

麝香研　黄连去须，捣末。各半两

上二味，相和研匀，取一苇管，吹少许于下部。

治小儿蟹，虫蚀下部，**雄黄散方**

雄黄研　胡粉熬。各半两

上二味，细研如粉。每服半钱匕，以乳汁调，内下部中，日三上，以差为度。

又**绯帛膏方**

绯帛烧灰，研。一分　倒棘刺四十九枚。烧灰，研　雄黄研　磁石捣研　麝香研　蚺蛇胆研。各一分　槐枝一条。长八寸，剉　猪脂腊月者。五两

上八味，先研六味为细末，次炼脂作油，去滓，下槐枝，煎令焦黄，去槐枝，下六味药末，煎成膏，以瓷器盛。每用少许涂下部，日三。

治小儿疳蟹蚀下部，**苦参膏方**

苦参五两　艾叶二两　青葙子　甘草炙，剉。各三两

上四味，先以青葙、甘草为细末，次用水五升，煎苦参、艾叶成膏，量多少，去滓，入二味药末，和作梃子，长一寸，如箸许大，暴干。涂猪脂，内下部，日再，虫出尽为度。

又方

上以铁衣少许，研细，内下部中。

治小儿疳，虫蚀下部，久痢脓血，举体疼痛，面色虚肿，**苦**

---

① 如：元刻本、文瑞楼本同，日本抄本作"烧"。

② 乱：原作"乳"，文瑞楼本同，据日本抄本、《普济方》卷三百八十三"婴孩诸疳门"及《医方类聚》卷二百五十四"小儿门·诸疳"引《圣济总录》改。

参丸方

苦参　雌黄研　雄黄研　白矾烧。各半两　藜芦去芦头。一分　麝香少许。研

上六味，捣研为末。以一小枣许大，内下部中，日两三上。

治痔蠹，虫食肛门，治不以时，多至杀人，**猪胆饮方**

猪胆一枚　苦酒五合

上二味，同煎，量力空心饮之，虫即死。

治小儿宿有痔气，又因肠虚下痢，寒湿相乘，虫因虚动，侵食脏腑，或口齿生疮，或肛门伤烂，病名痔蠹，**青金定命丸方**

胡黄连末一两　卢会研　青黛研。各三分　白槟榔一枚。为末　肉豆蔻去壳。一枚。为末　诃黎勒五枚。去核，为末　木香为末　麝香研　丹砂研　密陀僧捣研　丁香为末。各半两　红雪研　鹤虱为末。各一分

上一十三味，合研令匀，用酒煎獖猪胆膏，和丸如绿豆大。每服五丸至七丸。奶痔，腊茶下；气痔，丁香汤下；脑痔，黄连汤下；肺痔，橘皮汤下；急痔，干笋汤下；食痔，生姜汤下；脾痔，枣汤下；肝痔，盐汤下。

治小儿痔蠹口疮，齿断露宣，**黄檗散方**

黄檗根皮炙，剉　黄连去须　黄芩去黑心　升麻剉。各三分　大青半两　干虾蟆酥炙。一两

上六味，捣罗为散。以绵裹贴齿断上，吐涎。

治小儿痔蠹，或口齿生疮，或肛门伤烂，**黄连丸方**

黄连去须。一两　白芜荑去皮，炒。半两　麝香研。一钱

上三味，捣研为末，面糊和丸如麻子大。一二岁，每服十丸，温米饮下，日三。

小儿五痔出虫

论曰：诸痔之病，皆因肥甘所致。盖人之腑脏气血，更相荣养，逢甘则中缓，中缓则荣卫行迟。故腑脏之间，化生诸虫，状如丝发，或如马尾，蚀于腑脏，令儿病痔。以药治之，其虫自出，

或出头项，或出腹背。其虫色黄白赤者可治，青黑者不可治。

治小儿诸疳，**青黛丸方**

青黛研　卢会研　干浮萍草　虾蟆烧灰　蝉蜕去土　绿豆　故皮子巾烧灰，研　豉炒　白矾烧，研　丹砂研　麝香研。各一分①

上一十一味，捣研为末，和匀，用粟米饭为丸如麻子大。一岁儿，每服一粒，用温熟水下。先以桃柳汤浴儿，后与药服。服药后得睡，覆面，看脊骨间必有虫出，形状不定，甚者吐出或嚏出，即愈。

治小儿疳，**定命夜明沙丸方**

夜明沙炒　青黛研　蛇蜕炒　蝉蜕去土　麝香研　地龙去土，炒　干虾蟆烧灰，研。各一分　蚱蝉炙。四十枚

上八味，捣研为末，和匀，粟米饭丸如麻子大。一二岁儿每服三丸，三四岁儿五丸，并用米饮下，空心日午各一服，更水化一②丸，滴两鼻中。又以桃柳汤浴儿，以青布裹，良久，虫出青布上。

治小儿诸疳，**麝香丸方**

麝香研　熊胆研　丹砂研　牛黄研　蚺蛇胆研　瓜蒂各一分　赤小豆七粒　蟾酥二片。如柳叶大

上八味，捣研为末，和匀，面糊和丸如麻子大。每服三丸至五丸，米饮下，空心日午近晚各一，更量儿大小加减服。后以桃柳汤浴儿，即以青衣盖覆，当有虫出。

治小儿疳③，出虫④，**瓜蒂丸方**

瓜蒂烧灰　麝香研　蟾酥各半两　乌蛇尾酒浸，炙　黄连去须。各一分　蛇蜕烧灰　熊胆各半分。研

上七味，捣研为末，用粟米饭丸如麻子大。温熟水化破二丸，滴于鼻中，虫出为效。

---

① 分：元刻本、文瑞楼本同，日本抄本作"两"。
② 一：元刻本、文瑞楼本同，日本抄本作"十"。
③ 疳：元刻本、文瑞楼本同，日本抄本作"诸疳"。
④ 出虫：元刻本、文瑞楼本同，日本抄本无。

治小儿诸疳气，**麝香散方**

麝香研　白矾灰　胆矾烧过　皂荚烧灰。各一分　猪胆一枚。去膜，熬干　腻粉研。十[①]钱

上六味，再同研令极细。每服一字匕，米饮调下。服药后，以青衣盖儿身上，良久有虫出，即差。

治五疳吐虫，腹胀羸瘦，**除疳散方**

丁香　生犀角末。各半钱　苦楝根有子者良，赤者不用。阴干，为末　鹤虱各半两　密陀僧　白槟榔炮，剉。各一分

上六味，捣罗为散。每服一钱匕，米汤调下，日三，虫自出，更量大小加减。

治小儿五疳，眼鼻多痒，寒热往来，腹脏不调，或泻脓血，肌体瘦弱，饮食不化，多困少力，眼涩饶睡，兼治惊风，**月蟾丸方**

干蟾一枚，大者。端午取　蛇蜕皮大者，一条　谷精草二两。三味同入一瓶子内，以盐泥固济，烧灰　胡黄连　甜瓜蒂　丁香各一分　熊胆研　卢会研　天竺黄研　牛黄研　丹砂研　龙脑研　麝香研　雄黄研。各一分　青黛研。半两

上一十五味，捣研为末，再研匀，用獚猪胆汁煮面糊，丸如绿豆大。每服三五丸，米泔下，量儿大小加减服。药后以桃柳汤浴儿，着青衣盖，疳虫出衣上。

治小儿疳，杀虫，**卢会丸方**

卢会研　芜荑炒　木香　鹤虱炒。各半两

上四味，捣研为末，水浸炊饼丸如黄米大。每服十丸，米饮下，更量儿大小加减。

治小儿疳蛔，**定粉丸方**

定粉　猪胆各一分

上二味，研和为丸如绿豆大。每服二丸，米饮下。

治小儿疳，杀虫，**雄黄散方**

---

① 十：元刻本、文瑞楼本同，日本抄本作“一”。

雄黄研　黄连去须　木香各一分①　麝香研。半分

上四味，捣研为散。每服半钱匕，米饮调下。量儿大小加减。

小儿诸疳

论曰：小儿疳疾，皆以肥甘而得之，故名诸疳。五脏所受，各各不同。在肝为风疳，其状摇头揉目，白膜遮睛，色青黄，毛焦发立，筋青脑热，覆面而卧，腹有积聚，时下痢，身体自汗，久不愈，转加羸瘦，是为肝疳；若目睛带青脉，左胁下硬，吐涎，眼角有黑气者，不可治。在心为惊疳，其状浑身壮热，吐痢无常，颊赤面黄，胸膈烦满，鼻干心躁，口舌生疮，时有盗汗，或发虚惊，久不愈，则下痢脓血，是为心疳；若惊啼多渴，便食辛味，耳边有脉，舌上有黑靥者，不可治。在脾为食疳，其状腹多筋脉，啼促气粗，乳食不多，心腹胀满，多啼咳逆，面色萎黄，骨立毛焦，形枯力劣，胸膈壅闷，乳食难消，肠胃不和，下痢酸臭，鼻干口燥，爱暗憎明，情意不佳，好吃泥土，是为脾疳；若腹大，唇无血色，人中平满，下痢不禁，皮枯骨露者，不可治。在肺为气疳，其状咳嗽气逆，皮毛干焦，饶涕多啼，咽喉不利，揉鼻咬甲，壮热憎寒，口鼻生疮，唇边赤痒，腹中气胀，食减下痢，皮上粟起，是为肺疳；若咳逆气促，下痢白沫，身有斑纹，黑色如粟米者，不可治。在肾为急疳，其状肌骨消瘦，齿龈生疮，逢寒遇热，则鼻干口燥，脑热如火，脚冷如冰，食少吐逆，时或下痢，下部生疮，肛门脱出，是为肾疳；若嗜酸咸，饮乳无度，小便白浊，牙齿青黑，耳脑干燥，肩耸骨枯者，不可治。凡此五疳，又有五绝之候：一掐著脚中指底不觉疼，二抱著手足垂軃无力，三病未退，遍身不暖，四脏腑泻青涎及沫不止，五项筋舒展无力，如此皆不可治也。五疳之外，随十二经脉血气所受，变状不一，故曰诸疳。

治小儿二十四种疳，**熊胆散方**

---

① 分：元刻本、文瑞楼本同，日本抄本作“两”。

熊胆　牛黄　雄黄　五灵脂　丹砂　麝香各半两　蚺蛇胆已上

细研　黄连去须　干蝎去土　天麻　蜗牛炒　马兜铃根干者　大黄

剉碎，炒。各一分①

上一十三味，熊胆等七味研令如粉，黄连等六味捣罗为散，
再同研令极细。每服一字至半钱匕，用米饮调下，早晨、午间、
临卧各一服，量儿大小加减服之。或以蜜为丸如麻子大，每服三
丸至五丸。

治小儿五疳，**无食子丸方**

无食子三枚，大者。煨熟用　牛黄研　麝香研　丁香　雄
黄研，水飞　青黛研　木香　丹砂研，水飞。各一分　蟾酥三
片，如柳叶大。焙过，研　熊胆半两。研　蜗牛壳干者，去土。
二十枚

上一十一味，捣研为末，更同研令细，水浸蒸饼为丸如黍米
大。一二岁儿临卧乳汁下一丸，三四岁二丸，五六岁三丸，七八
岁五丸，米饮下亦得，日再服之。

治小儿五疳羸瘦，腹胀下利，可②思饮食，**使君子丸方**

使君子用水和生面裹，炮，以面熟为度，只取使君子用　丁
香　无食子　熊胆研　胡黄连　夜明沙微炒　青黛研　肉豆蔻
仁　黄连去须，微炒　卢会研。各一两　蟾头干者，一枚。炙
黄　蟾酥一皂子大　麝香一钱。研　龙脑半钱。研

上一十四味，捣研为细末，拌令匀，湿纸裹，粟米烧饭和丸
如麻子。每三岁服五丸至七丸，用温米饮下，日三服，不计时候，
大小以意加减。

治小儿疳气，**卢会丸方**

卢会研　钓藤别捣末。各一两　雄黄　青黛各半两。研　蟾酥
研　熊胆研　麝香研。三味各一③分

上七味，同研匀，入猪胆汁和丸如绿豆大。每日空心临卧，

---

① 分：元刻本、日本抄本同，文瑞楼本作"两"。

② 可：元刻本、文瑞楼本同，日本抄本作"不"。

③ 一：元刻本、文瑞楼本同，日本抄本作"二"。

煎荆芥汤下三丸至五丸，二岁以下两丸。

治小儿疳气，**虾蟆煎丸方**

虾蟆一枚。用头，炙黄，为末　胡黄连　地龙去土，炒　木香各一分　肉豆蔻一枚。去壳　麝香研　黄连去须。各一钱半　夜明沙　白芜荑各一钱。为末　丹砂二钱。研

上一十味，用虾蟆、芜荑末，獖猪胆二枚，法酒一盏，煎成膏，和其余药末为丸如粟米大。每服五丸至七丸，米饮下，日三两服。

治小儿一切疳，**四胆丸方**

龙胆去土　虎胆　熊胆研　猪胆　卢会研　麝香研　白矾灰　荆芥穗各一分

上八味，捣研为末，先取东引石榴根半斤碎剉，以水三碗，煮至半碗，去滓，以慢火煎如膏，下诸药末，又熬令可丸，即丸如绿豆大，用瓷器收之。如遇诸疳有虫，或揩鼻眼，手搣指甲及下部者，取一丸，以荆芥汤化为汁。候儿睡后，点少许于鼻中、脑上、十指、下部，虫闻药气，皆化为水。

治小儿一切疳，吹鼻，**青黛散方**

青黛研　细辛去苗叶。各半两　瓜蒂　麝香研　地龙微炒　卢会研　黄连去须。各一分

上七味，捣研为细散，每用少许吹鼻中。得嚏喷多，即易治；嚏喷少，难治；不嚏喷，不可治。

治小儿五疳，心脏惊疳，肝脏风疳，肺脏气疳，脾脏滑疳，肾脏急疳，皆治之，常服**金蟾丸方**

蟾酥一字　胡黄连　使君子　熊胆研。各一分　木香一钱　麝香研。少许　牛黄研。半钱　丹砂研。二钱。飞　大黄半两　虎睛研。一对

上一十味，捣研为末，烧粟米饭丸如麻子大。荆芥汤下三丸至五丸，量儿大小，加减服之。

治小儿一切疳，脑闷昏沉，宜先用**吹鼻散方**

青黛研　踯躅花各一分　黄连去须　瓜蒂　地龙微炒　麝香

研。各半分

上六味，捣研为细散。每用少许吹在鼻中，看嚏喷多少，嚏喷多即病轻，嚏喷少即病重。

治小儿疳气，面黄肌瘦，发热多困，好吃泥土，捋眉咬甲，时好伏地，**香蟾丸方**

干蟾一枚。炙焦　麝香研。半钱　胡黄连半两　丹砂研　牛黄研　蛇蜕烧灰　雄黄研　天竺黄研　熊胆研　蝉蜕炙。各一分　天仙子半合。水浸出芽子为度，焙干，为细末　肉豆蔻一枚。去壳

上一十二味，捣研为细末，糯米饭和为丸如黄米大。每服七丸至十丸，米饮下，不拘时候，一日三服。

治小儿疳气，身体壮热，毛发焦黄，目常有泪，满口生疮，脚手细弱，腹胁胀满，好吃泥土，**使君子丸方**

使君子去皮　夜明沙炒　白芜荑炒。各半两　胡黄连一两　麝香半钱。研　细辛去苗叶　卢会研　雄黄研　蟾酥　槟榔剉　蝉蜕去翅、足，炒。各一分　蜗牛十枚　干虾蟆二枚。用温水洗去肠肚恶物并骨爪后，慢火炙黄色为度，捣罗为末，用酒一升，同熬成膏

上一十三味，除虾蟆外，捣研为细末，入膏子和为丸如麻子大。每服五丸至七丸，米饮下，不拘时候，一日三服。

治小儿脑脊疳，口生白疮，齿疳，并诸般疳疾，悉主之，**熊胆膏方**

熊胆　蚺蛇胆　卢会　牛黄　麝香　龙脑各一分

上六味，并研如粉，用新汲水两盏，入药末搅令匀，以瓷器盛，重汤煮之，水只可及瓷器五分以来，慢火煮，旋添暖水，煮至半日，更投三五粒粳米同煮，米烂药即成，以篦子搅令匀，勿令药干。欲点鼻中时，先七日，孩子与乳母忌生冷、酱豉、五辛、热面、鱼肉并少食盐，然后取药少许，渐渐吹鼻中及涂口疮上，频使，两日即停一日，看儿发变青即止，至七度停药后，还须慎口。

治小儿一切疳病，**鹤虱丸方**

鹤虱轻炒　胡黄连　卢会研　丹砂研。各一分　青黛研。三分

上五味，捣研为末，更入乳钵内研令细，用米泔煮猪胆令熟，取汁和为丸如麻子大。每服三丸至五丸，米饮下，早晨、午间、日晚各一服。量儿大小加减。

治小儿五疳瘦弱，不思乳食，**黄连猪胆丸方**

黄连去须　卢会研　芜荑　青黛研　槟榔剉。各一分　蝉蜕二十一①个。去土　胡黄连半两　麝香研。半钱

上八味，捣研为末，以猪胆丸如麻子大。每服五七丸，量儿加减，米饮下。

治一切疳气，**青金定命丸方**

胡黄连一两。为末　卢会研　青黛研。各三分　肉豆蔻二枚。去壳，为末　诃黎勒五枚。煨，去核，为末　槟榔一枚②。为末　麝香研　丹砂研　密陀僧为末　木香为末　丁香为末。各半两　红雪研　鹤虱为末。各一分

上一十三味，再同研令匀，用酒煎獖猪胆膏，丸如绿豆大。每服五丸至七丸，奶疳，腊茶下；气疳，丁香汤下；脑疳，黄连汤下；肺疳，橘皮汤下；急疳，干笋汤下；食疳，生姜汤下；脾疳，枣汤下；肝疳，盐汤下。

治五疳，杀虫化食，长肌肉，退风热，**青黛丸方**

青黛别研。留一半为衣　使君子肉　槟榔剉　夜明沙　白芜荑醋炒令紫。各半两　蛇蜕一条。炙　肉豆蔻面裹煨，去壳。一分　巴豆半分。用麸③炒令紫，去壳，别研　麝香一钱。研　黄连去须，炒。一分半　虾蟆一枚。酒浸，炙令黄紫色，去骨

上一十一味，先研巴豆令细，次用猪胆一枚取汁，同研令匀，旋入其余药末，搜和为丸。如未就，更用少软饭，再研得所，丸如麻子大。每三岁以下者一丸，五岁两丸，十岁三丸，食后用熟水下，日三服。如风热，大便涩，用葱汤下五丸至七丸，以通利

---

① 二十一：元刻本、文瑞楼本同，日本抄本作"二十"。
② 枚：元刻本、日本抄本同，文瑞楼本作"两"。
③ 麸：元刻本、文瑞楼本同，日本抄本作"面"。

为度。

治小儿，常服，杀疳虫，**天浆子丸方**

天浆子七枚。去壳 青黛研 乌蛇酒浸，去骨，炙熟 丹砂研 麝香研。各一分 葶苈隔纸炒过 龙脑研 雄黄研 腻粉各半分 白附子炮 独角仙去翅、足，炙。各一枚[①] 干蝎五枚。炒 蝉蜕十枚。去足 蟾酥一分

上一十四味，各捣研为末，用生猪胆为丸如黄米大。每服一粒，早晨、日晚各一服。

治小儿五疳，**胡黄连丸方**

胡黄连 蛤蚧酥炙 牛黄研 犀角屑 天麻 人参 肉豆蔻仁 大黄研细，炒。各半两 雄黄研如粉。一分

上九味，捣研为末，炼蜜为丸如麻子大。每服五丸，空心午后各一服，温水下。

治小儿诸疳，壮热，**黄连丸方**

黄连去须 黄檗去粗皮 甘草炙，剉 青橘皮去白，焙。各等分

上四味，捣罗为细末，研麝香少许，和匀，入貒猪胆内，用线系定，于石器内浆水煮五七沸，取出当风挂一宿，去胆皮，研熟，丸如绿豆大。每服五七丸，米饮下，渐加至十丸。

治小儿诸疳诸痢，食伤气胀，头大体羸，头发作穗，壮热，不食多困，齿烂鼻疮，丁奚潮热等疾，**牛黄煎方**

虾蟆一枚。去皮、骨、肠胃，炙焦，捣末，以无灰酒一盏，貒猪胆一枚取汁，同熬成膏 诃黎勒皮炮 使君子去壳 胡黄连 蝉蜕 无食子 卢会研 芜荑仁 熊胆研 夜明沙 丹砂研 雄黄研 木香各一分 肉豆蔻去壳，春夏半分，秋冬一分 牛黄研。二钱 麝香研。一钱 龙脑半钱

上一十七味，捣研十六味为末，入前膏，丸如麻子大。每服五七丸，米饮下。惊疳，金银薄荷汤下；干疳腹胀，桃仁茴香汤

---

① 枚：元刻本、文瑞楼本同，日本抄本作"两"。

下；疳虫，东引石榴苦楝根汤下。此丸尤治疳痢。若挟热而痢者，不可服。

治小儿诸疳，肢体羸弱，脏腑虚滑，可思乳食，**三和丸方**

胡黄连一两　木香半两　麝香研。一钱

上三味，捣研为细末，面糊和丸如麻子大。一二岁每服十丸，温粥饮下，日三。

卷第一百七十四

小儿门

小儿门

小儿伤寒

论曰：小儿伤寒之病，有冬时冒犯严寒而得之者，有伤四时非节之气而得之者。所感虽不同，然皆名伤寒，大率与大人伤寒证状无异，惟用药分剂差少尔。治法兼见伤寒门中。

治小儿伤寒，身热头痛，咳嗽喘鸣鼻干，不得卧，**十味汤**方

前胡去芦头　柴胡去苗　人参　甘草炙，剉　独活去芦头　桔梗炒　赤茯苓去黑皮　枳壳去瓤，麸炒　芎䓖　羌活去芦头。各半两

上一十味，粗捣筛。每二钱匕，水一盏，入生姜三片，大枣二枚，擘破，同煎至七分，去滓，分温三服。

治小儿伤寒，头痛肌热，喘粗，**白术汤**方

白术　人参　麻黄去根节　甘草炙，剉　葛根剉　藿香去梗　桔梗炒。各半两

上七味，粗捣筛。每服一钱匕，水半盏，煎至三分，去滓，不计时候温服。

治小儿伤寒，外证身热脉浮，**人参汤**方

人参　麻黄去根节　赤茯苓去黑皮　白术　干葛剉　甘草炙。各半两

上六味，粗捣筛。每二钱匕，水一小盏，入葱白少许，同煎至六分，去滓，分温二服。

治小儿伤寒，咳嗽喘粗，肌热，烦躁作渴，**茯苓汤**方

白茯苓一两　乌梅肉半两。微炒　干木瓜一两

上三味，捣筛为粗末。每服一钱匕，以水一小盏，入生姜钱子一片，煎至五分，去滓温服，不计时候。量儿大小加减。

治小儿伤寒，壮热头痛烦渴，**栝楼根散**方

栝楼根半两　苦参一分。剉　人参一分。去芦头　寒水石半两　甘草一分。炙微赤，剉　石膏半两

上六味，捣筛为粗散。每服一钱匕，以水一小盏，煎至五分，去滓，不计时候温服。量儿大小，以意加减。

治小儿伤寒，四肢烦热，心躁口干多渴，**葛根散**方

葛根半两。剉　麻黄半两。去根节　人参半两。去芦头　甘草一分。炙微赤，剉　桂心一分

上五味，捣罗为粗散。每服大①一钱匕，以水一小盏，入生姜钱子一片，枣一枚，擘，去核，煎至三分，去滓温服，不拘时。

治小儿伤寒，头痛肌热，喘粗哎哩，**石膏汤**方

石膏碎。一钱　白术半两　麻黄去根节　桔梗炒　甘草炙　水萍暴干　杏仁汤浸，去皮尖、双仁，炒。各一分

上七味，粗捣筛。每服一钱匕，水半盏，葱白少许，煎至三分，去滓温服，不拘时候。

治小儿伤寒体热，面赤口干，或咳嗽，**黄芩汤**方

黄芩去黑心。二②两　麻黄去根节。一两　桂去粗皮　甘草炙　石膏碎　芍药各半两　杏仁十枚。汤去皮尖、双仁，炒

上七味，粗捣筛。每服一钱匕，水半盏，生姜三片，煎至三分，去滓，量儿大小加减。

治小儿伤寒，**四物汤**方

芍药　黄芩去黑心　升麻　葛根各半两

上四味，粗捣筛。每服一钱匕，水半盏，煎取三分，去滓温

---

① 大：元刻本、文瑞楼本同，日本抄本无。
② 二：元刻本、文瑞楼本同，日本抄本作"三"。

服。量儿大小，以意加减。

治小儿四五岁，伤寒取汗，**射干汤方**

射干 甘草炙，剉 升麻 芍药 石膏捣研。各半①两 杏仁
二十枚。汤退去皮尖、双仁，麸炒 麻黄去根节。三分 桂去粗皮。
一分

上八味，粗捣筛。每服一钱匕，水一小盏，煎至五分，去滓
温服，后以衣盖覆出汗，更量儿大小加减。

治小儿伤寒，**葛根饮方**

葛根汁 淡竹沥各三合

上二味相和，煎三五沸。二三岁儿分三服，百日儿斟酌服之。

治小儿伤寒，胃气不和，解肌，**苍术散方**

苍术 厚朴去粗皮，生姜汁炙，剉 陈橘皮汤浸，去白，焙。
各一两 干姜炮。三分 甘草炙。半两

上五味，捣罗为散。每服一钱匕，水一小盏，入生姜、大枣
各少许，同煎至六分，热服。

小儿中风

论曰：风者百病之长，善行而数变。小儿气血未定，肌肉脆
弱，腠理虚疏，为邪风所中。以春甲乙得之，则中于肝；以夏丙
丁得之，则中于心；以季夏戊己得之，则中于脾；以秋庚辛得之，
则中于肺；以冬壬癸得之，则中于肾。各随其腑脏之俞所中，则
为脏腑之风。或客于皮肤肌肉荣卫，或留于筋膜骨髓，随其变化，
为病不一，各有间甚之状。大率与大人所得证候皆同，特小儿之
治，分剂多寡差殊，宜消息以调之。

治小儿卒中风，状如欲绝，**增损续命长理石汤方**

长理石碎 石膏碎 赤石脂碎 白石脂碎 滑石碎 桂去粗
皮 大黄剉，炒令香 麻黄去根节，先煎，掠去沫，焙 防风去
叉 牡蛎烧，碎 龙骨碎 栝楼根剉。各半两 甘草炙。一两 寒

---

① 半：元刻本、文瑞楼本同，日本抄本作"二"。

水石一分

上一十四味，粗捣筛。一二岁儿，每服一钱匕，水半盏，煎至三分，去滓温服。服后汗出，以粉傅之。若有热者，增大黄；不汗者，加麻黄；无寒水石，以朴消代之。日三服，量儿大小，加减服之。

治小儿卒中风恶毒及久风四肢不随，并弹曳不能行步，**续命汤方**

麻黄去根节，先煎，掠去沫，焙。二两　甘草炙。半两　黄芩去黑心。一两　石膏一分　芎䓖半两　桂去粗皮。半两　杏仁十枚。汤退去皮尖、双仁，麸炒令熟　葛根剉。半两　升麻半两　当归切，焙。半两　独活去芦头。半两　人参一分

上一十二味，粗捣筛。三四岁儿，每服一钱匕，水七分，煎至四分，去滓，连夜三四服。量儿大小，加减服之。汗出，以粉傅之，避风。

治小儿风痹不能语，口眼喎斜，四肢不随，**石膏汤方**

石膏碎。一两　麻黄去根节，先煎，掠去沫，焙。一两　甘草炙。半两　射干半两　桂去粗皮。半两　芍药半两　细辛去苗叶。一分　当归切，焙。半两

上八味，粗捣筛。一二岁儿，每服一钱匕，水半盏，煎至三分，去滓温服，日三。量儿大小加减服。

治小儿中风，手足拘急，**石膏汤方**

石膏研。三分　真珠末水飞过。一两

上二味，同研匀细为末。三四岁儿，每服一钱匕，水七分，煎至四分，去滓温服，日三。量儿大小，以意加减。

治小儿中风，筋脉拘急，或手足瘛疭等，**羌活散方**

羌活去芦头。三分　芎䓖三分　防风去叉。三分　天麻半两　白附子一分　麻黄去根节，先煎，掠去沫，焙。半两　当归炙干，切，焙。三分　甘草炙。一两

上八味，捣罗为散。一二岁儿，每服半钱匕，乳汁调服；三四岁儿服一钱匕，日三服。如无乳，熟水调服亦得。量儿大小，

加减服之。乳母亦用暖酒调下一钱匕。

治小儿新生，肌肤嫩弱，喜为风邪所中，身体热，或中大风，手足惊掣，**甘草摩膏方**

甘草炙　防风去叉。各一两　白术　桔梗各三分　雷丸二两半

上五味，捣罗为粗末，用不入水猪脂一斤，锅内火上先炼过，去滓，入诸药末，更煎令成膏，新绵滤去滓，入瓷合内贮之。每用特取少许炙手，以膏摩之，百度效。小儿无病，每日以膏摩囟上及手足心良，辟风寒也。

治小儿中风，**蓖麻散方**

蓖麻子二十枚。去皮，别研　天浆子去壳。一十枚　生蝎三十枚　石榴一枚。取却石榴子及七分，盛三味药在内，作泥裹固济，烧令通赤，候药香气出即熟，取出打破裹，便捣罗为末，入后药三味　天南星　半夏　白附子各一分半

上七味，将后药三味，并生用捣罗为散，与前药相和，研令匀。酒调下一字，重者不过两服。

治小儿汗出中风，一日之时，儿头颈腰背热，二日即腹热，手足不屈，宜服**慎火草散方**

慎火草干者，半两。景天草是也　丹参　麻黄去根节，先煎，掠去沫，焙　白术各一分

上四味，捣罗为散。一二岁儿，每服半钱匕，浆水调服；三四岁儿，服一钱匕，日三服。量儿大小加减。

治新生小儿中风，**麝香散方**

麝香细研。一分　驴鬐头毛手大指大一把

上二味，以乳汁和驴毛，令得所，于铜器中微火炒令焦，取出，与麝香同研令如粉。每服一字，乳汁调下，连夜三服。

治小儿中风，口眼牵急，**丹砂丸方**

丹砂研　干蝎去足，微炒　白僵蚕微炒　天南星炮裂。各半两　白附子一分

上五味，捣罗四味为末，入丹砂研令匀，面糊和丸如绿豆大。一岁儿服一丸，薄荷汤下。

治小儿中风，四肢拘挛，心神烦乱，不得睡卧，**独活汤**方

独活去芦头。一分　黄耆剉。一两　防风去叉。三分　白鲜皮三分　茯神去木。一两　羚羊角屑。三分　桂去粗皮。半两　酸枣仁一两　甘草炙。半两

上九味，粗捣筛。每服一钱匕，水七分，煎至四分，去滓，量儿大小，以意加减服之。

治小儿中风，口眼㖞斜，发歇不定，神识昏昧，**紫金丹**方

草乌头一分。炭火内烧存性　天南星一分。炭火内烧存一半性　丹砂研。三钱　蜈蚣一条，赤足全者。炙　白花蛇生，取肉，焙干　蝎梢炒　牛黄研　麝香研　乳香盏子内熔过，研。各一钱

上九味，先将五味捣罗为细末，入研者药合研匀，用酒煮面糊，和丸如麻子黍米大。量儿大小，每服三丸至五丸，煎桃符汤下。急惊风，研服。

治小儿中风痉，身背强直，牙关紧急，**螳螂丸**方

螳螂一枚，大者。去翅、足，炒干　棘刚子去皮。三十枚　乌头炮裂，去皮脐。二①枚　天南星中者。炮。一枚　防风去叉。一分　细辛去苗叶。一钱　干蝎炒。一钱　白附子大者。一枚　丹砂研。一分　麝香研。半钱

上一十味，捣研为细末，用石脑油为丸如绿豆大。每服一丸至二丸，薄荷水化下，不计时候。如小儿目睛上视，口噤不开，用醋化一丸，灌入鼻中，男左女右灌之。

治小儿中风痉，颈项强直，及风痫潮发，**牛黄丸**方

牛黄研　丹砂研　天竺黄研　蝎梢　白僵蚕　天南星　白附子各一分

上七味，并生用，捣研令细，炼蜜丸如梧桐子大。每服金银薄荷汤，化下一丸至二丸服之。

治小儿中风天瘹，惊邪风痫，**白僵蚕丸**方

白僵蚕炒。一两　干蝎炒。一分　白附子炮。一两　天南星炮

---

① 二：元刻本、文瑞楼本同，日本抄本作"五"。

裂。半两　乌蛇酒炙令香熟，去骨。半两

上五味，捣罗为末，粳米饭为丸如麻子大。一二岁儿，每服三丸，以温酒下，连夜三服。随儿岁数，以意加减服之。

小儿发黄

论曰：小儿瘀热在胃，或湿热相搏，熏散肌肉，其证目黄，身或疼痛，肌肉如橘色。或得之伤寒，或得之时气，或得之风温。皆脾胃气虚，邪热与谷气相搏所为也。利其小便则愈。又小儿百日以上，非因伤寒温病，身体微黄者，此由将息过度，胃热所致。慎不可灸。唯宜薄衣裳，兼粉之，自愈。其证不可不辨。

治小儿发黄，**升麻汤方**

升麻　黄芩去黑心　山茵陈　柴胡去苗　瓜蒂　知母焙　蓝叶各一两　山栀子仁一两一分　大黄剉，炒　石膏捣碎。各一两半　甘草炙　芍药各半两　羚羊角镑。三分

上一十三味，粗捣筛。三四岁儿，每服一钱匕，水七分，煎至四分，去滓温服，早晨、午后、近夜各一服。量大小加减。

治小儿黄病，**山茵陈丸方**

山茵陈半两　山栀子仁　秦艽去苗、土　大黄剉，炒。各三分　朴消研　郁李仁汤去皮，别研。各一两

上六味，除郁李仁外，捣罗为末，与郁李仁和匀，炼蜜和丸如绿豆大。每服温水下三丸至五丸，日再服。量儿大小，以意加减。

治小儿发黄，**桑白皮汤方**

桑根白皮剉　麻黄去根节，汤煮，掠去沫　秦艽去苗、土。各一分　大黄剉，炒①。半两

上四味，粗捣筛。每一钱匕，水七分，牛乳一合，同煎至五分，去滓，分温食前，日三服。量儿大小加减。

治小儿黄疸，身体、目睛、小便并黄，**茵陈汤方**

---

① 炒：元刻本、文瑞楼本同，日本抄本作"炙"。

山茵陈一分　大黄剉，炒。半两　山栀子仁五枚

上三味，粗捣筛。五六岁儿，每一钱匕，水七分，煎至四分，入朴消半钱，更煎一两沸，去滓，分温日三服。量大小加减。

治小儿天行发黄，心腹胀急，**三黄汤**方

大黄剉，炒　黄芩去黑心。各一两半　山栀子仁三分

上三味，粗捣筛。三四岁儿，每服一钱匕，水七分，煎至四分，去滓温服，取利为度。

治小儿黄病，**青麦汁**方

青麦自然汁

上一味，一二岁儿，取半鸡子壳，分二服；三四岁儿，取一鸡子壳，分二服，早晨、午后各一服。

治小儿忽发黄，面目、皮肉并黄，**栝楼根饮**方

生栝楼根

上一味，捣取汁二大合，蜜一大匙和匀，火暖，分三服。

治小儿黄病，**土瓜根汁**方

土瓜根汁

上一味，一二岁儿，取半鸡子壳，分二服；三四岁儿，取一鸡子壳，分二服，早晨、晚后各一。

治小儿身目俱黄，**秦艽汤**方

秦艽三分

上一味，粗捣筛。每一钱匕，入牛乳一合，同煎至五分，去滓，分温日三服。量儿大小加减。

治小儿诸黄，**瓜蒂散**方

瓜蒂一十四枚　小豆二十粒　糯米四十粒

上三味，捣罗为散。吹少许入鼻中即差。

治小儿黄病，**韭根汁**方

韭根汁

上一味，滴少许入鼻中，出黄水即差。

治小儿胃热，身体微黄，**除热粉**方

寒水石碎　芒消　滑石碎　石膏碎　赤石脂碎　木香　大黄

剉　甘草剉　黄芩去黑心　防风去叉　芎䓖　麻黄根等分

上一十二味，捣罗为末。以蛤粉一升，药末三合，相和再筛，粉儿，日三。

小儿疟

论曰：夏伤于暑，秋成痎疟。小儿血气壅盛，内挟实热，因犯暑邪，客于皮肤分肉之间，至秋为风冷所折，阳盛于外，阴长于内，阴阳相搏，发而成疟。先寒后热者，寒疟也；先热后寒者，温疟也；热而不寒者，瘅疟也。若汗出过多，亡阳而渴，当节其饮。多饮而小便涩，则变为饮澼矣。

治小儿疟，发作不定，多渴心烦，**乌梅汤**方

乌梅肉炒　常山各半两　甘草炙。三分

上三味，粗捣筛。每服一钱匕，水一盏，入竹叶五片，小麦三十粒，同煎至四分，去滓温服。量儿大小加减，不拘时候。

治小儿温疟，**常山汤**方

常山　淡竹叶各一两　小麦一合

上三味，粗捣筛。分为四剂，每剂以水二盏，煎至一盏，去滓，分温三服，一日令尽，以差为度，更量儿大小加减。

治小儿诸疟，**大青汤**方

大青　鳖甲醋炙，去裙襕　赤芍药各半两　当归切，焙　茵陈蒿　麻黄去节，煎，去沫，焙　猪苓去黑皮。各一分

上七味，粗捣筛。每服半钱匕，水半盏，煎至三分，去滓温服，日三，更量儿大小加减。

治小儿疟疾，身体壮热增寒，发作有时，**当归汤**方

当归切，焙　赤芍药　鳖甲醋炙，去裙襕　柴胡去苗　大黄剉，炒　甘草炙。各一分　桃仁去皮尖、双仁，麸炒。半两

上七味，粗捣筛。五六岁儿，每服半钱匕，水半盏，煎至三分，去滓温服，日三，更量儿大小加减。

治小儿疟，**大黄汤**方

大黄剉，炒　常山各一分　桂去粗皮　甘草生。各半两

上四味，粗捣筛。三四岁儿，每服半钱匕，以水半盏，煎至三分，去滓，未发前温服，吐利为效，更量儿大小加减。

治小儿疟疾，**升麻汤方**

升麻　常山　蜀漆　大黄剉，炒　莠荙　黄芩去黑心　桂去粗皮。各一分　芒消一两

上八味，粗捣筛。五六岁儿，每服半钱匕，水半盏，煎至三分，去滓，发时温服，吐利为效，更量儿大小加减。

治小儿疟，癖实壮热，头痛欲吐，**甘草汤方**

甘草炙　常山各一两

上二味，粗捣筛。三四岁儿，每服半钱匕，水半盏，入竹叶十片，同煎至三分，去滓温服，更量儿大小加减，得吐即止。

治小儿疟，发寒热，腹胀下痢，呕逆黄瘦，**柴胡汤**方

柴胡去苗。一分　枳壳去瓤，麸炒。二①枚　诃黎勒大者，一颗。煨，取皮用　黄芩去黑心　甘草炙，剉　芍药　知母焙。各半两

上七味，粗捣筛。每服一钱匕，水七分，煎至四分，去滓温服。

治小儿诸疟，**蛇蜕散方**

蛇蜕烧灰

上一味，研细。每服半钱或一钱匕，冷水调下。

又方

鹿角镑。一两

上一味，粗捣筛。每服一钱匕，未发时，水半盏，煎至三分，去滓温服，更量大小加减。

小儿水气肿满

论曰：肾者，胃之关，开窍于二阴。水谷入胃，输于下焦，

---

① 二：元刻本、文瑞楼本同，日本抄本作"一"。

机关在肾。小儿脾肾禀受不足者，关闭不利，水液不能下输，致水聚于胃而生诸病。土不胜水，水液妄行，乘于肌肉，流溢皮肤，故为肿满。然有水肿，有风肿。皮薄如熟李者，水肿也；虚肿如吹者，风肿也。治各有法，宜依证调之。

治小儿水肿腹大，诸疗不差，**泽漆丸方**

泽漆叶　葶苈纸上炒。各半两　甘遂炒　黄芩去黑心　郁李仁汤浸，去皮尖，炒，研　芍药　猪苓去黑皮　杏仁汤浸，去皮尖、双仁，炒，研　车前子各三分　鳖甲去裙襕，醋炙　柴胡去苗。各半两

上一十一味，捣研为末，炼蜜和捣三五百杵，丸如绿豆大。五六岁儿，每服五丸，温水下，更看儿大小增减。

治小儿肿满结实，诸治不差，**甘遂丸方**

甘遂炒　葶苈纸上炒　车前子　猪苓去黑皮　杏仁汤浸，去皮尖、双仁，炒，研　芍药各三分　泽漆叶　黄芩去黑心　鳖甲去裙襕，醋炙。各半两

上九味，捣研为末，炼蜜和丸如绿豆大。五六岁儿，每服五丸，竹叶汤下，以利为度，更量儿大小增减。

治小儿肿满，**构皮汤方**

构木白皮切，五合。即楮也　赤小豆四合　赤茯苓去黑皮。一两半

上三味，㕮咀如麻豆大。五六岁儿，每服一钱匕，水七分，煎至四分，去滓温服，日再，更量儿大小增减。

治小儿通体肿满，腹胀气喘，**郁李仁汤方**

郁李仁汤浸，去皮尖，炒，捣研　大黄煨，剉　柴胡去苗。各一两半　芍药　猪苓去黑心　泽泻各一两　赤茯苓去黑皮　黄芩去黑心。各一两一分　麻黄去根节。一分　升麻　杏仁汤浸，去皮尖、双仁，炒，研　鳖甲去裙襕，醋炙。各三分

上一十二味，粗捣筛。五六岁儿，每用二钱匕，水一盏，煎至五分，去滓，分温二服，日再，以利为度，更量儿大小增减。

治小儿水气肿满，**猪苓汤方**

猪苓去黑皮　海蛤　防己　白术　葶苈子纸上炒　朴消各一分　桑根白皮剉　赤茯苓去黑皮。各半两

上八味，粗捣筛。五六岁儿，每服一①钱匕，水七分，煎至四分，去滓温服，日再，以差为度，更量儿大小增减。

治小儿水气，**甘遂散方**

甘遂炒　大黄剉，炒　牵牛子炒。各三分　葶苈纸上炒。一分　槟榔煨，剉。半两

上五味，捣罗为散。每服一字匕，熟水调下，以利为度，更量儿大小增减。

治小儿肿满，服药不退，**葶苈煎方**

葶苈纸上炒。三分　防己一两半　泽漆叶　郁李仁去皮尖，炒。各一两一分　赤茯苓去黑皮　泽泻　杏仁汤浸，去皮尖、双仁，炒，研如膏。各三两　柴胡去苗。二两

上八味，将七味粗捣筛，以水一斗，煎至二升半，去滓，入杏仁膏及白蜜一斤，慢火煎如稀饧。二岁儿，每服半钱匕，温水调下，渐加之，更随儿大小加减。

治小儿水气，**槟榔散方**

槟榔煨熟，剉　大黄剉，炒。各三分　葶苈纸上炒　牵牛子炒。各半两

上四味，捣罗为散。三四岁儿，每服半钱匕，熟水调下，以利为效，更随儿大小增减。

小儿心痛

论曰：经言心无正痛，真心痛即难治。小儿心痛者，心包络脉受邪也。包络者，心之别脉，邪气客之，则厥气上逆，痞而不散，故发为心痛。

治小儿冷邪气攻心痛，不欲饮食，**桃仁汤方**

桃仁三七枚。汤浸，去皮尖、双仁，炒黄　厚朴去粗皮，生姜

---

① 一：元刻本、文瑞楼本同，日本抄本作"二"。

汁炙。一两　人参半两　陈橘皮汤浸，去白，焙。一分　麦蘖微炒。半两　槟榔剉。半两　附子炮裂，去皮脐　桂去粗皮　当归切，焙。各一两

上九味，粗捣筛。一二岁儿，每服半钱匕，水半盏，煎至三分，去滓，不计时候温服，更量大小加减。

治小儿冷气心痛，不思饮食，**槟榔散**方

槟榔剉。三分　当归切，焙。一两　蓬莪茂煨，剉。三分　吴茱萸汤洗，焙干，微炒。一分　阿魏一分。面裹，煨令面熟为度，去面　木香三分

上六味，捣罗为细散。一二岁儿，每服半钱匕，温酒调下，不计时候。

治小儿心疼不可忍，**荜拨散**方

荜拨一分　胡椒一分　桂去粗皮。一分　桃仁汤浸，去皮尖、双仁，炒黄。半两　木香半两　当归切，焙。三分

上六味，捣罗为细散。一二岁儿，每服半钱匕，温酒调下，不计时候。

治小儿心痛，面色青黄，不欲饮食，**麝香丸**方

麝香细研。一分　槟榔剉　陈橘皮汤浸，去白，焙　肉豆蔻去壳　吴茱萸汤洗，焙干，炒　木香各一两

上六味，先将茱萸以米醋煮一二十沸后，掘一地坑子，可安得茱萸，以炭火半秤，烧坑子令通赤，以米醋半盏及茱萸入在坑内，用瓷碗盖之，四面以灰拥定，勿令泄气，候冷取出，与前药一处捣罗为末，入麝香和匀，醋煮面糊和丸如黄米大。一二岁儿每服五丸，三四岁七丸，温酒下，不拘时候。

治小儿心痛不可忍，**桃仁汤**方

桃仁去皮尖、双仁，麸炒，研　赤芍药　桔梗炒　桂去粗皮　甘草炙。各半两

上五味，捣罗四味为末，与桃仁同研匀。每服一钱匕，水一盏，煎至半盏，去滓温服。量儿大小加减，不拘时候。

治小儿心痛，**木香汤**方

木香　高良姜炒。各一分　白术　桔梗炒　白茯苓去黑皮。各半两

上五味，粗捣筛。一二岁儿，每一钱匕，水一盏，煎至五分，去滓，分温二服，发时并吃，更量儿大小加减。

治小儿心痛，**紫沉消积丸方**

沉香剉　硇砂各四两　阿魏　巴豆霜各一两。以上各研，别为末，用蜜一斤，酒化，熬成膏　丹砂研　丁香　干姜炮。各二两　硫黄研　青橘皮汤浸，去白，焙　高良姜　槟榔剉　木香　人参　胡椒　桂去粗皮。各四①两

上一十五味，除前膏外，一十一味捣研为细末，入前膏和捣，丸如绿豆大，以瓷合收，密封。每服二丸，食前橘皮汤下，更量度加减。

治小儿积气冷气心痛，**硇砂丸方**

硇砂二钱　干漆微炒　五灵脂　胡椒　桂去粗皮　京三稜炮，剉　蓬莪茂炮。各一两　巴豆二十一枚。去心、皮、膜，醋煮，令出油，研　斑猫二十一枚。去翅、足，炒

上九味，捣罗为末，研令匀，醋煮面糊和丸如黄米大。一二岁儿每服五丸，三四岁儿每服七丸，橘皮汤下，余以意加减。

治小儿呕逆，心腹疼痛，化水谷，消积聚，**沉香煎丸方**

沉香剉　丁香　木香　胡椒　没药研　丹砂研，水飞　高良姜　槟榔面裹煨熟，去面，剉　硇砂拣净，水飞，慢火熬干　青橘皮汤浸，去白，焙　硫黄研，水飞。各一两　缩砂去皮　吴茱萸汤浸，焙干　阿魏醋浸，研，澄去沙，和面作饼子，炙焦。各半两　巴豆去皮、心、膜，研出油尽。一分

上一十五味，各捣研为末，和匀，炼蜜丸如绿豆大，以瓷合收，密封。每服二丸，食前临卧，生姜橘皮汤下。量虚实大小加减。

治小儿心痛，**胡椒丸方**

---

①　四：元刻本、文瑞楼本同，日本抄本作"一"。

胡椒四十九粒　槟榔一枚。剉　斑猫七枚。去翅、足

上三味，捣罗为细末，烧粟米饭为丸黄米大。一二岁儿每服三丸，三岁已上五丸，煎菖蒲汤下。

治小儿心痛，**姜黄散**方

姜黄　槟榔剉

上二味，等分，捣罗为散。温酒调下，一二岁儿，每服半钱匕已下，余以意加减。

治小儿蛔虫攻，心腹痛，**楝根汤**方

楝根皮有子者　酸石榴根　槐根各一握。切碎，用东引者

上三味，以水三盏，煎取一盏，去滓，空心顿服，以药盏合之，即泻虫出，仰之即吐虫出，神验。儿小分减服。

治小儿疳虫咬，心痛不时，日夜不睡，**人参汤**方

人参　桂去粗皮　桃柳枝剉，焙　狼牙　乳香研　青橘皮去白，焙，炒　吴茱萸汤浸，焙，炒。各一分　古老钱四文。火烧，醋淬

上八味，粗捣筛。每服一钱匕，水六分，煎至四分，去滓温服。量儿大小加减。

卷第一百七十五

小儿门

小儿宿食不消

论曰：小儿肠胃嫩弱，饮食易伤。若将养失宜，乳哺不节，致脾胃不能传化水谷之气，故令乳食宿夕停滞不消。其候腹满壮热，眠瞇不安，诊其三部脉俱沉者，乳不消也。

治小儿宿食不消，体热多眠，呕哕气上，**消谷丸方**

陈曲炒　木香　人参　干姜炮　麝香研　甘草炙，剉　枳壳麸炒，去瓤

上七味，各等分，捣研为细末，炼蜜为丸如黄米大。每服二十丸，温米饮下。

治小儿宿食不消，心腹胀满，呕吐壮热，**木香化滞丸方**

木香　京三棱炮　青橘皮去白。各一两　补骨脂二两。炒　黑牵牛四两。炒令黑，罗取面。二两

上五味，捣罗为末，滴水和丸如黄米大。每服二十丸，温水下，不计时候。

治小儿宿食不消，腹痛惊啼，**牛黄丸方**

牛黄研　杏仁去皮尖、双仁，麸炒，研。各一分　巴豆去皮、心，出油尽，研　真珠末研。各一两　附子炮裂，去皮脐。半两

上五味，各捣研和匀，炼蜜丸如麻子大。三四岁儿，空心温熟水下两丸，日晚再服，更量儿大小加减。

治小儿惊热腹胀，宿食不消，积年瘦弱，**代赭丸方**

代赭捣研。一两　丹砂别研　麝香别研　犀角镑。各一分　大

黄剉，炒　牛黄研。各三分　当归切，焙　鳖甲酥炙，去裙襕　巴豆去皮、心，出尽油，别研　枳壳去瓤，麸炒。各半两

上一十味，捣罗九味为散，入巴豆再同研匀，炼蜜和捣一二百杵，丸如麻子大。二三岁儿，空腹熟水下二丸；四五岁儿已上，量大小加之。

治小儿不生肌肤，腹大，食不消化，**芍药丸方**

芍药　大黄剉，炒。各一两一分　桂去粗皮　赤茯苓去黑皮。各三分　柴胡去苗。一两

上五味，捣罗为末，炼蜜和捣三二百杵，丸如麻子大。五六岁儿，空腹米饮下三丸，日晚再服。量儿大小加减。

治小儿宿食不消，心腹胀满，止痰逆，利胸膈，进乳食，**犀角丸方**

犀角镑　青橘皮去白，焙　京三棱炮，剉　木香各半两　巴豆去心、膜，出油尽，取霜，抄半钱[①]　皂荚三梃，不蛀，大者。剉，炭火内烧，烟绝为度，净水内蘸，去火毒　黑牵牛炒。二两

上七味，捣六味为细末，与巴豆研匀，面糊丸如麻子大。每服七丸至十丸，食后生姜橘皮汤下。量儿大小加减。

治小儿乳食不消，**紫霜丸方**

代赭二两。捣末　杏仁去皮尖、双仁，炒，研。一钱一字　巴豆七枚。去皮、心、膜，出油尽，研

上三味，再研匀细，水浸炊饼和丸如黄米大。每服三丸，温米饮下。量儿大小加减。

治小儿宿滞不消，止吐逆，利关膈，温脾胃，进乳食，定心腹痛，**小丁香丸方**

丁香四十九枚　肉豆蔻大者，一枚。去壳　五灵脂不夹石者。二钱　木香一钱半　巴豆去皮、膜，研出尽油为霜。抄一字

上五味，将前四味捣为细末，后入巴豆霜令匀，滴水丸如芥子大。每服量儿大小加减，五七丸至十丸，煎桃叶汤下，不拘时。

---

① 钱：元刻本、文瑞楼本同，日本抄本作"两"。

治小儿乳食不化，腹急气逆，**顺气丸**方

巴豆十粒。去皮，分作二十片　胡椒二十粒　丁香二十粒　青橘皮二十枚，全者。汤浸，去白，每枚入巴豆半粒，胡椒、丁香各一粒，用线缠之

上四味，用米醋一升煮，俟醋尽取出，焙干为末，烂饭丸如粟米大。每服二丸，米饮下，更量儿大小加减。

治小儿胃虚，宿食不消，**人参汤**方

人参　赤茯苓去黑皮　白术　半夏各半两。汤浸过，生姜汁炒干　甘草炙。一分

上五味，粗捣筛。每服二钱匕，水一盏，生姜二片，煎至五分，去滓温服，不计时候，日三。量儿大小加减。

治小儿脾胃气弱，乳食迟化，宿昔成积，久而不消，**香朴散**方

厚朴去粗皮，生姜汁炙，剉。一两　木香　麦蘖炒　陈曲炒　青橘皮去白，焙　陈橘皮去白，焙。各一分

上六味，捣罗为细散。每服半钱匕，汤调下。

小儿腹胀

论曰：小儿腑脏怯弱，气血未定，风冷客之，搏于正气，升降不调，故令儿心腹胀满，遇胃气虚则食不消，肠虚则为注泄矣。

治小儿腹虚胀，脾气不调，**理中茯苓汤**方

赤茯苓去黑皮　犀角镑　赤石脂　黄连去须　龙骨　厚朴去粗皮，生姜汁炙　陈橘皮汤去白，焙　人参　干姜炮。各一两　桂去粗皮　甘草炙。各二两

上一十一味，粗捣筛。五六岁儿，每服一钱匕，水一盏，煎至四分，去滓温服，量儿大小加减。一方，去龙骨，加麦门冬一两。

治小儿腹胀虚热，不能食，**白术汤**方

白术　人参　甘草炙　枳壳去瓤，麸炒　当归切，焙。各一两　牡蛎熬。半两

上六味，粗捣筛。一二岁儿，每一钱匕，水七分，煎至四分，去滓，分温二服，更量儿大小加减。

治小儿胸膈痞塞，心腹胀满，**木香丸方**

木香二两　黑牵牛二十四①两，炒香，别捣取末一十二两　补骨脂炒　荜澄茄　槟榔酸粟米饭裹湿纸煨熟，去饭。各四两

上五味，捣四味为末，与牵牛末和匀，渐滴清水和丸如绿豆大。每服三丸或五丸，食后茶汤熟水任下，更量儿加减。

治小儿心腹胀满，下利，干呕不止，**人参汤方**

人参　陈橘皮去白，焙。各一分　甘草炙。半两

上三味，粗捣筛。五六岁儿，每服一钱匕，水七分，生姜二片，煎至四分，去滓温服，日再，更量儿大小加减。

治小儿腹胀，**通气散方**

青橘皮汤去白，焙　木香　槟榔各一分

上三味，细剉，用巴豆三十粒，同炒令赤色为度，不用巴豆，只捣三味为细散。每服半钱匕，煎紫苏木瓜汤调下，更量儿大小加减。

治小儿腹胀，**胡椒丸方**

胡椒　蝎梢炒　甘遂炒

上三味，等分，捣罗为末，用烧饭丸如黍米大。每服二丸，陈米饮下，乳食前服，并理脾积气，更量儿大小加减。

治小儿心腹气胀，喘粗不下食，**款气汤方**

牵牛子炒熟。一两　马兜铃一两　木香半两

上三味，粗捣筛。每服一钱匕，水七分，煎至四分，去滓温服，更量儿大小加减，不拘时候。

治小儿腹胀，**消气丸方**

续随子去壳，研　胡椒各五十粒　丁香二十一枚　木香一钱　蝎梢十四枚。炒　阿魏一字。研

上六味，捣罗四味为末，入研药合研匀，烧粟米饭丸如麻子

---

① 二十四：元刻本、文瑞楼本同，日本抄本作"三十四"。

大，淡醋汤下五丸至七丸。

治小儿胃虚腹胀，**豆蔻散方**

肉豆蔻一枚。去壳　青橘皮汤去白，焙。半分　木香一分　陈粟米一合

上四味，将陈粟米同巴豆三七枚炒，巴豆每枚刺作窍子，候色焦，去巴豆不用，将粟米并余药为细散。每服半钱匕，生姜汤下，更量儿大小加减。

治小儿发歇寒热，心腹胀满，**调中丸方**

人参　赤茯苓去黑皮。各一两　桂去粗皮。三①分　柴胡去苗　大黄剉，炒。各二②两　枳壳麸炒，去瓤　木香各半两

上七味，细捣罗为末，炼蜜丸绿豆大。一二岁，每服二丸至三丸，温熟水下，更量大小加减。

治小儿胃虚腹胀硬，**橘红丸方**

陈橘皮汤去白，焙。半两　胡椒　黑牵牛各一百粒③　巴豆三十粒。去皮，通前三味同炒令焦，去巴豆不用　木香一分

上五味，除巴豆外，为细末，用葱白汁丸绿豆大。每服三丸至五丸，莱菔子汤下，乳食后临卧服，更量儿大小加减。

治小儿腹胀硬，**款气丸方**

巴豆十五枚。灯上烧成灰，细研　丁香二钱　木香一分　麝香半钱

上四味，为细末，面糊丸粟米大。每服三丸，煎莱菔子汤下，乳食后服，更量儿大小加减。

治小儿腹胀，手足渐细，精神昏冒，不欲乳食，**缩砂散方**

缩砂仁　木香　丁香　牵牛炒，一半熟，一半生用。各一两　腻粉一分

上五味，捣罗为散。每服一字匕，酒调下。

治小儿气胀，胸膈腹满，**丁香汤方**

---

① 三：元刻本、文瑞楼本同，日本抄本作"二"。
② 二：元刻本、文瑞楼本同，日本抄本作"一"。
③ 一百粒：元刻本、文瑞楼本同，日本抄本作"一两"。

丁香　甘草炙　人参各一分

上三味，粗捣筛。周岁内儿，每服半钱匕，水半盏，煎至三分，去滓温服，日三；三四岁儿，渐加至一钱匕。

治小儿腹胀，冷气结块，疼痛，**黄连饮**方

黄连去须，炒。一两　人参　黄芩去黑心　当归炙，剉　桂去粗皮　高良姜各半两

上六味，细剉如麻豆大。每服一钱匕，以水七分，煎取四分，去滓温服。

治小儿腹胀欲死方

上取半夏不拘多少，汤洗去滑，炮熟，切。酒服如米粒大五块，一日三服。

又方

上捣薤根，以猪脂为膏，煎服之。

小儿哺露

论曰：哺露之病与伤饱丁奚之病本同，皆本于乳哺不调，伤于脾胃，致气血减损，不荣肌肉，故柴辟羸露，谓之哺露。甚则腑脏之气不宣，熻熻苦热，是其候也。

治小儿哺露，化肠胃食滞，痞气腹满，发热，**破积丸**方

木香一两　青橘皮汤浸，去白，焙。一两　桂去粗皮。一两　吴茱萸汤洗，焙干，炒。三两　硇砂醋熬成霜，研末。抄一钱匕　巴豆霜抄半钱匕

上六味，捣罗前四味为末，与硇砂、巴豆霜同拌研匀，醋煮面糊为丸如绿豆大。每服三丸，加至五丸，早晚食后临寝服，大便溏为度。量儿大小虚实，以意加减。

治小儿哺露伤饱，烦热羸瘦，**鸡骨丸**方

鸡骨煮熟黄雌鸡左右肋骨。一两[①]。炙黄　赤芍药半两　川大黄半两。剉，微炒　紫菀半两。洗去苗、土　赤茯苓半两　细辛一

① 一两：元刻本、文瑞楼本同，日本抄本作“一两半”。

分 黄芩一分 桂心一分 柴胡半两。去苗

上九味，捣罗为末，炼蜜丸如绿豆大。每服温水下五丸，早晚各一服。量儿大小加减。

治小儿哺露失衣，当风湿浴，腹大时痢，寒热如疟，不欲饮食，纵食难消化，四肢羸瘦，**人参黄耆丸方**

人参去芦头 黄耆剉 麦门冬去心，焙 半夏汤洗七遍，去滑 川大黄剉碎，微炒 白茯苓 柴胡去苗 黄芩已上各三分 诃黎勒一两。煨，用皮 甘草半两。炙微赤，剉 鳖甲一两。涂醋炙令黄，去裙襕 芎䓖半两

上一十二味，捣罗为细末，炼蜜为丸麻子大。每服三丸，温粥饮下，五岁服五丸。量儿大小加减。

治小儿寒热久不解，仍不能食饮，若食不消，哺露坚癖大腹，下痢不止，**芍药丸方**

芍药三分 桂去粗皮。半两 柴胡去苗 大黄剉，炒。各一两 赤茯苓去黑皮 鳖甲去裙襕，醋炙。各半两

上六味，捣罗为末，炼蜜丸如麻子大。一岁已上，每服三丸，米饮下，早晨、日午、夜卧各一。

治小儿哺露，胁下痞坚，腹满虚胀，手足烦热，往来无时，**大黄丸方**

大黄剉，炒。二两 干姜炮。半两 人参二两 丹参去芦头 沙参 苦参 防风去叉。各一两 桂去粗皮。半两 玄参一两半 䗪虫炙焦。八枚 附子炮裂，去脐皮。半两 白术 赤茯苓去黑皮。各一两 葶苈纸上炒。半两 杏仁去皮尖、双仁，麸炒，研 蜀椒去目并闭口者，炒出汗。各一分 巴豆十枚。去皮、膜，研出油尽

上一十七味，捣罗十五味为末，与巴豆、杏仁同研，炼蜜丸如麻子大。每服二丸至三丸，米饮下。量儿大小加减。

治小儿哺露，腹胀身热，下痢不止，**鳖甲丸方**

鳖甲去裙襕，醋炙　常山剉　肉苁蓉酒浸，切，焙。各一分 ①

上三味，捣罗为末，炼蜜丸如麻子大。一二岁每服三丸，三五岁五丸，米饮下，空心午后各一服，更量儿大小加减。

治小儿哺露，腹胀体瘦，**诃黎勒丸方**

诃黎勒皮三分　肉豆蔻去壳。一枚　青黛研　麝香研　卢会研　熊胆研　丹砂研。各一分

上七味，捣研为末，和匀，酒煮粳米饭，丸如黍米大。每服三丸，粥饮下，日二，更量儿大小加减。

治小儿哺露，腹胀体瘦，**代赭丸方**

代赭研　赤石脂　丹砂研。各一分　巴豆十粒。去皮、心，研，纸压去油尽　杏仁二七粒。针穿灯上，燎作声为度

上五味，先别研细，再合研匀，烂饭丸如粟米大。每服一丸，乳汁或粥饮下，更量儿大小加减。

治小儿哺露，腹胀体瘦，**槟榔丸方**

槟榔剉　丹砂研　阿魏面裹煨，面熟为度，去面　代赭捣研　乳香研　木香　五灵脂　麝香研　肉豆蔻去壳。各一分　蟾头一枚。炙焦　巴豆七粒。去皮、心、膜，纸压去油尽，研

上一十一味，捣研为末，面糊丸如黍米大。每服二丸，温生姜汤下，更量儿大小加减。

小儿丁奚腹大

论曰：小儿病腹大、颈小、黄瘦者，名曰丁奚。此由哺食过度，脾胃气弱，不能消化，内成痼滞，故令津液减损，不能荣其气血，丰其肌体，久而不差，变谷坚之病。

治小儿骨中微热，腹内不调，食不为肌，或苦寒热，丁奚腹大，**鸡骨丸方**

雄鸡骨一具。炙黄　赤茯苓去黑皮　石膏捣末，研　芍药　大黄剉，炒　紫菀去苗、土　陈橘皮汤浸，去白，焙　矾石烧令汁尽，

① 分：元刻本、文瑞楼本同，日本抄本作"两"。

研　细辛去苗叶　附子炮裂，去皮脐。各半两　黄芩去黑心　桂去粗皮　葶苈子炒。各三分

上一十三味，捣罗为末，炼蜜丸如麻子大。每服五丸，米饮下，早晨、日午、夜卧各一服，更量大小加减。

治小儿新生，客忤所中，惊痫发热，哺乳不消，中风瘈缩，踧口[1]吐舌，卒注面青，目上摇，腹满丁奚，羸瘦胫交，三岁不能行，**麝香紫霜丸方**

麝香研　牛黄研　雄黄研　丹砂研。各一两　黄连去须　桂去粗皮　乌贼鱼骨各半两　特生礜石炼成者。一分　赤足蜈蚣半枚。炙　附子炮裂，去皮脐。一两　巴豆三十枚。去皮、心，绢袋贮灰汁煮半日，别捣如泥

上一十一味，并捣研为末，炼蜜和成剂，蜜器盛勿令泄气，每用旋丸。儿生十日至三十日，服如黍米大二丸，乳汁下；四十日至百日，服如麻子大三丸，米饮下。一岁至三岁，以意增之。儿虽小而宿实甚者，亦当增丸数。

治小儿丁奚坚癖，黄瘦发脱，**代赭丸方**

代赭碎　大黄剉，炒　丹砂研。各一两　鳖甲醋炙黄，去裙襕。三分　芍药　木香　杏仁汤浸，去皮尖，炒黄，别捣如膏　知母焙　巴豆去皮、心，研，纸裹出油，七遍。各一[2]两

上九味，捣研为末，炼蜜为丸。百日儿，如绿豆大一丸；二百日儿，二丸；二岁儿三丸，米饮下，以溏利为度。

治小儿丁奚腹大，疳气羸瘦，**黄连丸方**

黄连去须　桂去粗皮　代赭碎。各一两　木香　杏仁汤浸，去皮尖、双仁，麸炒，别研　肉豆蔻去壳。各半两　丹砂研　麝香研。各一分[3]　巴豆去皮、心、膜，出油尽。一钱。别研

上九味，捣研为末，令匀，炼蜜和丸如麻子大。每服粥饮下

---

① 踧（cù促）口：合口，撮口。踧，合拢。《释名·释天》："风，兖豫司冀横口合唇言之，风，泛也，其气博泛而动物也。青徐言风，踧口开唇推气言之。"

② 一：文瑞楼本同，元刻本、日本抄本作"半"。

③ 分：元刻本、文瑞楼本同，日本抄本作"两"。

三丸。量儿大小加减服之。

治小儿食不生肌肉，丁奚腹大，饮食不消，**芍药丸方**

芍药炒。三两　大黄剉，炒　桂去粗皮　赤茯苓去黑皮　柴胡去苗。各二两

上五味，捣罗为末，炼蜜和丸。一岁儿，如麻子大二丸，煎蜜汤下，早晚各一服，更量儿大小加减。

治小儿丁奚腹大，羸瘦骨立，疳气，水谷不消，**诃黎勒丸方**

诃黎勒煨，去核。三分　肉豆蔻一枚。去壳　青黛研　麝香研　卢会研　熊胆研　丹砂研。各一分

上七味，捣研为末，粟米饭和丸如黍粒大。每服七丸，粥饮下，日二服。量儿大小增减。

治小儿腹大羸瘦，疳气胀满，腹痛减食，**使君子丸方**

使君子一两　木香　胡黄连　麝香研　卢会研。各半两　蟾头一枚。炙令焦　墨捣研　青黛研　雄黄研　熊胆研。各半两

上一十味，捣研为细末，炼蜜和丸如绿豆大。每服以粥饮下十丸，量儿大小增减。

治小儿伤食，失衣当风，湿冷水浴，腹大丁奚，时下痢，寒热如疟，不欲饮食，虽食不充肌肉，又不能消化，羸瘦不耐，**人参丸方**

人参　麦门冬去心，焙　半夏汤浸十遍，去滑　黄耆剉　大黄剉，炒　苦参剉　矾石烧汁尽，研　甘草炙，剉　远志去心　黄芩去黑心。各三分　消石研　芎䓖各半两

上一十二味，捣研为末，炼蜜为丸如麻子大。一二岁儿，每服三丸，米饮下；四五岁儿五丸，早晚各一服。量儿大小加减。

治小儿坚癖面黄，羸瘦丁奚，不欲食，食不充肌，心中躁闷，时发寒热，五脏虚胀，腹中疞痛，**蜀漆丸方**

蜀漆　细辛去苗叶　龙胆　附子炮裂，去皮脐。各半两　干姜炮　牡丹皮　虻虫微炒　桂去粗皮　曾青研。各三分

上九味，捣罗为末，炼蜜和丸如绿豆大。空心五丸，米饮下。量儿大小加减。

治小儿丁奚腹大，项细贪食，不充肌肉，黄瘁，又名无辜，

黄芩丸方

黄芩去黑心　黄连去须。各半两　附子炮裂，去皮脐。一枚，半两者

上三味，捣罗为末，用黄雌鸡肥嫩者一只，去毛，勿令著水，腹上开一小窍子，取去肠肚，内药末，于饭上蒸软，即取出暴干，不用鸡，为末，软饭丸如绿豆大。量儿大小，十丸至十五丸、二十丸，米饮下，不拘时候，日三。

小儿脾胃气不和不能饮食

论曰：脾胃者，仓廪之官。水谷入胃，脾主磨而消之。脾与胃合，俱象土，其气喜温而恶寒，故腑脏内温，则消谷引食。若脾胃虚寒，则食物化迟，故不能饮食。

治小儿脾胃气不和，不能饮食，温脾，**人参汤**方

人参三分　白术半两　诃黎勒皮三分　木香半两　黄耆剉。半两　白茯苓去黑皮。三分　藿香叶半两　陈橘皮汤浸，去白，焙。半两　桔梗半两。炒　甘草炙微赤，剉。一分

上一十味，粗捣筛。每服一钱匕，水七分，入生姜二片，枣一枚，擘，煎至四分，去滓，不计时候。量儿大小增减，温服。

治小儿脾胃气弱，乳不消化，**陈橘皮汤**方

陈橘皮汤浸，去白，焙　高良姜　人参各一分　白茯苓去黑皮。半两　甘草炙，剉。半分

上五味，粗捣筛。一二岁儿，每服一钱匕，水七分，煎至三分，去滓，食前温服，至晚三服。随儿大小增减。

治小儿脾胃气不和，增寒壮热，不内乳食，**白豆蔻汤**方

白豆蔻去皮　甘草炙赤，剉　陈橘皮汤浸，去白，焙　芎藭　枇杷叶拭去毛，炙微黄。各一分　干木瓜　黄耆剉　人参各半[1]两

上八味，粗捣筛。每服一钱匕，水七分，入生姜二片，枣一

---

① 半：元刻本、文瑞楼本同，日本抄本作“十”。

枚，擘破，煎至四分，去滓，不计时候，量儿大小，分减温服。

治小儿脾胃气不和，腹胁妨闷，不能饮食，四肢羸弱，**六味人参汤**方

人参　甘草炙，剉　丁香　黄耆剉。各一分　陈橘皮汤浸，去白，焙　诃黎勒皮各半两

上六味，粗捣筛。每服一钱匕，水七分，入生姜二片，枣一枚，擘，煎至四分，去滓，食前温服。量儿大小，以意加减。

治小儿脾胃虚冷，吐利，不思饮食，**和中汤**方

人参一两半　白术　白茯苓①去黑皮。各一两　甘草炙，剉　厚朴去粗皮，生姜汁炙。各三分

上五味，粗捣筛。三四岁儿，每服一钱匕，水半盏，同煎至三分，去滓，带热服，至夜可三服。量儿大小，以意增减。

治小儿脾胃气不调，不嗜食饮，**干地黄丸**方

生干地黄焙。半两　大黄剉碎，炒令香②。半两　白茯苓去黑皮。一分　当归炙干。半两　柴胡去苗。半两　杏仁汤浸，去皮尖、双仁，麸炒黄。半两

上六味，捣罗为末，炼蜜为丸如麻子大。每服五丸，生姜汤下，日三服，随儿大小，以意加减，不拘时。

治小儿脾胃虚冷，气逆，不能饮食，**橘皮汤**方

陈橘皮汤浸，去白，焙　桂去粗皮。各一两③

上二味，剉碎，分作三贴。每用一贴，以水三盏，入薤白五茎细切，黍米一合，同煮稀粥熟去药，分二服。

治小儿伤冷，脾胃气不和，腹痛，不欲饮食，**高良姜汤**方

高良姜剉　陈橘皮汤浸，去白，焙　草豆蔻去皮　当归剉碎，微炒　桂去粗皮。各一分　人参半两

上六味，粗捣筛。每服一钱匕，水七分，煎至四分，去滓，不计时候。量儿大小，分减温服。

---

① 白茯苓：元刻本、文瑞楼本同，日本抄本作"白豆蔻"。
② 炒令香：元刻本、文瑞楼本同，日本抄本作"焙"。
③ 两：元刻本、文瑞楼本同，日本抄本作"分"。

治小儿脾胃气虚，乳不消，腹胀，**白术汤方**

白术　人参　厚朴去粗皮，生姜汁炙。各一分

上三味，粗捣筛。一二岁儿，每服一钱匕，水半盏，煎至三分，去滓温服，至晚三服。随儿大小，以意加减。

小儿咳嗽

论曰：肺之合皮也，其荣毛也，而主气，其俞在背。若风冷伤之，皆令咳嗽。小儿血气肌肤嫩弱，若襁褓解脱不时，风寒伤于皮毛，搏于肺气，则成咳嗽。其乳子未满百日，伤于背，循俞而入者，则病难治。

治小儿一切咳嗽，解寒壅，**杏仁汤方**

杏仁生，去皮尖、双仁　知母焙　贝母去心　款冬花　仙灵脾　麻黄去根节　甘草炙　人参　赤茯苓去黑皮　玄参等分

上一十味，粗捣筛。每服一钱匕，水七分，煎四分，去滓温服。如伤寒嗽，入葱白、盐、豉煎，更量儿大小加减。

治小儿咳嗽，**紫菀散方**

紫菀去土　贝母去心。各半两　款冬花一分

上三味，捣罗为散。每服一字至半钱匕，用生姜米饮调下，更量儿大小加减。

治小儿咳嗽汗出，**杏仁汤方**

杏仁去皮尖、双仁，炒。四十九枚　皂荚去皮，酥炙。一梃　甘草生用　蛤粉各一两　恶实炒。半分　紫菀去苗、土。一分

上六味，粗捣筛。每服半钱匕，水半盏，入蔺汁少许，煎三五沸，去滓温服，更量儿大小加减。

治小儿暴嗽，**五味子汤方**

五味子　桂去粗皮　干姜炮。等分

上三味，粗捣筛。每服一钱匕，水七分，煎至四分，去滓，量大小加减温服。

治小儿肺经感寒，语声不出，**人参汤方**

人参　甘草炙　黄明胶炙燥。各一分　杏仁汤浸，去皮尖、双

仁，炒　麻黄去根节　贝母去心。各半两

上六味，粗捣筛。每服一钱匕，水七分，入糯米少许，同煎至四分，不计时候，去滓，量大小加减温服。

治小儿咳嗽，**金黄散方**

郁金一两。入防风去叉、皂荚各半两，巴豆十四枚，用河水两碗煮水尽，不用三味，只取郁金捣为末　甜消研　雌黄研。各半两

上三味，捣研为散。每服一字匕，煎蝉蜕乌梅汤调下。

治小儿哽气，咳嗽痰热，**盆消丸方**

盆消　马牙消　甜消　铅白霜　丹砂　续随子　青黛　白矾烧汁尽　腻粉各一钱　龙脑　麝香各一字

上一十一味，并细研为末，粳米饭为丸。三岁已上，如鸡头实大；二岁以下，如梧桐子大；三两个月儿，如小豆大一丸，并用茶汤化下。

治小儿胃虚哕逆，咳嗽，吐乳食，**香枳散方**

藿香二十一叶　枳壳二片。湿纸裹，焙　蚌粉一块。如枳壳大

上三味，捣罗为散。每服半钱匕，米饮调下，更量儿大小加减。

治小儿咳嗽喘闷，**贝母散方**

贝母去心，麸炒。半两　甘草炙。一分

上二味，捣罗为散。如二三岁儿，每一钱匕，水七分，煎至四分，去滓，入牛黄末少许，食后温分二服，更量儿大小加减。

治小儿咳嗽，**三灰散方**

巴豆去壳　杏仁去尖　半夏等分

上三味，用瓷合盛，以赤石脂闭口，炭火煅令透赤，取出放冷，细研。二岁儿，每服半钱匕，淡生姜汤下，更量大小加减。

治小儿一切咳嗽，**郁金散方**

郁金剉。半两　防风去叉，切　半夏切。各一分　巴豆去壳。二十一粒　皂荚剉。一梃

上五味，以水一升，同于银石器内煮令干，去巴豆、皂荚不用，以温汤洗余三味，焙干，捣罗为末。每服半钱匕，生姜蜜熟水调下，更量儿大小加减。

治小儿感寒咳嗽，痰涎不利，**贝母散方**

贝母去心　皂荚子炒焦色。各半两　葶苈子隔纸炒。一分　甘草炙，剉。半两

上四味，捣罗为散。每服半钱匕，米饮调下，乳食后服。

治小儿痰嗽，**半夏丸方**

半夏七枚，圆大者。汤洗七遍，切，生姜汁浸一宿，焙　定粉研　白矾烧令汁尽。各一钱

上三味，捣罗为末，面糊丸如麻子大。浓煎白茅根汤，下三丸五丸，量儿大小加减，食后服。

治小儿咳嗽，**杏仁煎丸方**

杏仁去皮尖、双仁，生，研。四十九枚　皂荚椎碎。半梃[1]　栝楼大者。一枚　生百部一两。四味并用水挼捣，绞取浓汁后，同入银石器内，慢火熬成膏　牵牛子捣末。一两　木香半分

上六味，后二味捣为末，入前四味膏内，和丸如绿豆大。每服三丸五丸，糯米饮下。量儿大小加减。

治小儿咳嗽，**蜂房灰散方**

露蜂房二两

上一味，以快火烧为灰，研细。每服一字匕，饭饮调下。

治小儿涎嗽不止，**注唇散方**

防风肥实者，三握。去叉。用半夏七枚、郁金一枚，并椎碎，猪牙皂荚三条，剉，用水一碗，同煮水尽为度，只取防风，切，焙，为末　滑石碎　白僵蚕炒，二味为末。各一钱[2]

上三味，同研匀。每服一字匕，用蜜调涂在儿唇上，令儿咂吃。

治小儿涎嗽，**延胡索散方**

延胡索半两　铅白霜研。一分

上二味，捣研为散，和匀。每服一字匕，涂乳上，令儿咂之。

---

① 梃：元刻本、文瑞楼本同，日本抄本作"两"。
② 钱：元刻本、文瑞楼本同，日本抄本作"两"。

治小儿奶食冲脾，伤风咳嗽，坠涎，**葶苈子丸方**

葶苈子纸上炒。一分　牵牛子炒　防己　杏仁去皮尖、双仁，炒，研。各一两

上四味，捣研为末，煮枣肉，丸如绿豆大。每服三丸至五丸，量儿大小加减，生姜汤下，日再。

治小儿咳嗽，**桃花散方**

蛤蚧酥炙。一钱　蛤粉研。二钱　芎藭一分　丹砂研。半钱

上四味，捣研为散。每服半钱匕，温齑汁调下，量大小加减，乳食后服。

治婴儿未满百日，咳嗽，**注唇膏方**

白僵蚕蜜炙。十五枚　雄黄研。半钱　杏仁汤浸，去皮尖、双仁，炒，研　贝母去心。各七枚　龙脑研。一字

上五味，捣研为末，生蜜和为膏。每用少许注唇上，令儿咂之。

治小儿月内及百晬，暴嗽吐乳，呕逆不得息，**桔梗汤方**

桔梗炒　紫菀去苗、土。各三分　麦门冬去心，焙。一两三分[1]　甘草炙，剉。一分

上四味，粗捣筛。每服一[2]钱匕，水七分，煎至四分，去滓温服。量儿大小加减。

治小儿寒壅痰涎，咳嗽不止，**润肺汤方**

麻黄去根节，煎，掠去沫，焙　人参各二两　杏仁汤浸，去皮尖、双仁，炒　贝母去心。各二两半　甘草炙。一两　陈橘皮去白，焙。一分　桔梗炒　阿胶炒令燥。各半两

上八味，粗捣筛。每服一钱匕，水七分，煎至四分，去滓温服，不拘时候。量儿大小加减。

治小儿寒壅不调，咳嗽痰涎，**半夏丸方**

半夏热汤洗三七遍，去滑，焙　葶苈子水净淘洗，别研为

---

① 一两三分：元刻本、文瑞楼本同，日本抄本作"一两一分"。

② 一：元刻本、文瑞楼本同，日本抄本作"二"。

膏　杏仁汤浸，去皮尖、双仁，麸炒，别研为膏。各半两　五灵脂微炒　丹砂别研。各一两

上五味，捣研为末，生姜汁煮面糊，丸如黍米大。每服五丸至七丸，食后淡生姜汤下。

治小儿咳嗽，**白散子方**

栝楼根　知母焙　贝母去心　甘草炙，剉。等分

上四味，捣罗为散。每服半钱匕，煎黄蜡米饮调下。

治小儿咳嗽，**贝母饮方**

贝母去心，麸炒　麻黄去根节，煎，掠去沫，焙　紫菀去苗、土　甘草炙。各一分　杏仁汤浸，去皮尖、双仁，炒。三分　麦门冬去心，焙。半两

上六味，粗捣筛。五六岁儿，每服一钱匕，水七分，煎至四分，去滓温服。

治小儿肺感风寒，呀呷咳嗽，**清膈丸方**

半夏汤浸七遍，去滑，焙　白矾熬枯　铅白霜　滑石　天竺黄各等分

上五味，捣研为细末，面糊丸如绿豆大。每服五丸，量儿大小加减，薄荷汤下。

治小儿热嗽，**消矾散方**

马牙消　白矾各半斤　铅丹一分

上三味同研，入合子固济，火烧合红，覆润地一夜，加龙脑半钱匕同研。每服一字匕，甘草汤下，更量大小加减。

治小儿呀呷不止方

猪肠一截　郁金末　蚌粉各一两

上三味，将二味内肠中，系两头，慢火炙干，细罗。每服半钱匕，夜卧熟水调下，三服顿服尽，永不发。

卷第一百七十六

小儿门

小儿门

小儿咳逆上气

论曰：小儿咳逆上气者，肺经有寒也。肺者，气之主，处于膈上。小儿啼呼未定，因以饮乳，与气相并，停滞胸膈，引乳射肺，令咳而气逆，故谓之咳逆。或由肺挟风冷，乳哺不节，《难经》云形寒饮冷则伤肺，此之谓也。

治小儿咳逆上气，**杏仁煎丸方**

杏仁去皮尖、双仁，研　紫菀去苗、土　款冬花炒。各一两　麻黄去根节。八两　五味子　桂去粗皮。各半两　甘草炙，剉　干姜炮。各二两

上八味，除麻黄、杏仁外，捣罗为末，以水一斗，先煎麻黄至六①升，去滓，下杏仁，更煎至三升，乃内诸药，及饧糖四两，蜜八两，于慢火上，搅不停手，熬令可丸即丸如大豆大。五六岁儿，每服三丸，食后温熟水化下，日三。

治小儿咳逆，**吴茱萸汤方**

吴茱萸汤洗五遍，炒。二两　桂去粗皮。半两　款冬花炒　射干　紫菀去苗、土。各一两

上五味，粗捣筛。每用一钱匕，水一盏，生姜一枣大②，拍碎，

---

① 六：文瑞楼本同，日本抄本作“三”。
② 生姜一枣大：文瑞楼本同，日本抄本作“大枣一枚，生姜少许”。

煎至五分，去滓，分温三服^①，更量儿大小加减。

治小儿咳逆喘息如水鸡声，**麻黄汤**方

麻黄去根节，煎，去沫，焙　射干　紫菀去苗、土　甘草炙，剉。各一两　桂去粗皮。半两　半夏五枚。生姜汤洗十遍，炒

上六味，粗捣筛。五六岁儿，每服一钱匕，水一盏，枣一枚，生姜少许，煎至五分，去滓，内蜜半钱匕，更煎一二沸，食后温服，日三。量儿大小加减。

治小儿上气咳逆不止，**七味半夏汤**方

半夏汤洗十遍，炒。二两　紫菀去苗、土　桂去粗皮　阿胶炙令燥　甘草炙，剉。各一两　细辛去苗叶　款冬花各半两

上七味，粗捣筛。每服一钱匕，水一盏，生姜少许，煎至五分，去滓，投蜜一匙搅化，食后服，日三，更量儿大小加减。

治小儿咳逆上气，**五味半夏汤**方

半夏生姜汤洗十遍，炒　紫菀去苗、土　细辛去苗叶　阿胶炙令燥　桂去粗皮。各二两

上五味，粗捣筛。每用一钱匕，水一盏，煎至六分，去滓，分温三服，空心午间日晚各一，更量儿大小加减。

治小儿咳逆上气，喉中有声，不通利，**紫菀散**方

紫菀去苗、土。一两　杏仁去皮尖、双仁，炒　细辛去苗叶　款冬花各一分

上四味，捣罗为散。二三岁儿，每服半钱匕，米饮调下，日三，更量大小加减。

治小儿上气喘息如水鸡声，**射干汤**方

射干　半夏汤浸洗七遍，焙。各一两　桂去粗皮。一两半

上三味，粗捣筛。五六岁儿，每服一钱匕，水一盏，生姜少许，煎至四分，去滓热服，日三，更量儿大小加减。

治小儿咳逆上气，**杏蜜煎**方

---

① 　分温三服：文瑞楼本同，日本抄本作"内蜜半钱匕，更煎一二沸，食后温服，日三"。

杏仁去尖、皮、双仁，生，研如膏　蜜各二两

上二味，和匀，于银石锅内慢火熬成煎，旋丸。一二岁儿，每服如绿豆大一丸，温水化下，更量儿大小加减。

治小儿上气咳嗽，不得安卧，**桔梗饮**方

桔梗剉，炒。一两　桑根白皮剉　贝母去心　白茯苓去黑皮　大青　五味子　吴蓝　人参各三分　甘草炙，剉。一两半

上九味，粗捣筛。每服一钱匕，水八分，煎至四分，去滓，食后温服。量大小加减。

治小儿咳逆上气，喘满气促。调顺胃气，进益饮食，**前胡丸**方

前胡去苗　人参　半夏汤浸去滑，七遍，切，焙　白术各一两　丁香一分

上五味，捣罗为细末，生姜自然汁煮面糊，丸如绿豆大。每服五丸至七丸，食后临卧生姜汤下。

治小儿咳嗽气急，**紫菀汤**方

紫菀去苗、土。二两　贝母去心，洗　款冬花各一两

上三味，细剉。每服一钱匕，以水七分，煎取四分，去滓温服，食后。

小儿呕吐

论曰：小儿呕吐者，脾胃不和也。或因啼呼未定而遽饮乳，或因乳中伤冷令儿饮之，皆致呕吐。盖儿啼未定，气息未调，遽令饮乳，其气尚逆，乳不得下，停滞胸膈，胸满气急，故令呕吐。乳母乘凉，冷气入乳，乳汁变坏，不捻除之，因以饮儿，坏乳入胃，则令腹胀气逆，故亦变呕吐。又有小儿沐浴不避风冷，风冷与血气相搏，胃生蕴热，亦为呕吐。当审其形证冷热，依法治之。

治小儿呕吐，膈上有冷，**橘皮汤**方

陈橘皮汤浸，去白，焙　细辛去苗叶　干姜炮裂。各一分　大黄剉，炒　甘草炙。各三分

上五味，粗捣筛。每一钱匕，水七分，煎至四分，去滓，分

温三服，一日令尽。更量儿大小，以意加减。

治小儿呕吐不止，**厚朴汤**方

厚朴去粗皮，生姜汁炙　人参各一分　粟米炒。一合

上三味，粗捣筛。每一钱匕，水七分，入生姜二①片，同煎至四分，去滓，分温二服，早晨、日晚各一服。更看儿大小，以意加减。

治小儿吐逆，**丁香汤**方

丁香半分　桂去粗皮。一分　人参半两　甘草炙。半两　藿香叶一分　干姜炮裂。半两　白茯苓去黑皮。一分

上七味，粗捣筛。每服半钱匕，水五分，同煎至三分，去滓温服，入枣煎更妙。

治小儿吐逆不定，**丁香汤**方

丁香　花桑叶如无，枇杷叶代　人参　白茅根剉　藿香用叶。各一分

上五味，粗捣筛。每服一钱匕，水七分，入生姜一片，煎至四分，去滓。量儿大小，加减服之。

治小儿脾胃不和，吐逆不止，**诃黎勒丸**方

诃黎勒皮煨，去核。二枚　丁香一钱　陈橘皮汤浸，去白，焙。一分　半夏汤洗去滑，炮。一分　人参一分

上五味，捣罗为末，用生姜汁煮面糊，丸如绿豆大。每服七丸，生姜汤下，乳食前。

治小儿吐逆不止，**石亭脂散**方

石亭脂一分　白滑石二②钱

上二味，细研为散。煎竹叶糯米汤调下一字匕，立止。

治小儿胃气虚弱，多痰吐逆，乳食难停，**丁香温胃丸**方

丁香二钱　天南星一分。浆水煮透软，切作片子，焙令干　半夏一分。浆水煮令软，切作片子，焙令干　水银一分　黑铅半分。

---

① 二：文瑞楼本同，日本抄本作“一”。
② 二：文瑞楼本同，日本抄本作“三”。

与水银结成沙子　白豆蔻去皮。一分

上六味，捣罗为末，用黄蜡一两熔和成煎，丸如绿豆大。每服二丸或三丸，丁香汤下。

治小儿胃虚，可[1]思乳食，哕逆膈闷，**肉豆蔻丸方**

肉豆蔻去皮。一枚　生姜切，焙干。一钱　木香一钱　人参一分　青橘皮汤浸，去白，焙。一分　白术一分

上六味，捣罗为末，白面糊丸如绿豆大。每服五丸，米饮下，不拘时服。

治小儿吐逆不定，**木瓜汤方**

木瓜生者　生姜不去皮

上二味各半两，切作片子，水一盏，煎至五分，去滓，量儿大小，分减温服。

治小儿一切吐逆不止，**水银丸方**

水银结沙子。半[2]钱　丁香　葛根各一两　半夏汤浸七遍，焙。一钱

上四味，捣研为末，用生姜汁和面煮糊，为丸如黄米大。每服三丸，煎金银汤下，更量儿大小加减。

治小儿吐逆，**麦门冬散方**

麦门冬去心，焙。一两　石膏生用。半两　甘草一分。炮

上三味，捣罗为散。每服半钱匕，量儿大小加减，煎茅香根生姜汤调下。

治小儿吐逆，**木香丸方**

木香末　黑犬胆各一分

上二味，以胆汁和木香末，丸如大豆大。每服二[3]岁已下，粥饮化一丸。

治小儿吐逆，**滑石散方**

---

① 可：文瑞楼本同，日本抄本作“不”。
② 半：文瑞楼本同，日本抄本作“三”。
③ 二：文瑞楼本同，日本抄本作“一”。

白滑石二^①钱　鲤鱼胆干者。五枚

上二味，捣研为散。每服半字匕，倒流水调下。

治小儿胃热吐逆，**妙圣丸方**

龙脑　粉霜　腻粉　滑石

上四味，各等分，研为细末，面糊丸如绿豆大。每服一丸，煎干柿汤下，不拘时服。

治小儿心膈伏热生涎，霍乱躁闷，身体多热，乳食难停，吐逆不定，**大戟丸方**

大戟浆水煮过，切，焙干，捣罗取末。三钱　腻粉　粉霜各一钱半　水银　铅各一分。二味结沙子　乳香研　丁香为末。各一钱　龙脑半钱

上八味，研令匀，熔黄蜡一分，和为膏，旋丸如麻子大。每服三丸至五丸，量儿大小加减。如烦躁，研生脂麻，马齿水下；吐逆，煎马齿丁香汤下。

治小儿冷气，吐逆不止，心胸痞满，**金针丸方**

阳起石研。一分　杏仁十五枚。汤浸，去皮尖、双仁，炒　不灰木生，研。半两　阿魏半钱　巴豆去皮、膜。十二枚

上五味，除巴豆、杏仁别研外，捣为细末，后入二味，再研令匀，用糯米饭丸如鸡头仁大，焙干。每服一丸，用针穿，灯焰上燎透为度，入盐少许同研细，冷生姜汤调下。量儿大小，分减与之。

治小儿风热，吐不止，**甜消散方**

甜消一钱　滑石白腻者。半两

上二味，同研为散。每服半钱匕，用浆水半盏已下，入生油一点打匀，调下立止。

治小儿脾胃不和，腹胀气逆，变成呕吐，**人参散方**

人参　白茯苓去黑皮。各一两　葛根剉。二两　木香　藿香取叶　甘草炙，剉。各一分

---

① 二：文瑞楼本同，日本抄本作“一”。

上六味，捣罗为散。每服一钱匕，水一盏，煎至六分，温服。

治小儿吐逆不定，**乳香丸**方

乳香研　丹砂研　麝香研。各一钱　半夏半两。汤洗七次，生姜汁炒黄

上四味，捣研为末，面糊和丸如绿豆大。每服五丸，米饮下。量儿大小加减服。

治小儿胃气虚寒，呕吐不止，不下乳食，**丁香汤**方

丁香二钱　胡椒一钱　槟榔一枚。剉

上三味，粗捣筛。每服半钱匕，水半盏，入白茅根少许，同煎至三分，去滓温服，不计时候。量儿大小加减服。

治小儿吐逆不止，**麝香汤**方

麝香一钱。研　五灵脂一两。为末

上二味，拌匀，每一钱匕，水、酒各半盏，煎至半盏，去滓，温分二服。量儿大小加减。

小儿哕

论曰：小儿气弱，不能胜乳，致乳满胃中。气既不得传导，复遇呼吸风冷，则使胃气上逆，故令哕。能节其乳，仍温胃气，则哕自愈。

治小儿哕逆，**麝沉散**方

麝香研　沉香剉。各一分

上二味，捣研为散，拌匀。每服半钱或一钱匕，沸汤点服。量儿大小加减。

治小儿哕逆不止，**诃黎勒散**方

诃黎勒皮一分　人参　槟榔剉　甘草炙　陈橘皮汤浸，去白，切，炒　沉香剉。各半两

上六味，捣罗为散。每服一字，或半钱至一钱匕，量儿大小，煎麦蘖汤调下。

治小儿哕，**牛乳饮**方

牛乳　生姜自然汁。各一合

上二味，于银器中慢火煎沸。一岁儿饮二分盏，更量大小加减。

治小儿哕不止，**羊乳饮方**

羊乳一升

上一味，慢火于银器中煎令减半。分作五服，更量儿大小加减。

治小儿胃气虚，哕逆，**丁香补胃丸方**

丁香一钱　藿香叶一分　附子炮裂，去皮脐。二钱　定粉炒，研　槟榔剉。各一分

上五味，捣研为末，滴水丸如梧桐子大。每服一丸至二丸，米饮下，不计时。量大小加减。

治小儿胃气虚冷，哕逆不止，**枇杷叶散方**

枇杷叶炙，去毛　丁香各一钱　白茅根　人参各一分

上四味，捣罗为细散。每服半钱或一钱匕，煎马齿苋汤调下，不计时。量儿大小加减。

治小儿哕逆不止，乳食不进，**遂愈散方**

滑石末一钱　丁香二七①粒。为末　藿香末半钱

上三味，同研匀细。每服一字或半钱匕，生油调下。量儿大小加减。

治小儿哕逆腹胀，**消乳进食丸方**

陈橘皮汤浸，去白，焙干　生姜去皮，切，二味同炒黄色。各一两

上二味，同捣罗为末，水浸炊饼心和丸如麻子大。每服一二岁儿，橘皮汤下七丸。量儿大小加减服。

治小儿脾胃虚寒，哕逆不止，**木香丸方**

木香　草豆蔻去皮　槟榔剉　青橘皮去白，焙　陈橘皮去白，焙。各一分　肉豆蔻去壳。一颗　京三棱炮，剉。一两

上七味，捣罗为末，面糊和丸如绿豆大。每服五丸，温生姜

---

① 二七：日本抄本、文瑞楼本同，乾隆本作"二四"。

汤下。量儿大小加减服。

治小儿脾胃虚寒，哕逆，不入乳食，**人参丸方**

人参　白茯苓去黑皮。各一分　白术　木香　山芋　丁香各
一钱

上六味，捣罗为细末，白面糊和丸如绿豆大。每服七丸，生
姜汤下，奶食前服。量儿大小加减服。

治小儿胃寒多哕，**人参丸方**

人参半两　白茯苓去黑皮　陈橘皮去白，焙　白术　半夏汤洗
去滑。各半分　甘草炙，剉　干姜炮。各一分

上七味，捣罗为末，面糊和丸如黄米大。每服十丸或十五丸，
煎藿香汤下。量儿大小加减服。

小儿吐哯

论曰：小儿饮乳后忽吐逆乳汁者，名曰吐哯。盖由乳哺冷热
不调，停在胸膈，复因饮乳，旧乳未消，新乳又入，气不通宣，
新陈相压，所以吐哯。当节乳则愈。

治小儿吐哯，胸中否满，乳饮停积，**麝香汤方**

麝香研　木香　人参　沉香剉　赤茯苓去黑皮。各一分　丁香
半分

上六味，粗捣筛。每半钱匕，水半盏，煎数沸，去滓，分温
二服。

治小儿吐哯，胸中冷气停结，**黄耆汤方**

黄耆　人参各三分　当归切，焙　芍药　甘草炙，剉　芎䓖各
半两　细辛去苗叶。一分

上七味，粗捣筛。每一钱匕，水七分，煎至四分，去滓，分
温二服，早晚各一，更量儿大小加减。

治小儿初生吐不止，**盐黄散方**

盐两黄米大　牛黄两粟米大。研　人参　白茯苓各一小豆
大　甘草两小豆大。炙

上五味，先捣研四味为末，以乳汁半合，煎三五沸，入牛黄

末搅匀，分减服之。

治小儿吐乳，**麝香丸方**

麝香一钱。研　丁香捣末　杏仁去皮尖、双仁，炒，研。各一分

上三味，研捣为细末，以粟米饭丸如麻子大。每服五丸，人参汤研下，更量儿大小加减。

治小儿饮乳后吐呃不止，**丁香丸方**

丁香一分　藿香叶半两　人参三分

上三味，捣为细末，炼蜜丸如绿豆大。每服三丸，粥饮下。

治小儿吐呃不定，**枇杷叶散方**

枇杷叶去毛，炙　丁香各一分

上二味，捣罗为散。儿小者，于乳头上涂一字，令儿咂之；儿大者，煎枣汤调下，不拘时，更量大小加减。

治小儿吐奶不止，**妙功散方**

藜芦洗，焙

上一味，捣为细散。以少许吹入鼻中，嚏三两次，立止。

治小儿吐乳，**莎草根散方**

莎草根炒，去毛。香附子是也　甘草炙，剉。各半两

上二味，捣罗为散。每一钱匕，水七分，煎至四分，去滓，温分二服，早晚各一，细细呷之，更量大小加减。

治小儿吐呃，乳母服，**人参汤方**

人参　陈橘皮去白，焙。各二两

上二味，捣罗为散。每一钱匕，水七分，生姜半枣大，拍破，煎至四分，去滓，分温二服，服后与儿乳吃。

治小儿呕吐不止，**人参散方**

人参一两。为末　丹砂半两。研

上二味，同研令匀。每服半钱匕，熟米饮调下，更量大小加减。

治小儿吐不止，**双石散方**

石亭脂一钱　白滑石三钱

上二味，研为细散。每服一字匕，煎竹叶糯米汤调下，更量大小加减。

治小儿吐逆不止，**丁香散方**

丁香半分　桂去粗皮　藿香叶各一分　人参　甘草炙，剉　干姜炮。各半两　白茯苓去黑皮。一钱

上七味，捣罗为细散。每服半钱匕，水七分，煎至四分，温服，更量大小加减。

治小儿吐逆不止，**二生汤方**

生木瓜　生姜不去皮

上二味，等分。切作薄片，量儿大小，以水煎热，去滓与服。

小儿乳癖

论曰：小儿脾胃气弱，保养不慎，则令三焦不调，乳饮不化，聚而成痰，流于胁下，寒气乘之，遂成癖聚，久不消，横连少腹，上至心下，按之苦痛，肌肤渐瘦，面色青黄，多睡目涩，寒热往来，呕吐咳嗽，故谓之乳癖，世呼为奶脾是也。

治小儿乳癖，**积气散方**

粉霜研。一钱半　诃黎勒皮为末[1]。四钱　硫黄研。一钱半　京三棱为末。七钱　密陀僧研。五钱　白丁香研。二钱

上六味，捣研为散，再同研匀。每服一钱匕，用生姜浆水调下后，于五更服青灵丸。

治小儿乳癖，**青灵丸方**

粉霜　丹砂研　腻粉各一钱　水银二钱。用铅少许结沙子　麝香研。半钱　青黛二钱　巴豆三十粒。去皮、心、膜，出油尽，研

上七味，各细研，再同和匀，用面糊为丸如黄米大。薄荷汤下五丸至七丸，新水亦得。

治小儿乳癖，**二香散方**

白丁香直者。四十九粒　丁香二十一枚。为末　石燕子一枚。

---

[1] 为末：文瑞楼本同，日本抄本作"生"。

捣研　硫黄研。三钱　腻粉抄一钱匕。研　密陀僧研　硇砂研。各三钱

上七味，同研匀为细散。每服一岁半钱匕，二岁一钱匕，十岁以上二钱匕，用面汤调下。如左肋下病，卧左边；如右肋下病，卧右边，至晓取下癖积是验。

治小儿乳癖食癖，每至午后，时作寒热，微有咳嗽，胁肋癖硬，**烧青丸**方

轻粉二钱　太阴玄精石研。一分　粉霜　硇砂研。各一两　白面三钱

上五味，再同研细，滴水和为饼子，以文武火烧熟为度，再研，滴水和为丸如黄米大。三岁以上，每服五丸，浆水下；三岁以下，以意增减。

治乳癖，**硇砂丸**方

硇砂　礞石　粉霜　鹰屎　无食子　京三稜各用末。一钱匕　腻粉三字　龙脑研。一字

上八味，再同研匀，以面裹大枣烧熟，取枣肉和药，丸如绿豆大。每服三丸或五丸，煎古老钱汤下，量儿大小加减。兼治久积。面烧枣不烧药。次用外贴药。

治乳癖，**外贴散**方

芸薹子末。三①钱　寒食面一钱半

上二味，再同研匀，用新水调如糊，纸上摊，贴乳癖上，频以水润之。

治小儿乳癖，胁下结块不消，**腻粉丸**方

腻粉　白丁香微炒。各一分

上二味，再同研匀，以枣肉和丸如黍米大。每服一丸，新汲水下，取下黏滞恶物效，量儿大小加减，不计时候。

治小儿乳癖，神效，**金花散**方

---

① 三：文瑞楼本同，日本抄本作"二"。

白丁香直者，微炒。七十粒　丁香二十五[①]粒。二味为末　密陀僧研　硫黄研　黄鹰屎白研。各半钱

上五味，再合研匀。每服三岁以下一字匕，三岁以上半钱至一钱匕，并用奶汁调下，临卧服，至来日取下青黑稠黏物即愈；未尽，不过再服。

治小儿乳癖方

独窠蒜一头

上一味，将蒜捣烂，看儿乳癖大小，候儿睡着，随病大小贴，听儿腹内作声，便急取去不用。

治虚中挟积并乳癖，**圣饼子**方

石燕子末。二[②]钱　粉霜三钱　腻粉　硇砂研。各二钱　延胡索一分。为末　鹰屎白研。一钱　白面四钱　丹砂研。一钱

上八味，用鸡子清和丸如鸡头大，作饼子，煻灰火内微烧过。每服米饮化下半饼子。

治小儿乳癖积块，**消癖丸**方

牵牛子一两。半生半炒　皂荚肥者，三[③]梃。烧令烟尽为度　巴豆去皮、心，研出油。夏秋半两，春冬一两

上三味，除巴豆外，捣罗为末，后入巴豆，再同研匀，用粟米饭丸如绿豆大。每服三丸，橘皮汤下。如常服，丸如粟米大，茶下三丸。量儿大小加减。

治小儿乳癖攻胁肋紧痛，**如神散**方

独头蒜一颗。研　楼葱一寸。研　腻粉半钱　凌霄花末。一钱

上四味，再同研匀，调涂胁肋上硬处，用醋面饼子贴盖之，候口内闻蒜气，急用温汤洗去。

治小儿奶癖，腹胁紧硬，时作寒热，**牵牛丸**方

白牵牛末。二钱　粉霜一钱　腻粉三钱　硇砂研。一钱半　黄鹰屎末。一钱　白丁香为末。一钱　延胡索大者，七枚。捣末　石

---

① 二十五：文瑞楼本同，日本抄本作“一十五”。
② 二：文瑞楼本同，日本抄本作“一”。
③ 三：文瑞楼本同，日本抄本作“二”。

燕子捣研。一枚　白滑石末。一钱　没药研。一钱　白面五钱

上一十一味，研为细末，拌和匀，滴水和作饼子，先于火上炙干，次入灰火煨熟为度，放冷细研，更入硫黄一钱同研匀，滴水和为丸如绿豆大。看儿大小，每服三丸至五丸，煎柳枝干柿汤下，临睡服。

治小儿乳癖，肌瘦寒热，胁下硬痛，**化癖丸方**

生姜切片子，暴干，为末　丹砂研。各二钱　巴豆霜一字　硇砂研　白滑石捣研。各二钱

上五味，再同研匀，粟米饭和为丸如黄米大。每服二丸，薄荷汤下，奶食后临卧服。

治小儿乳癖，胁肋坚硬，喘粗，时作疼痛，**水银丸方**

水银一钱　硫黄二钱。同研　密陀僧二钱。捣研　腻粉三钱　巴豆二粒。去皮、膜、心，研出油尽　硇砂研。半钱　石燕子捣研。二钱

上七味，再同研匀，白面糊为丸如黄米大。每服三丸，煎槐叶汤下，奶食后临卧服，更量儿大小加减。

治小儿乳癖，**滴水丸方**

黄檗去粗皮，剉　轻粉研　丹砂研　天南星炮　半夏生姜汁浸一宿，汤洗去滑，焙。各一钱　巴豆十粒。去心、皮，出油尽　水银结沙子。半皂子大

上七味，捣罗研为末，再同研匀，滴水和丸如绿豆大。每服二丸或三丸，煎生姜葱白汤下。量儿大小加减。

治小儿虚积乳癖，**软金丸方**

腻粉二钱　蓬砂研。皂子大　硇砂研。半皂子大　黄连去须。半钱　太阴玄精石研。半钱　黄鹰屎半钱　巴豆一枚。半生半烧　粉霜半钱

上八味，捣研为末，再同研匀，枣肉和，用面剂裹，文武火中煨，以面熟为度，去面取药，旋丸如黄米大。每服一二丸，甘草薄荷汤下。量儿大小加减。

治小儿乳癖，**硫黄散方**

硫黄研　密陀僧别捣研　腻粉研　诃黎勒皮为末。各一钱

上四味，和令匀。每服一钱匕，奶汁调下，更量儿大小加减。

治小儿乳癖，**大黄丸方**

大黄剉，炒　桔梗剉，炒　木香剉　陈橘皮去白，焙。各一分　马牙消研　郁李仁去皮。各三分　诃黎勒皮一枚　乌梅肉炒。半分

上八味，捣罗为末，炼蜜和丸如黄米大。一岁儿，每服七丸，米饮下，更量大小加减。

治小儿初生至百日周晬，腹内有气冲心喉，及壮热头疼，呕逆腹痛，寒热乳癖，宜下胎中宿物，**大黄丸方**

大黄剉，炒。一两　丹砂研　人参　枳壳去瓤，麸炒　白茯苓去黑皮。各一分半　柴胡去苗　桂去粗皮。各半分①　木香一分

上八味，捣研为末，炼蜜丸如绿豆大。每服五丸，乳汁下，日三；大者，加至二十丸。

治小儿乳癖积聚，按之苦痛，肌肤渐瘦，面色青黄，**妙应丸方**

槟榔剉。二枚　陈橘皮汤浸，去白，焙　青橘皮汤浸，去白，焙。各半两　木香　黄连去须，炒　蓬莪茂煨，剉　桂去粗皮。各一分

上七味，捣罗为末，每抄一钱匕，入巴豆一粒，去皮、心、膜，醋煮令黑色，并杏仁一粒，去皮尖，灯上烧作黑灰，同研令细，与药末再合研令匀，用白面糊和丸如粟米大。每服二丸，食后生姜汤下。量儿大小加减。

治小儿脾胃气弱，乳食不化，乳饮留于胁下，因寒成癖，**蓬莪茂散方**

蓬莪茂炮，切。半两　阿魏一钱。水化开，浸蓬莪茂一宿，慢火炒干

上二味，捣罗为细散。每服半钱匕，紫苏米饮调下。量儿大

---

① 分：文瑞楼本同，日本抄本作“两”。

小加减。

小儿癥瘕癖结

论曰：小儿腹中胁下结聚之病，有形可验，按之不动者，癥也；假结有形，推之浮移者，瘕也；僻在左右者，癖也。诸癥本于食，诸癖本于饮，诸瘕本于气。皆由腑脏不和，三焦不调，又为寒湿之气所乘，故令乳哺不化，食饮结聚，而为癥瘕癖结之病。

治小儿阴阳气不顺，虚痞胀满，呕逆腹痛，成癥瘕癖结等病，**万应丸方**

槟榔二枚。剉 陈橘皮去白，焙 青橘皮去白，焙。各半两 木香 黄连去须 蓬莪茂煨，剉 桂去粗皮。各一分

上七味，捣罗为末，每用一钱比，入巴豆一粒，去皮、心、膜，醋煮紫色，研，杏仁一枚，去皮尖，灯上烧黑，研，将前药末同二味合研匀细，用白面糊和丸如粟米大。每服二丸，食后生姜汤下，更量大小加减。

治小儿癖气，手脚心热，面色黄，不下食，日渐赢瘦，往往覆卧，久不治，变成恶病，入夏即泻痢，**木香丸方**

木香 茯神去木 人参 白术 枳壳去瓤，麸炒 当归切，炒 京三稜煨，剉 知母焙。各半两 鳖甲醋炙，去裙襕。三分 大黄剉，炒 生姜切，焙 槟榔煨，剉 桂去粗皮。各一分

上一十三味，捣罗为末，炼蜜和丸如麻子大。一二百日儿，每服一丸；二三岁儿，二丸至三丸，并空腹日晚米饮下，微利下恶物为度，更随儿大小增减。

治小儿癥癖，**大鳖甲丸方**

鳖甲醋炙，去裙襕 犀角镑 丹砂研 桂去粗皮。各半两 大黄剉，炒 当归切，焙 萆薢炒 代赭捣研 巴豆去皮、心、膜，研如膏。各一两 枳壳去瓤，麸炒 牛黄研 麝香研。各一分

上一十二味，捣研为末，炼蜜和丸如麻子大。三四岁儿，每服二丸至三丸，空心新汲水下，差即止，更随儿大小加减。

治小儿食癖，本于肠胃气弱，吃食不化，结聚不散，腹中隐

隐成块，按之即痛，**芍药丸方**

芍药　大黄剉，炒　鳖甲醋炙，去裙襕　麻仁研。各三分　防葵　陈曲炒　白术各一分

上七味，捣研为末，炼蜜和丸如绿豆大。一^①岁儿每服三丸，三岁至五岁五丸，并温熟水下，日再，更量儿大小加减。

治小儿脾积气，**三稜丸方**

京三稜剉　石三稜剉　鸡爪三稜剉　蓬莪茂剉。各半两　木香一分

上五味，并生杵罗为末，酒煮面糊和丸如麻子大，腻粉为衣。每服五丸，乌梅生姜汤下。量儿大小加减。

治小儿癥瘕食癖，**京三稜散方**

京三稜煨，剉　鳖甲醋炙，去裙襕　枳壳去瓤，麸炒　陈曲炒　大腹子剉　诃黎勒皮半生半熟　厚朴去粗皮，生姜汁炙　麦蘖炒　蓬莪茂煨，剉　青橘皮去白，焙。各一分

上一十味，捣罗为散。六七岁儿，每服半钱匕，空腹米饮调下，日三，更量儿大小加减。

治小儿食疳，长肌肤，益颜色，化宿食，治腹胀，破积聚，和气调中，**槟榔丸方**

槟榔剉　丹砂研　阿魏面裹煨熟　代赭研　乳香研　木香　五灵脂炒　肉豆蔻去壳。各一两　巴豆去皮、心、膜，出油尽。半两　蟾头一枚。炙焦

上一十味，杵研匀细，面糊和丸如黍米大。每服二丸，温生姜汤下，更量儿大小加减。

治小儿脾积气，肌瘦，**胆矾丸方**

石胆矾研　卢会研。各半两　龙脑研　麝香研。各一钱　丹砂研　胡黄连末各一分　黄连末一两。用貒猪胆一枚，入末在内，以好醋煮十余沸，取出，挂，候干，研为末

上七味，同研匀细，醋煮面糊和丸如绿豆大。每服十丸，早

① 一：文瑞楼本同，日本抄本作"二"。

晨、临卧，温米饮下，更量儿大小加减。

治小儿奶癖、食癖，每至午后，时作寒热，微有咳嗽，胁胁癖硬，**炼青丸**方

太阴玄精石一分　粉霜　硇砂各一钱　轻粉二钱　白面三钱

上五味，同研极细，滴水和成饼子，文武火烧熟再研，滴水丸如黄米大。每服七丸，浆水下，三岁以下五丸，更量儿加减。

治小儿癖气，发即腹胁疼痛，减食黄瘦，**鳖甲丸**方

鳖甲去裙襕，醋炙。二两　防葵　人参各五分　诃黎勒皮七枚　大黄蒸。一两　桑菌三分　郁李仁去皮，炒。一两半

上七味，捣罗为末，炼蜜丸如绿豆大。每服三丸至五丸，空腹米饮下，更量大小加减。

治小儿癥瘕，腹痛胀满，或作块，或皮肤浮肿，不能食，**雄鼠粥**方

雄鼠肉五两。切，炙　陈橘皮去白，焙。半两　鳖甲醋炙，去裙襕　京三稜煨，剉　郁李仁去皮，研。各三分　生姜切，焙。半两

上六味，粗捣筛。作三贴，每贴以水一升煎，去滓，取半升，入粳米一合，五味煮作粥，空腹食之。

治小儿气癖，上下左右，移动不常，**木香丸**方

木香一分　白槟榔剉。三分　大黄蒸，焙，剉　枳实麸炒。各三分　附子炮裂，去皮脐　干姜炮。各半分　朴消一两

上七味，捣研为末，炼蜜和丸如绿豆子大。每服三丸至五丸，空腹温汤下，更量大小加减。

治小儿水癖，按之作声，**牵牛子丸**方

牵牛子炒　枳壳去瓤，麸炒。各半两　檗皮去粗皮，炙　甘遂炒　桂去粗皮　牡丹皮各一分　大黄剉。三分

上七味，捣罗为末，炼蜜和丸如绿豆子大。每服五丸，空腹温汤下。量大小加减。

卷第一百七十七

小儿门

小儿骨蒸　小儿痰实　小儿客忤　小儿中恶　小儿中蛊　小儿尸注
小儿胎寒

小儿门

小儿骨蒸

论曰：水为阴，火为阳，水者精气也，火者阳气也。小儿精气未盛，体性多热，若衣裘伤厚，过食热物，或患时气大病之后，重亡津液，阳气偏盛，水不胜火，腑脏积热，熏灼肌体，甚则消烁骨髓，是为骨热之病，久不已，变成骨蒸也。

治小儿十五岁已下，骨蒸热劳，盗汗体热，咳嗽，烦躁发渴，长肌肉，退热，**桃仁青蒿煎丸方**

桃仁汤浸，去皮尖，研。半两　麝香研。一分　柴胡去苗　丹砂研　紫菀去苗、土　鳖甲去裙襕，醋炙。各一两

上六味，除麝香、丹砂外，并捣罗为末，共研匀，用青蒿汁、童子小便、生地黄汁各一盏，于银石器内熬汁，入药末一半，慢火再熬，搅得所余药末尽，和匀，杵三二百下，丸如绿豆大。每服五七丸至十丸，空心食前，煎陈粟米饮下，日三服。

治小儿不生肌肤，羸瘦骨热，小便黄赤，**麦门冬丸方**

麦门冬去心，焙。一两　人参　黄耆剉　青蒿子　黄连去须　桑根白皮剉　地骨皮　枳壳去瓤，麸炒。各半两　柴胡去苗。三分

上九味，捣罗为末，炼蜜丸如绿豆大。每服五丸至七丸，温熟水下。量儿大小加减。

治小儿骨热生风，**龙胆丸方**

龙胆一两　熊胆研。一分　马牙消研　朴消研　山栀子去

皮　玄参　人参　枳壳去瓤，麸炒　柴胡去苗　当归切，焙　陈橘皮去白，焙。各半两　麝香研。半钱　沉香半两　甘草炙，剉　赤茯苓去黑皮。各一两

上一十五味，除研外，捣罗为末，共研匀，炼蜜丸如梧桐子大。一岁一丸，温水化下。

治小儿骨热，日晚发热，面赤，五心烦躁，四肢无力，饮食减少，夜多盗汗，面色萎黄，**犀角汤方**

犀角镑　柴胡去苗　枳壳去瓤，麸炒　麦门冬去心，焙　赤茯苓去黑皮　芍药　大黄剉，炒　桑根白皮剉　黄耆剉　人参各一分①　鳖甲去裙襴，醋炙。半两

上一十一味，粗捣筛。每一钱匕，水一盏，入桃仁七枚，去皮尖，浆水煮过，麦门冬四十九粒，去心，煎至七分，去滓，分温三服，食后临卧。

治小儿潮热，骨蒸羸瘦，久嗽咳喘，**犀角汤方**

生犀角镑。半两　柴胡去苗　秦艽去苗、土。各一两　白术　人参　赤茯苓去黑皮　木香各半两　甘草炙。一分

上八味，粗捣筛。每服一钱匕，水七分一盏，入小麦三七粒，同煎至六分，去滓温服，日三。

治小儿肌瘦，五心潮热，解骨热，长肌肉，益气，**保童丸方**

丹砂研。一分　大黄剉，炒　赤芍药　栀子仁各半两　知母切，焙　鳖甲去裙襴，醋浸，炙。各一两　人参　胡黄连各半两

上八味，除研外，捣为细末，入丹砂同研，浸蒸饼为丸如小绿豆大。每服五丸至十丸，温蜜汤或人参汤下。

治小儿骨热劳疾，面黄肌瘦，发热，夜卧有汗，**胡黄连丸方**

胡黄连　夜明砂　五灵脂各半两　柴胡去苗。一两　麝香研。半钱　鳖甲去裙襴，醋炙　人参各半两

上七味，捣罗为末，用猪胆汁煮面糊，丸如绿豆大。每服十丸至十五丸，米饮下，不拘时。

---

① 分：文瑞楼本同，日本抄本作"两"。

治小儿骨热，皮肤生疮，肌体瘦弱，身热，**连翘汤**方

连翘　山栀子去皮　甘草炙　黄芩去黑心　秦艽去苗、土　防风去叉　麦门冬去心，焙。各一两　知母焙　荆芥穗各半两

上九味，粗捣筛。每服一钱匕，水七分，煎至四分，去滓，食后临卧温服。

治小儿骨蒸潮热，瘦瘁颊赤，烦躁盗汗，食不生肌，病后余毒久不解，**羚羊角汤**方

羚羊角镑　地骨皮　秦艽去苗、土　麦门冬去心，焙　枳壳去瓤，麸炒　大黄剉，炒　柴胡去苗　赤茯苓去黑皮　芍药　桑根白皮剉　黄耆剉　人参　鳖甲去裙襕，醋炙。各一两

上一十三味，粗捣筛。每服一钱匕，水一盏，入青蒿少许，煎至六分，去滓，食后温服。量儿大小加减。

治小儿骨热，十五岁以下骨蒸热劳，遍身如火，日渐黄瘦，夜卧多汗，咳嗽烦渴，**丹砂丸**方

丹砂二两。飞，研　柴胡去苗，为末。四两

上二味，研匀，用獖猪胆汁拌和，饭甑上蒸一次，候冷，丸如绿豆大。每服十丸，用桃仁乌梅煎汤下，日三服。

小儿痰实

论曰：小儿乳食不下，吐涎沫而微壮热者，痰实也。此因乳哺冷热不调，停积胸膈，或水饮留滞，气不升降，致令痰热壅滞，壮①热烦闷，心神不宁，不差则变惊痫之病。

治小儿痰实，壮热头痛，**石膏汤**方

石膏别捣研。一两一分　大黄剉，炒。一两半　柴胡去苗。一两一分　升麻　知母焙　黄芩去黑心　芍药　枳实去瓤，麸炒。各三分　甘草炙。一两半　大青半两

上一十味，粗捣筛。每二钱匕，水一盏，入生姜少许，同煎

---

① 壮：原作"肚"，文瑞楼本同，文义不通，据日本抄本及前句"微壮热"之义改。

至六分，去滓，分温三服。量大小加减。

治小儿八岁已上，热结痰实，不能食，**大黄汤方**

大黄剉，炒。一两　柴胡去苗　升麻　黄芩去黑心　知母焙　芍药　栀子仁各三分　枳实去瓤，麸炒黄。半两　细辛去苗叶。一分

上九味，粗捣筛。每二钱匕，水一盏，入竹叶十片，同煎至六分，去滓，分温三服，早晚各一。量儿大小加减。

治小儿痰壅结实，**陈橘皮汤方**

陈橘皮汤浸，去白，炒。三分　升麻一分　桑根白皮剉　麦门冬去心，焙。各半两　前胡去芦头　大黄剉，炒。各一分

上六味，粗捣筛。每服一钱匕，水半盏，煎至三分，去滓温服，食后日三。量儿大小加减。

治小儿百日已来痰实，**柴胡汤方**

柴胡去苗。三分　当归切，焙。一分　赤茯苓去黑皮　大黄剉，炒。各半两　甘草炙。一分

上五味，粗捣筛。每一钱匕，水半盏，煎至三分，去滓，分温三服，早晚各一。量儿大小，以意加减。

治小儿百日已来，痰实壮热，兼惊，**龙齿汤方**

龙齿　大黄剉，炒。各一分　枳壳大者，一枚。去瓤，麸炒黄　朴消　甘草炙，剉。各一分

上五味，粗捣筛。每服一钱匕，水半盏，煎至三分，去滓，食前温服，日二。量儿大小加减。

治小儿百日已来痰实，**人参饮方**

人参半两　赤芍药一分

上二味，粗捣筛。每一钱匕，水半盏，入生姜一片，同煎至三分，去滓，分温三服。量儿大小加减。

治小儿痰实壮热，**茯苓汤方**

赤茯苓去黑皮　人参　黄芩去黑心　大黄剉，炒。各半两

上四味，粗捣筛。八九岁儿，每服二钱匕，水一盏，煎至半盏，去滓温服，日再，更量儿大小加减。

治小儿痰壅结实，**四通汤方**

桔梗炒 大黄剉，炒。各半两 陈橘皮汤浸，去白，焙 紫菀
去苗、土。各一分

上四味，粗捣筛。每服一钱匕，水八分，煎至四分，去滓，
食后温服，日再，更量儿大小加减。

小儿客忤

论曰：小儿无故吐下青黄赤白色，水谷解离，腹痛夭矫反倒，
面变五色，其状似痫，但眼不上戴者，名曰客忤。此由小儿血气
未充，精神未定，忽见非常之物，或见未识之人，或为异类触犯，
暴然发作，故名客忤。诊其脉弦急数者，忤也。若乳母醉后及房
劳喘困气乏，即便乳儿，最为切忌，剧则不可救矣。

治小儿客忤卒痛及气满，常腹痛，**麝香汤**方

半夏汤洗十遍，生姜汁炙 黄耆各一两 甘草炒 干姜炮 桂
去粗皮。各半两

上五味，粗捣筛。一二岁儿，每一钱匕，水七分，煎至四分，
去滓，内麝香少许，分温二服，不拘时候，更随儿大小加减。

治小儿客忤吐利，**白石脂汤**方

白石脂一两 蜀漆半两 附子炮裂，去皮脐。一分 牡蛎煅。
一两

上四味，剉如麻豆。一二岁儿，每一钱匕，水七分，煎至四
分，去滓，分温二服，空心午后，更量儿大小加减。

治小儿客忤，惊啼壮热，**犀角散**方

犀角镑 麦门冬去心，焙 钩藤 丹砂研。各一分 牛黄研。
半分① 麝香研。三大豆许

上六味，捣研为散。每服半钱匕，煎金银汤调下，不计时候。

治小儿客忤，腹满痛，大便不通，**人参汤**方

人参 龙胆 钩藤 柴胡去苗 黄芩去黑心 桔梗炒 赤芍
药 茯神去木 当归切，焙。各半两 蜣螂去足，炙。二枚 大黄

---

① 分：文瑞楼本同，日本抄本作"两"。

剉，炒。一两

上一十一味，粗捣筛。每一钱匕，水一盏，煎至五分，去滓，分温二服，更量儿大小加减。

治小儿客忤惊啼方

牛黄末。一字　猪乳一栗壳许

上二味相和，渐渐滴儿口中。

治小儿卒忤躽啼，腹坚满，**雀屎丸方**

雀屎一两一分　当归切，焙。半两

上二味，捣罗为末，炼蜜丸如麻子大。五十日儿，每服一丸，以奶汁下，空心午后服，更量儿大小加减。

治小儿中忤欲死，心腹痛，**雄黄散方**

雄黄　麝香各一分

上二味，细研为散。周晬儿，每服一字，用刺鸡冠血调灌之，空心午后服，更量儿大小加减。

治小儿客忤，惊邪鬼魅，安神，**犀角丸方**

犀角镑　车前子　白茯苓去黑皮　人参各半两　雄黄研。一两

上五味，捣研为末，取桃白皮十两，桃符十两，水三升，煎一升，去滓，煎成膏，和前药丸如麻子大。每服三丸，桃柳汤下。

治小儿中客忤，吐青白沫，及食饮皆出，腹中痛，气欲绝，**桂参汤方**

桂去粗皮。一两　人参一分

上二味，粗捣筛。一二百日儿，每半钱匕，水半盏，煎至三分，去滓，分温三服；儿大，以意增之。

治小儿卒中客忤，惊啼大叫，**伏龙肝膏方**

伏龙肝研。二两　鸡子去壳。一枚　地龙粪研。一①两

上三味，相和研匀，或干，更入少水，调如膏。先用桃柳汤浴儿，后将药涂儿五心及顶门上。

治小儿中客忤，吐青白沫，及食饮皆出，腹中痛，气欲绝，

---

① 一：文瑞楼本同，日本抄本作"二"。

桂枝汤方

桂去粗皮。一两

上一味，粗捣筛。一二百日儿，每半钱匕，以水半盏，煎至三分，去滓，分温三服，空心午后，更量儿大小加减。

治客忤，**桂汤**涂之方

上取桂浓煎去滓，涂儿五心，常令湿。

治小儿卒客忤，**铜鉴鼻饮**方

铜鉴鼻[1]

上一味，烧令赤，淬酒中，以酒少许灌儿。若儿小未能饮者，令含之亦愈。

治小儿客忤，**浴**方

上取马粪三升，烧令烟绝，以酒煎三五沸，去滓，温温浴儿即愈。

治小儿客忤壮热，**浴**方

上取李叶煎汤，去滓，温温洗浴儿，差。

治小儿被客气忤犯，状似惊痫，但眼不戴上，耳后脉急数，**龙胆饮**方

龙胆　钓藤剉　柴胡去苗　黄芩去黑心　桔梗剉，炒　赤芍药　茯神去木。各一分　蜣蜋二枚。炙，去足、头、甲　大黄蒸三度，炒。一两

上九味，粗捣筛。每服二钱匕，水一小盏，煎取四分，量儿大小加减，分数服。

治小儿客忤，吐沫如痫方

上青钱十四文，以水一斗五升，煎取一斗，浴儿，立差。

小儿中恶

论曰：小儿无故卒然心腹刺痛，闷乱欲绝者，中恶也。由儿阴阳气血不调，神守不强，故鬼毒恶气得以中之。凡腹大而满，

---

① 铜鉴鼻：古代铜镜背后用于穿孔的鼻钮。

脉紧大而浮者死，紧细而微者生。若余势久留，再发则变为注。

治小儿中恶，心腹卒痛，**鬼箭羽汤方**

鬼箭羽半两　真珠末。一①分　羚羊角镑　桔梗炒　朴消细研　升麻　芍药　柴胡去苗。各一两　桃仁三十枚。去双仁、皮尖，麸炒　黄芩去黑心　大黄剉，炒　鬼臼各一两半

上一十二味，粗捣筛。一二岁儿，每一钱匕，以水一小盏，煎至六分，去滓，分温二服，空心午后各一服。量儿大小，以意加减。

治小儿中恶心痛，辟邪气，**雄黄丸方**

雄黄研　真珠研。各一两　麝香研。半钱　牛黄如枣大。研　巴豆四十②枚。去皮、膜、心，研去油尽　大枣十四③枚。蒸熟，去皮、核，研膏

上六味，除枣外，同研为末，入枣膏，和少许蜜涂臼中，捣一千杵，丸如粟米大。一二岁儿，每服三丸，薄荷汤下，空心午后各一服。量儿大小，以意加减。

治小儿中恶，心腹坚胀痛，颜色青黑，大便不通，**芍药汤方**

芍药　桔梗炒　桃仁七枚。去皮尖、双仁，炒　黄芩去黑心　柴胡去苗　升麻各一两　大黄剉，炒。二两　鬼臼一两　甘草炙。半两　杏仁四十枚。汤浸，去皮尖、双仁，炒　麝香半钱。研④

上一十一味，内十味粗捣筛，入麝香和匀。一二岁儿，每一钱匕，以水一小盏，煎至六分，去滓，分温二服，空心午后各一服，以利为度，随儿大小加减。

小儿中蛊

论曰：人有聚毒虫为蛊者，随饮食入腹，能变惑，食入五脏。小儿时有中之者，遂心腹刺痛，懊闷，急者即死，缓者涉历年月，

---

① 一：文瑞楼本同，日本抄本作"半"。
② 四十：文瑞楼本同，日本抄本作"六十"。
③ 十四：文瑞楼本同，日本抄本作"十六"。
④ 研：文瑞楼本同，日本抄本作"炒"。

渐至羸困。若注易傍人，则为蛊注之病。

治小儿中蛊毒，腹内坚如石，面目青黄，小便淋沥，变易无常，**羖羊角汤方**

羖羊角屑　蘘荷各一两　栀子仁七枚　黄连去须　赤芍药　牡丹皮各一分　犀角屑半两

上七味，粗捣筛。每二①钱匕，水一小盏，煎至六②分，去滓，分温二服，日三③，更量儿大小加减。

治小儿初中蛊毒，**升麻汤方**

升麻　桔梗剉，炒④　栝楼根各半⑤两

上三味，粗捣筛。每服一钱匕，水半盏，煎至三分⑥，去滓温服，日三⑦。量儿大小加减。

治小儿中蛊，腹内坚痛，**鼓皮⑧汤方**

败鼓皮三分。炙令黄，剉　苦参剉　蘘荷根各一两

上三味，粗捣筛。每二⑨钱匕，以水一盏，煎至六⑩分，去滓，分温二服，日三⑪，更量儿大小加减。

治小儿飞蛊，状如鬼气，**雄黄散方**

雄黄研　麝香研⑫　犀角镑，捣为细末。各半两

上三味，同研令匀。每服以温水调下半钱匕，日四⑬服，更量

---

① 二：日本抄本、文瑞楼本同，明抄本、乾隆本作"一"。

② 六：日本抄本、文瑞楼本同，明抄本、乾隆本作"五"。

③ 分温二服日三：日本抄本、文瑞楼本同，明抄本、乾隆本作"温服，日三四服"。

④ 剉炒：日本抄本、文瑞楼本同，明抄本、乾隆本作"去芦头"。

⑤ 半：日本抄本、文瑞楼本同，明抄本、乾隆本作"一"。

⑥ 水半盏煎至三分：日本抄本、文瑞楼本同，明抄本、乾隆本作"用水一小盏，煎至五分"。

⑦ 三：日本抄本、文瑞楼本同，明抄本、乾隆本作"四五服"。

⑧ 鼓皮：日本抄本、文瑞楼本同，明抄本、乾隆本作"苦参"。

⑨ 二：日本抄本、文瑞楼本同，明抄本、乾隆本作"一"。

⑩ 六：日本抄本、文瑞楼本同，明抄本脱，乾隆本作"五"。

⑪ 分温二服日三：日本抄本、文瑞楼本同，明抄本、乾隆本作"温服，日三四服"。

⑫ 研：日本抄本、文瑞楼本同，明抄本、乾隆本作"各细研"。

⑬ 四：日本抄本、文瑞楼本同，明抄本、乾隆本作"四五"。

儿大小加减。

治小儿五种蛊毒，**比圣汤方**

马兜铃根

上一味，粗捣筛。每服二[①]钱匕，水一小盏，煎至五分，去滓，空腹顿服，当时随吐蛊出；未快吐，再服。

又方

败鼓皮一片。烧灰

上一味，细研如粉。空心粥饮调服一钱匕，须臾病儿呼蛊主姓名，病即愈。

又方

莨菪一两

上一味，捣罗为末。以粥饮调下一钱匕，更量儿大小加减。

治小儿中蛊毒，腹内坚痛，面目青黄，羸瘦骨立，病变无常，**神功散方**

桃上寄生二两

上一味，捣罗为散。每服半钱匕，如茶点服，日三[②]。

又方

麝香

上一味，研细。每服一字匕[③]，空腹温水调下，即吐出蛊毒；未效，再服。

治小儿中蛊危急，**再造汤方**

甘草半两。生，剉

上一味，粗捣筛。水一中盏，煎至五分，去滓，分温二服，当吐蛊出。若预防蛊者，宜熟炙甘草，煮汁服之，即内消不吐，神效。

小儿尸注

论曰：人有三尸，能为人患，无问老幼，但精神衰弱，气血

---

① 二：日本抄本、文瑞楼本同，明抄本、乾隆本作“一”。

② 三：日本抄本、文瑞楼本同，明抄本、乾隆本作“四五服”。

③ 一字匕：日本抄本、文瑞楼本同，明抄本、乾隆本作“半钱”。

不足者，率多被害。小儿血气未具，精神未全，因有尸注之病。其状沉沉默默，不的知病之所苦，或寒或热，弥引岁月，遂至于死，死后注易傍人，故名尸注。

治小儿尸注及中恶诸病，**犀角散**方

犀角镑　升麻　木香　槟榔剉　桑根白皮剉　大黄剉，炒。各半两　桃仁汤浸，去皮尖、双仁，炒，研。二七枚　麝香细研。一钱

上八味，捣研为散。每服半钱匕，温水调下，日四五服，更量儿大小加减。

治小儿尸注，心腹满胀疼痛，不可忍，**木香汤**方

木香　鬼箭羽　桔梗炒　当归剉，炒　紫苏茎叶　槟榔剉。各半两

上六味，粗捣筛。每服一钱匕，水七分，生姜二片，煎至四分，去滓，不拘时温服，更量儿大小加减。

治小儿注病，诸蛊魅精气入腹刺痛，黄瘦，**雄黄丸**方

雄黄研如粉　雌黄研如粉。各一两　丹砂研如粉。半两　麝香研。半钱　白头翁去苗　徐长卿各三分　羚羊角镑，炒　大黄剉，炒。各一两一分

上八味，捣研为末，以青羊脂炼过，和丸如麻子大。一二岁儿，每服三丸，熟水下，空心午后各一服，更随儿大小加减。

治小儿客忤霍乱，腹痛胀满，若尸注恶风，癫狂鬼祟，蛊毒妖魅，温疟，无所不治，**太一**[①]**神精丸**方

丹砂研　曾青研　雄黄研　雌黄研　磁石煅，醋淬三遍，捣研。各四两　金牙研。二两半[②]

上六味，各研罗为末，先将丹砂等五味用酽醋渍之，唯曾青用好酒铜器中渍，以纸密封头，日中暴经夏，急待用亦须五日，无日，以火暖之，其丹砂等五味日数亦然，各研如粉，以酽醋拌令干湿得所，内土釜中，以六一泥固济令密，候泥干，然后安铁

---

① 太一：日本抄本同，文瑞楼本作"太乙"。
② 二两半：文瑞楼本同，日本抄本作"一两半"。

环施脚高一尺五寸，置釜于环上，初取熟炭火两枝各长四寸，置于釜下，待三分消尽二分，更加熟火两枝，如此三度，然后用生炭烧，增之渐多，乃至一复时，火近釜底，即使满，其釜下炭经两度即罢，待火尽极冷，然后出之，其药精飞化凝著上釜，光明皎洁如雪者最佳；若飞上不尽，更合与火如前。以雄鸡翼扫取，多少不定，和以枣肉，丸如黍米大，平旦空腹服一丸。又常以绛囊带之，男左女右，小儿系头上，辟瘴毒恶气射工。小儿患，可以苦酒和之，涂方寸纸，贴儿心腹上；亦有已死者，冬二日，夏一日，与药得下便活。若服药闷乱，可煮防己汤，饮之则定。兼治大风恶癞，偏风风癫，历节鬼击，痎疟，小儿惊忤，不能乳哺，痈疽痔瘘，腹内积冷，妇人产死未经宿，狂狗所啮，丁肿蛲虫，寸白恶肿，邪鬼精妖，并去一切恶。

治小儿尸注鬼击，惊痫魍魉，三十六种无辜，天行急黄，**保童丸方**

牛黄研　麝香研　甘草炙，剉　真珠末各一分　丹砂研，水飞　杏仁汤浸，去皮尖、双仁，麸炒　赤芍药　赤茯苓去黑皮。各半两　虎睛酒浸，炙。一对　甘遂炮。半分　巴豆五枚。去皮、心、膜，研，纸裹，压出油尽

上一十一味，捣研为末，和匀，炼蜜丸如麻子大。三四岁，每服二丸，荆芥汤下，更量儿大小加减。

治小儿尸注，邪气入腹疞痛，**立效散方**

雄黄细碎。一分　栀子仁十枚　赤芍药半两

上三味，捣罗二味为末，入雄黄研匀。每服半钱匕，温水调下，更量儿大小加减。

治小儿尸注劳瘦，或时寒热，**鬼臼丸方**

鬼臼去毛。半两　升麻三分　麝香细研。一钱　柴胡去苗。一两

上四味，捣罗三味为末，入麝香研匀，炼蜜和丸如绿豆大。每服十丸，暖酒下，日三，更量儿大小加减。

治小儿尸注，**灶煤散方**

灶突中煤三指撮　盐少许

上二味，同研为散。一二岁儿，每服半钱匕，熟水调下，空心午后各一服，更随儿大小加减。

治小儿尸注鬼癖，心腹往来疼痛，或加寒热恍惚，形色多般，**桃仁散方**

桃仁二七枚。汤浸，去皮尖、双仁，麸炒　木香　人参　桂去粗皮　虎头骨酥炙　槟榔剉　京三棱煨，剉　麝香研　芥子炒。各一分　款冬花　丹砂研，水飞　干桃柳叶各半两

上一十三味，捣研为散。每服半钱匕，温水调下，更量儿大小加减。

治小儿尸注劳瘦，或时寒热，**桃仁汤方**

桃仁二十枚。汤浸，去皮尖、双仁，生，研

上一味，以水一盏，煎至五分，去滓，量儿大小，分减与服，以吐为效。如不吐，即非注也。

治小儿尸注，**鳖头散方**

鳖头一枚。烧灰

上一味，细研为散。每服半钱匕，新汲水调下。

小儿胎寒

论曰：小儿胎寒之病，本于在胎时禀受不足，或犯寒冷，既生之后，腑脏又怯，乳哺不化，或胀或利，颜色青㿠，甚则邪冷与正气相搏，令儿腹痛踡张，蹙气而啼，是为胎寒之病。

治小儿胎寒踡啼，腹中痛，舌上青黑，**蜀椒丸方**

蜀椒去目及闭口者，炒出汗。一分　当归切，焙。半两　吴茱萸汤浸，焙干，炒。半分　狼毒剉，炒。一分　细辛去苗叶。三分　干姜炮。一分　巴豆十枚。去心、膜，研细，纸裹出油尽　豉炒。二合　附子炮裂，去皮脐。三分

上九味，将八味捣罗为末，以巴豆一处同研令匀，炼蜜和丸。一月儿，服如黍米大一丸，早晨、晚后各一服；一岁儿两丸，三岁至五岁儿，服五丸，并用米饮下，更量儿大小加减。

治小儿胎寒，腹中疞痛，**黄耆汤方**

黄耆切，焙　人参　芍药各一两半　当归切，焙　甘草炙　芎
劳各一两

上六味，粗捣筛。每二钱匕，以水一小盏，生姜二片，煎至
五分，去滓，分温三服，早晨、日午、近晚各一。

治小儿胎寒腹痛，躽啼下利，**理中丸方**

人参　干姜炮　白术　甘草炙。等分

上四味，捣罗为末，炼蜜为丸如弹丸大。每一丸，水一盏，
入大枣一枚，擘破，同煎至半盏，分温三服，或以姜枣汤化下。

治小儿胎寒，聚唾弄舌，躽啼反张怒惊，**当归散方**

当归切，焙　黄耆剉　细辛去苗叶　黄芩去黑心　龙骨烧　桂
去粗皮　芍药各一两

上七味，捣罗为散。每服一字匕或半钱匕，乳汁调下，早晨、
日午、近晚各一。量儿大小加减。

治小儿胎寒躽啼，温中止痛，**逐痛丸方**

雀屎一分。炒　牛黄别研　芍药　芎劳各半两　当归切，焙。
一两

上五味，捣罗为末，炼蜜和丸麻子大。百日儿，每服一丸，
乳汁下，早晨、日午、近晚各一。量儿大小加减。

治小儿胎寒，躽啼惊痫，虚胀，不嗜食，大便青或夹脓，并
治诸痫证，**当归丸方**

当归切，焙。半两　蜀椒去目及闭口者，炒出汗。一分　附
子一枚。炮裂，去皮脐　杏仁十二[①]枚。汤浸，去皮尖、双仁，麸
炒　狼毒剉，炒。半分　巴豆二十[②]枚。去皮、心，研烂，出油
尽　豉微炒　细辛去苗叶。各一分

上八味，捣罗为末，炼蜜和杵，以瓷器盛之，每用旋丸。未
满百日儿，服如麻子大一丸，温水下；一二岁儿二丸，早晨只一

---

① 十二：文瑞楼本同，日本抄本作"十"。
② 二十：文瑞楼本同，日本抄本作"二"。

服。更量儿大小加减，以利为度。

治小儿胎寒，大便青，不欲食，**芍药丸方**

芍药　当归切，焙　芎䓖　人参各三分　甘草炙。一两

上五味，捣罗为末，炼蜜和丸如麻子大。每服一丸，以乳汁下，早晨、日午、近晚各一。量儿大小加减。

治小儿胎寒，腹痛躯啼，**芎䓖汤方**

芎䓖　当归切，焙　黄耆剉，焙。各二两　干姜炮　甘草炙　黄芩去黑心。各半两

上六味，粗捣筛。每一钱匕，以水一小盏，煎至五分，去滓，分温二服，早晨、日晚各一。量儿大小加减。

治小儿胎寒，腹痛，大便青，**芎䓖丸方**

芎䓖　黄耆各三分　牛黄研。一分　蟅虫炙。半两　麝香研。一钱　当归切，焙　芍药各半两

上七味，捣罗为末，炼蜜和丸如麻子大。每服两丸至三丸，米饮下，早晨、晚间各一。量儿大小加减。

治小儿五十日以来胎寒，腹痛微热，聚唾弄舌，躯啼上视，**当归酒方**

当归切，焙，粗捣。一分　猪肉一两。薄切小片

上二味相和，以清酒一碗，煮至七分，去滓。每服取半呷许，令儿咽之，日三夜一。量儿大小加减。

治小儿胎寒，腹痛汗出，**衣中白鱼摩方**

衣中白鱼二七枚

上一味，以薄熟绢包裹，于儿腹上回转摩之。

卷第一百七十八

小儿门

小儿门

小儿冷痢

论曰：凡痢皆由乳食不节，伤动胃气，肠胃虚弱，清浊不分，因虚而泄，滞久不散，故为痢也。虚而冷者，则所下青白，或如凝脂，久不差，则陈寒结痼，或下黑瘀，诊其脉沉[①]而迟者，冷痢也。

治小儿五岁已下、百日已上冷痢，**龙骨饮方**

龙骨　黄连去须。各一两半　人参　甘草炙，剉　干姜炮裂　半夏汤洗十遍，焙干　厚朴去粗皮，生姜汁炙，剉　赤石脂各一两

上八味，粗捣筛。一[②]岁儿，每一钱匕，水半盏，入枣一枚，擘破，同煎至三分，去滓，分温二服，空心午后各一服。量儿大小，以意加减。

治小儿秋后大肠挟冷，下痢不止，**诃黎勒散方**

诃黎勒煨，去核。半两　肉豆蔻去壳。二枚　当归切，焙　赤石脂　密陀僧别研如粉　枳壳去瓤，麸[③]炒　龙骨　干姜炮裂　厚朴去粗皮，姜汁炙。各半两

上九味，捣罗为散。一二岁儿，每服半钱匕，米饮调，空心午后各一服。更量儿大小，以意加减。

---

① 沉：乾隆本、日本抄本、文瑞楼本同，明抄本作"涩"。
② 一：明抄本、乾隆本、文瑞楼本同，日本抄本作"二"。
③ 麸：乾隆本、日本抄本、文瑞楼本同，明抄本作"面"。

治小儿下痢白脓，**黄耆汤方**

黄耆剉　芎䓖　干姜炮裂　人参　黄芩去黑心　当归切，焙　甘草炙。各半两　桂去粗皮。一分

上八味，粗捣筛。一岁儿，每一钱匕，水半盏，同煎至三分，去滓，分温二服，空心日晚各一服。量儿大小，以意加减。

治小儿冷痢，心腹胀满，干呕不止，**陈橘皮汤方**

陈橘皮汤浸，去白，焙。一分　人参一分　甘草炙。半两

上三味，粗捣筛。一岁儿，每一钱匕，水半盏，生姜二片，同煎至三分，去滓，分温三服，食前，日再。随儿大小，以意增减。

治小儿虚冷，脏腑滑泄不止，**白丸子方**

硫黄半两。研　附子炮裂，去皮脐。取末，秤，半两　消石研　钟乳研　白龙骨研　寒食面各一分

上六味，同研令匀细，面糊丸如麻子大。每服三五丸，量儿大小加减，粥饮下，疾愈即止。

治小儿冷痢腹痛，**艾香散方**

艾叶炒　木香　黄连去须。各半两　龙骨研　诃黎勒煨，取皮　当归切，焙。各三分　干姜炮裂。一分

上七味，捣研为散。每服半钱匕，米饮调下，食前服。

治小儿秋深冷痢，止腹痛，**蜀椒丸方**

蜀椒去目及闭口者，炒汗出。一两　干姜炮裂①。一分

上二味，捣罗为末，炼蜜和丸小豆大。一岁儿，空心面汤下五丸；未止，日午再服。量儿大小，以意加减。

治小儿冷痢白脓，脐下绞刺痛，**木香丸方**

木香一两　诃黎勒煨，去核。一两

上二味，捣罗为末，以粳米饭和为丸如麻子大。一二岁儿三丸，五岁儿五丸，米饮下，食前服。

治小儿白痢，**人参汤方**

---

① 炮裂：乾隆本、文瑞楼本同，明抄本作"炮制"，日本抄本作"炮"。

人参二两半　厚朴去粗皮，生姜汁炙。一两　甘草炙。一两　白茯苓去黑皮。一两一分　榉皮炙。二两　桔梗炒。一两一分

上六味，粗捣筛。一二岁儿，每一钱匕，水半盏，煎至三分，去滓，分温二服，乳食前。量儿大小，以意加减。

治小儿冷痢，**诃黎勒丸方**

诃黎勒煨，去核。半两　桂去粗皮。一分　赤石脂半两

上三味，捣罗为末，炼蜜和丸，更入臼中捣三五百杵，丸如麻子大。一二岁儿三丸，三四岁儿五丸，空心午后各一服，米饮下。

治小儿白痢，**阿胶饮方**

阿胶炙令燥。一两一分　黄芩去黑心。一两　黄连去须。半两

上三味，粗捣筛。一二岁儿，每一钱匕，水半盏，煎至三分，去滓，分温二服，空心日晚各一服。量儿大小，以意增减。

治小儿冷痢白脓，**茯苓饮方**

白茯苓去黑皮。一两一分　人参一两半　厚朴去粗皮，生姜汁炙，剉。一两半　桔梗炒。一两　榉皮炙。一两

上五味，粗捣筛。每一钱匕，水半盏，煎至三分，去滓，分温二服，食前，日二。量儿大小，以意增减。

治小儿下痢色白，小便赤，调中，**人参饮**方

人参三分　龙骨一两　厚朴去粗皮，生姜汁炙，剉。一分　当归切，焙　干姜炮裂①　白茯苓去黑皮　甘草炙。各一两

上七味，粗捣筛。一二岁儿，每一钱匕，水半盏，煎至三分，去滓，分温二服，空心日晚各一。量儿大小，以意加减。

治小儿冷痢腹痛，**龙骨汤方**

龙骨　甘草炙　黄连去须。各一两　干姜炮裂②　当归切，焙。各三分

上五味，粗捣筛。一岁儿，每半钱匕，水半盏，煎至三分，

---

① 炮裂：乾隆本、文瑞楼本同，明抄本无，日本抄本作"炮"。
② 裂：乾隆本、文瑞楼本同，明抄本、日本抄本无。

去滓，分温二服，日再。量儿大小，以意加减。

治小儿冷痢，**当归汤方**

当归切，焙　黄连去须　赤石脂　干姜炮裂[①]　龙骨　酸石榴皮微炙　厚朴去粗皮，生姜汁炙，剉。各三分

上七味，粗捣筛。每一钱匕，水一盏，煎至五分，去滓，分温二服，食前日一。量儿大小，以意加减。

治小儿肠胃虚弱，清浊不分，痢下青白，或如凝脂，陈寒痼冷，或下黑瘀，**豆蔻散方**

肉豆蔻去壳。一枚　缩砂去皮。七枚　诃黎勒去核。三枚　铅丹炒　胡粉炒　龙骨各二钱　白矾一分　天仙子一分。与白矾和令匀，入在橡斗子内合定，用麻线缠定，炭火内烧黑存性，细研

上八味，捣研为散，再研令匀。每服半钱匕，米饮调下，乳食前服。

治小儿冷痢，心腹痛闷，不美乳食，呕逆不止，**丁香丸方**

丁香　硫黄　胡椒　桂去粗皮。各一钱　陈橘皮去白，焙　附子炮裂，去皮脐。各一分　肉豆蔻去壳。一枚

上七味，捣罗为细末，用生姜汁煮面糊，和丸如绿豆大。每服五丸，生姜艾汤下，奶食前服。量儿大小加减服。

治小儿脾胃虚弱，清浊不分，因成冷痢，其色青白，甚则色黑，**厚朴丸方**

厚朴去粗皮，生姜汁制，炙黄色。一两　肉豆蔻面裹，炮裂[②]。一两　诃黎勒三枚。面裹炮，用皮　龙骨半两　木香一两

上五味，捣罗为细末，水浸炊饼心和丸如麻子大。一二岁儿，每服十丸，温米饮下，日三服。

治小儿冷痢，便下青白，或如凝脂，或下瘀黑，**厚朴汤方**

厚朴去粗皮，生姜汁炙，剉　苍术米泔浸，切，焙　陈橘皮去白，焙。各一两　甘草炙，剉。半两　干姜炮。三分

---

① 炮裂：乾隆本、文瑞楼本同，明抄本无，日本抄本作"炮"。

② 面裹炮裂：乾隆本、文瑞楼本同，明抄本作"面煨"，日本抄本作"面裹炮"。

上五味，粗捣筛。每服一钱匕，水一盏，入生姜二片，枣一枚，擘，煎至五分，去滓温服。

治小儿冷痢，或下青白，或下瘀黑，或如凝脂，**补脾丸方**

肉豆蔻炮，去壳，一枚。为末　龙骨烧，研　乳香研　芜荑仁炒，研　麝香研。各一钱

上五味，同研匀，软饭丸如麻子大。每服五七丸，陈米饮下。

治小儿冷痢，或下青白，或下瘀黑，或如凝脂，**草节丸方**

乌头炮裂，去皮脐　黄连去须　吴茱萸汤洗，焙，炒　干姜焙。各一钱

上四味，捣罗为末，醋煮面糊和丸如黍米大。每服七丸，草节汤下。

小儿热痢

论曰：小儿挟热痢，此由邪热在于肠间，因胃气不和，乳食伤动，故令腹痛肠鸣，下痢黄赤，名热痢。

治小儿热痢下重，或下痢如血汁，**香连丸方**

木香　黄连去须。各半两

上二味，捣罗为细末，醋浸炊饼和丸如绿豆大。每服二十丸，米饮下，不计时候。

治小儿赤痢，经时不止，**犀角丸方**

犀角镑屑。一两一分　黄连去须。一两半　女萎一两　白头翁去芦头。一两半　茜根三分　枳壳去瓤，麸炒黄。三分　甘草炙。半两　赤石脂一两一分　黄芩去黑心。一两　干蓝半两　樗皮炙。三分　龙骨一两　黄檗去粗皮，炙。半两

上一十三味，捣罗为细末，炼蜜和捣五百杵，丸如麻子大。一二岁儿，每服三丸，三岁至六岁儿可四五丸，空心午后各一服，米饮下。

治小儿卒下热痢，**赤石脂汤**[①] 方

---

① 汤：明抄本、日本抄本、文瑞楼本同，乾隆本作"散"。

赤石脂—两　黄连去须　石膏碎　甘草炙　龙骨　知母焙　前胡去芦头　赤茯苓去黑皮　桂去粗皮　芍药各一分①

上一十味，粗捣筛。一二岁儿，每半钱匕，入枣一枚，擘破，水七分，煎至四分，去滓，分温二服，空心午后各一服。

治小儿热毒下痢如鱼脑，手足壮热，**黄连白头翁汤**方

黄连去须。一两　白头翁　醋石榴皮炙　犀角镑屑。各半两

上四味，粗捣筛。一二岁儿，每半钱匕，水七分，煎至四分，去滓，分温二服，空心午间日晚各一服。

治小儿热痢，**牡蛎丸**方

牡蛎煅　黄连去须　黄檗去粗皮，炙　龙骨　赤石脂　人参　甘草炙。各一两

上七味，捣罗为末，炼蜜和捣千余杵，丸如麻子大。一二岁儿，每服三丸，四岁至六岁儿五丸，米饮下，空心午后各一服。

治小儿热痢不止，**栀子丸**方

栀子仁七枚　黄檗去粗皮，炙。三分　白矾熬汁枯。一②两　枣大者，四枚。烧令黑色

上四味，捣罗为细末，炼蜜和丸如麻子大。一二岁儿，每服三丸，三四岁儿，每服五丸，米饮下，空心午后各一服。

治小儿热痢壮热，全不食乳，食乳即吐，**熊胆散**方

熊胆半两　黄连去须。三分　马齿苋干者，炒。一两　无食子煨。一枚　蚺蛇胆半两　犀角镑屑。一两

上六味，捣罗为细散。一二百日儿，每服一字匕，新汲水调服，空心午后各一服。

治小儿热痢不止，**黄芩知母汤**方

黄芩去黑心　知母焙。各一两　萎蕤三分　黄檗去粗皮，炙。半两　甘草炙。半两

上五味，粗捣筛。一二岁儿，每半钱匕，水七分，煎至四分，

---

① 分：乾隆本、日本抄本、文瑞楼本同，明抄本作"两"。
② 一：此前原有"各"，明抄本、乾隆本、日本抄本、文瑞楼本同，据文义删。

去滓，分温二服，空心午后各一服。

治小儿热毒痢，下脓血，**羚羊角汤**方

羚羊角镑屑。三分　地榆一两　吴蓝三分　黄连去须。一两　黄芩去黑心。半两　茜根三分　当归切，焙　阿胶炙燥　赤石脂各一两　甘草炙。半两

上一十味，粗捣筛。一二岁儿，每半钱匕，水七分，煎至四分，去滓，分温二服，空心午后各一服。

治小儿热毒痢，下血，**黄连饮**方

黄连去须。一两半　白蘘荷根一两　犀角镑屑。一两　黄芩去黑心。一两　白头翁去芦头。三[1]分　茜根剉。一两　蓝青干者。三[2]分　甘草炙。半两

上八味，粗捣筛。一二岁儿，每半钱匕，水七分，煎至四分，去滓，分温二服，空心午后各一服。

治小儿热痢，壮热多渴而痢，**乌梅汤**方

乌梅肉去核，二枚。焙　黄连去须　蓝叶各一分　犀角镑屑　阿胶炙燥　甘草炙。各半两

上六味，粗捣筛。一二岁儿，每半钱匕，水七分，煎至四分，去滓，分温二服，空心午后各一服。

治小儿热痢，**黄连汤**方

黄连去须。一两　黄檗去粗皮，炙。半[3]两　阿胶半两。炙燥

上三味，除阿胶外，粗捣筛。每服半钱匕，酒半盏，入阿胶一片，同煎至二分，去滓，空心日午近晚各一服。

治小儿热痢，腹中疼痛，或血痢，**黄连汤**方

黄连去须　山栀子仁各三[4]分

上二味，粗捣筛。一二岁儿，每半钱匕，水七分，煎至四分，

---

① 三：乾隆本、日本抄本、文瑞楼本同，明抄本作“二”。
② 三：乾隆本、日本抄本、文瑞楼本同，明抄本作“二”。
③ 半：乾隆本、日本抄本、文瑞楼本同，明抄本作“一”。
④ 三：明抄本、乾隆本、文瑞楼本同，日本抄本作“一”。

去滓，分温二服，空心午后①各一服。

治小儿赤痢血痢，**诃黎勒散**方

诃黎勒煨，去核　栀子去壳。各一两

上二味，捣罗为细散。一二岁儿，每服半钱匕，米饮调下，空心午后各一服。

治小儿久热痢，不下乳，**三物汤**方

大黄生，剉　甘草炙，剉　麦门冬去心，焙。等分

上三味，粗捣筛。每二钱匕，水一盏，煎至五分，去滓，分温三服，空腹。量儿大小加减服。

小儿赤白痢

论曰：小儿痢下赤白，由脾胃不和，乳食所伤，留滞肠中，与津液相搏，肠虚则泄，故为痢也。虚而有热则赤，虚而有寒则白，冷热不调，则赤白相兼，脓血杂下，故名赤白痢。

治小儿赤白痢，腹肚疼痛，不思饮食，羸瘦，**赤石脂丸**方

赤石脂　白矾烧令汁尽　诃黎勒皮　白术　黄耆剉　厚朴去粗皮，生姜汁炙，剉　醋石榴皮　干木瓜焙。各半两　肉豆蔻去壳。一枚　干姜炮。一分

上一十味，捣罗为末，炼蜜丸如麻子大。每服五丸，温米饮下，空心午后服。量儿大小加减。

治小儿赤白痢不止，**当归丸**方

当归切，焙。半两　黄连去须　龙骨　人参各一分　无食子炮。二枚　鹿角镑　豉炒。各一分

上七味，捣罗为末，炼蜜丸如麻子大。每服五丸，温米饮下，空心午后服。量儿大小加减。

治小儿下痢赤白，**鹿角丸**方

鹿角镑　芜荑仁炒　附子炮裂，去脐皮。各一分　赤石脂半两

上四味，捣罗为末，炼蜜和丸如麻子大。每服五丸，温米饮

---

① 午后：乾隆本、日本抄本、文瑞楼本同，明抄本作"日午、晚间"。

下，空心日晚各一服。量儿大小加减。

治小儿赤白痢，日夜三五十行，**白术汤**方

白术一两一分^① 干姜炮。一分 白茯苓去黑皮 甘草炙。各一两 附子炮裂，去皮脐。半两

上五味，粗捣筛。每一钱匕，水半盏，煎至三分，去滓，分温二服，空心食前服。量儿大小加减。

治小儿赤白痢，**人参汤**方

人参一两半 厚朴去粗皮，生姜汁炙。一两 白茯苓去黑皮 桔梗剉，炒。各一两一分 榉皮去粗皮，炙。二两 甘草炙。一两半

上六味，粗捣筛。每服一钱匕，水半盏，煎至三分，去滓，早晨、午后服。量儿大小加减。

治小儿赤白痢，腹痛，日夜频数，**厚朴散**方

厚朴去粗皮，生姜汁炙。三分 人参半两 赤石脂 龙骨各一两 地榆 干姜炮 当归切，焙。各半两 黄连去须。一两

上八味，捣罗为散。每服半钱匕，空心米饮调下，午后再服。量儿大小加减。

治小儿赤白痢，日夜数十行，腹痛后重，**犀角汤**方

犀角镑 苦参 黄连去须 地榆 黄檗去粗皮，炙。各一两

上五味，粗捣筛。每一钱匕，水半盏，煎至三分，去滓，分温二服，空心午后服。量儿大小加减。

治小儿赤白痢，久痢成疳，**黄檗散**方

黄檗去粗皮，炙 黄连去须 桃白皮炙，剉 胡粉炒 白茯苓去黑皮。各一两 丁香一分

上六味，捣罗为散。每服半钱匕，米饮调下，空心午后服。量儿大小加减。

治小儿赤白痢，挟热多渴，宜服**蓝叶汤**方

蓝叶一分 黄连去须。半两 白茯苓去黑皮。一分 冬瓜子炒。

---

① 一两一分：乾隆本、日本抄本、文瑞楼本同，明抄本作"一两"。

半两

上四味，粗捣筛。每一钱匕，入蜜少许，水一小盏，煎至五分，去滓，分温二服，空心午后服。量儿大小加减。

治小儿赤白痢，**鹿茸散方**

鹿茸去皮、毛，酥①炙　甘草炙　诃黎勒煨，去核。各半两

上三味，捣罗为散。每服半钱匕，食前日三，米饮调下。量儿大小加减。

治小儿赤白痢，**黄连散方**

黄连去须　槟榔剉

上二味，各捣罗为散。如患赤痢，黄连末二钱匕，槟榔末一钱匕；白痢，黄连末一钱匕，槟榔末二钱匕，和匀。每服半钱匕，米饮调下。量儿大小加减。

治小儿赤白痢，腹内疼痛，烦渴，**木香黄连散方**

木香　黄连去须。各半两　诃黎勒炮，去核。十二枚　肉豆蔻去壳。二枚　甘草炙。半两

上五味，捣罗为散。每服半钱匕，米②饮调下。

治小儿赤白痢及水泻，**麝香丸方**

麝香研。半钱　巴豆七粒。去皮，水半盏，用蛤粉一匙头同煮，水尽，去心、膜，细研　丹砂研　硫黄各一分。研　草乌头炮，去皮取末。一钱　砒霜研。半钱

上六味，捣研为末，用枣肉和丸如黍米大。每服一丸。水泻并痢，秋后蛤粉水下，夏至后新汲水下；赤白痢，生姜汤下。更量儿大小，以意加减。

治小儿赤白痢，**神捷散方**

大枣四枚　栀子仁五枚　干姜半栗子大

上三味，并烧黑色，研为散。每服半钱匕，米饮调下。

治小儿赤白痢方

---

① 酥：乾隆本、日本抄本同，明抄本无，文瑞楼本作"醋"。
② 米：乾隆本、日本抄本、文瑞楼本同，明抄本作"水"。

苘麻子一两。炒

上一味，捣罗为散。蜜水调下半钱匕，食前，加减服。

治小儿赤白痢，**龙骨散方**

龙骨研　白石脂研　胡粉炒　白矾枯过。各一两[1]　诃黎勒皮二两　黄连去须　陈橘皮去白，麸炒　阿胶炙，燥　当归切，焙　人参[2]　厚朴去粗皮，生姜汁炙。各一两半[3]

上一十一味，捣罗为散。每一钱匕，空腹煮白粥饮调下，日二。

治小儿赤白痢，**黄连丸方**

黄连去须　龙骨　赤石脂　当归剉，炒。各三分　白石脂　乌梅肉炒　黄芩去黑心。各半两

上七味，捣罗为末，炼蜜丸如梧桐子大。每服五丸，空腹煮白粥饮研下，日二服，渐加至十丸。

治小儿赤白痢，里急后重，**诃黎勒丸方**

诃黎勒煨，去核　地榆去苗，微炙[4]　醋石榴皮炙焦　高良姜　赤石脂各半两　吴茱萸汤洗，焙干，炒。一分　黄连去须。三分

上七味，捣罗为末，炼蜜和丸如麻子大。每服七丸，温米饮下，空心午后各一。看儿大小，以意加减。

治小儿下痢赤白，乳食减少，腹痛满闷，**中黄散方**

定粉　铅丹二味银器内，同炒令赤　海螵蛸　龙骨各一钱　诃黎勒炮，去核。二钱

上五味，捣罗为散。每服半钱匕，紫苏木瓜汤调下。量儿大小加减服。

治小儿赤白痢，腹痛，**黄连汤方**

黄连去须。一两　干姜炮　艾叶炒。各半两　乌梅肉三枚

上四味，㕮咀。每服二钱匕，以水八分一盏煎，去滓，取三分，空腹温服。

小儿血痢

论曰：热痢不差，则变血痢。由痢久肠虚，热毒留滞，血脉妄行，流渗肠间，肠虚则泄，故为血痢也。

治小儿血痢，**茜根饮**方

茜根剉。一两　地榆根。剉。三①分　马蔺子微炒。一分　黄连去须　黄檗去粗皮，微炙　黄芩去黑心。各一两半　当归切，焙。一两

上七味，粗捣筛。一二岁儿，每一钱匕，水七分，入生姜二片，同煎至四分，去滓，分温二服，空心晚食前各一服。更随儿大小，以意加减。

治小儿血痢无度，**黄连汤**方

黄连去须。一两半　艾叶微炒。一分　阿胶炙令燥。半两　豉一十粒。炒令黄焦

上四味，粗捣筛。一二岁儿，每一钱匕，水七分，入葱白二寸并须切，同煎至四分，去滓，分温二服，空心午后各一服。量儿大小，以意加减。

治小儿血痢无度，**黄连汤**方

黄连去须。半两　甘草炙，剉。半两　黄药子一分　吴蓝叶一分　栀子仁二枚　犀角屑一分

上六味，粗捣筛。一二岁儿，每一钱匕，水七分，煎至三分，去滓，分温二服，食前，日二。随儿大小，以意加减。

治小儿泻血不定，**樗根汤**方

樗根白皮炙香，剉。三分　无食子一枚　肉豆蔻去壳。一枚　茜根剉。半两　茶末一分

上五味，粗捣筛。每一钱匕，水七分，煎至四分，去滓，分

---

① 三：明抄本、乾隆本、文瑞楼本同，日本抄本作“二”。

温二服，早晨、晚后各一。量儿大小加减。

治小儿血痢不止，**麝香散方**

麝香一钱　鹿角屑。半两。炒微焦　乱发灰半两

上三味，同研为散。每服半钱匕，粥饮调下，日三四服。量儿大小加减。

治小儿血痢，**地榆汤方**

地榆剉　黄檗去粗皮，微炙　黄连去须　黄芩去黑心。各一两半　马蔺子微炙。半两　茜根剉。一两

上六味，粗捣筛。一二岁儿，每一钱匕，水半盏，入生姜一片，同煎至三分，去滓，分温二服，食前，日再。随儿大小，以意增减。

治小儿血痢，**薤白饮**[①]方

薤白十[②]茎。切　香豉一合半[③]　山栀子仁五枚　黄连去须。半两

上四味，除香豉、薤白外，余粗捣筛。一二岁儿，每一钱匕，水七分，入香豉二七粒，薤白一[④]茎，切，同煎至三分，去滓，分温二服。量儿大小增减。

治小儿脏腑虚滑，泻血腹痛，**固肠丸方**

槐蛾[⑤]半两。炒黄色　肉豆蔻三枚。面裹烧香　干姜炮裂[⑥]。半两　枯矾一分

上四味，捣研细为末，面糊为丸如麻子大。乳香汤下，一二岁儿，每服十丸，日进二服。

治小儿脾毒泻血，**猬皮散方**

刺猬皮剉　陈槐花　白矾　鹿角屑各一两　王瓜半两

上五味，同入沙合子内，用盐泥固济令干，烧令通赤，取出，

---

① 饮：明抄本、乾隆本、文瑞楼本同，日本抄本作"散"。

② 十：乾隆本、文瑞楼本同，明抄本作"七"，日本抄本作"半"。

③ 一合半：乾隆本、日本抄本、文瑞楼本同，明抄本作"一合"。

④ 一：乾隆本、日本抄本、文瑞楼本同，明抄本作"二"。

⑤ 槐蛾：即槐耳。寄生在槐树上的木耳。首见《太平圣惠方》。

⑥ 炮裂：乾隆本、文瑞楼本同，明抄本无，日本抄本作"炮"。

为细散。每服半钱匕，入生姜自然汁两三点，用腊茶清调下。

治小儿肠虚腹胀，泻血不止，**地榆丸方**

地榆一两　草豆蔻三枚。炮，去皮　黄蓍剉。一两　枳壳麸炒，去瓤。半两

上四味，捣罗为细末，面糊为丸麻子大。一二岁儿，每服十丸，草节汤下，日三服。

治小儿血痢不止，**胡黄连丸方**

胡黄连　黄连去须。各半两　丁香　卢会　五灵脂　干姜炮裂① 　槟榔剉。各一分　木香　麝香研。各一钱

上九味，捣研为末，用炊饼丸如麻子大。每服三五丸，量儿加减，温米饮下。

治小儿血痢，**犀角饮方**

犀角镑末。半两　榉皮去粗皮，微炙。四两

上二味，粗捣筛。一二岁儿，每服一钱匕，水七分，煎至四分，去滓，分温二服，空心午后各一服。量儿大小加减。

治小儿毒热血痢，**香豉饮方**

香豉微炒。一分　栀子五枚。去皮　黄连去须。一分

上三味，粗捣筛。每一钱匕，水七分，入薤白两茎，切，同煎至四分，去滓，分温二服，空心日晚各一。量儿大小加减。

治小儿血痢，腹痛减食，四肢瘦弱，渴不止，**黄芩丸方**

黄芩去黑心　地榆　龙骨　人参　白术　厚朴去粗皮，生姜汁炙，剉。各一两　白茯苓去黑皮　漏芦去芦头。各一两半　酸石榴皮切，炒②。三分

上九味，捣罗为末，炼蜜和丸如绿豆大。每服七丸，空腹米饮下，日二，更量儿大小加减服。

治小儿热痢不差，血脉妄行，变成血痢，**青橘丸方**

青橘皮去白，焙　黄连去须。等分

---

① 炮裂：乾隆本、文瑞楼本同，明抄本、日本抄本无。
② 炒：明抄本、日本抄本、文瑞楼本同，乾隆本作"焙"。

上二味，捣为末，用獭猪胆汁和，却入胆内，以米泔煮熟取出，入麝香少许研匀，丸如黍米大。每服十五丸，米饮下。

治小儿血痢烦躁方

上取蓝青汁，量儿大小，分减服之。

小儿脓血痢

论曰：小儿脓血痢者，由肠胃虚弱，冷热不调。寒多则色白，或如凝脂，与脓兼下；热多则色赤，或似栀子汁，甚则纯下鲜血，冷热交攻，脓血杂下。治法当分其冷热疳蛊而治之，则无不差。

治小儿下痢脓血，肠鸣腹痛，**赤石脂散方**

赤石脂研 龙骨研 地榆 黄连去须。各一两 厚朴去粗皮，生姜汁涂炙五遍 人参各三分[①] 当归剉，焙 干姜炮裂。各半两

上八味，捣罗为散。每服半钱匕，用米饮调下，日二。如要丸，炼蜜丸如麻子大，乳汁下五丸至七丸，空心午后各一服。随儿大小，以意加减。

治小儿脓血痢，**石榴皮散方**

醋石榴皮微炒 干姜炮裂 黄连去须 诃黎勒煨，去核。各一分

上四味，捣罗为细散。每服半[②]钱匕，空心午后各米饮调下一服。随儿大小，以意加减。

治小儿下痢脓血，腹痛肠鸣，**干姜散方**

干姜炮裂。一分 黄连去须。三分 人参三分 肉豆蔻去壳。一枚 当归剉，焙。三分 厚朴去粗皮，涂生姜汁炙五遍。半两

上六味，捣罗为细散。每服半钱匕，以粥饮调下，空心午后各一服。量儿大小加减。

治小儿脓血痢，**肉豆蔻散方**

肉豆蔻二枚。去壳 当归剉，焙 密陀僧研 诃黎勒煨，去

---

① 各三分：乾隆本、日本抄本、文瑞楼本同，明抄本无。
② 半：明抄本、日本抄本、文瑞楼本同，乾隆本作"二"。

核　黄连去须　枳壳去瓤，麸炒。各一分　龙骨半分　干姜炮裂①。半②两

上八味，捣罗为散。每服半钱匕，空心米饮调下。随儿大小，以意加减。

治小儿脓血痢，**黄连丸方**

黄连去须　龙骨研　黄芩去黑心　白石脂研　当归剉，焙　赤石脂研。各三分　乌梅肉微炒。各半两

上七味，先以四味捣罗为细末，入研药和匀，炼蜜丸如麻子大。每服五丸，空心晚食前，米饮下。量儿大小加减。

治小儿下痢脓血，腹痛虚烦，**肉豆蔻丸方**

肉豆蔻去壳　木香　诃黎勒炮，去核。各三钱　密陀僧一钱　人参　白茯苓去黑皮。各一分③

上六味，捣罗为细末，用烧粟米饭丸如绿豆大。每服七丸，温米饮下。

治小儿百晬内，下痢如鱼脑，赤白杂痢，腹痛多啼，**干蓝汤方**

干蓝叶　升麻　芍药各一两　栀子仁四枚

上四味，粗捣筛。百晬至二百日儿，每一钱匕，以水半盏，入香豉七枚，薤白一茎，拍破，同煎至三分，去滓，分温三服，食前。随儿大小，以意增减。

治小儿脓血滞痢，**当归黄连汤方**

当归剉，焙。一两　黄连去须。三分　桂去粗皮。三分　赤石脂一两一分　人参三分　干姜炮裂。三分　龙骨一两　白头翁三分　甘草炙。三分　附子炮裂，去皮脐。一两一分

上一十味，剉如麻豆。每一钱匕，水七分，煎至四分，去滓，分温二服，空心午后各一服。儿大，以意加之。久冷者，去白头翁，加牡蛎三分。

---

① 裂：乾隆本、文瑞楼本同，明抄本、日本抄本无。
② 半：乾隆本、日本抄本、文瑞楼本同，明抄本作"一"。
③ 各一分：乾隆本、日本抄本、文瑞楼本同，明抄本作"一钱"。

治小儿肠澼下脓血，**白石脂散方**

白石脂烧令赤。一分　乱发烧灰。一分　甘草炙令赤。半两

上三味，捣研为细散。每服一字至半钱匕，早晨、午后各一服，米饮调下。随儿大小，以意加减。

治小儿脏毒，久痢下脓血，**如圣散方**

上用好枣一枚，去核，入铅丹半钱匕，硇砂一皂子大，腻粉抄一钱匕，三味细研，入在枣内，用大麦面裹，煻灰火烧香熟为度，去面，烂研为粉。每一枚枣分两服，煎槐花汤调下，二①服定。

治小儿纯痢脓血，**鲊汤丸方**

粉霜　腻粉　丹砂　硇砂各一钱　白丁香一钱　乳香半钱　巴豆去皮、心。半钱。不出油，研

上七味，研为细末，煮枣肉和成剂，每服旋丸如粟米大，二丸，量儿大小加减，煎鱼鲊汤下，次用调胃药和之。

治小儿下痢脓血，寒热不除，**蜡蜜丸方**

豉八十②粒。炒令黄焦　大豆炒令黄香，去皮。半两　黄连去须。一分　巴豆二十枚。去皮、心，麸炒令香，出油尽　芫花醋炒焦　消石各一分③

上六味，捣罗为细末，入熔蜡一分，并炼蜜和丸如黍米大。一二百日内儿，每服二丸；一二岁儿，每服可五丸；三四岁儿，每服七丸，米饮下，空心，随儿大小加减服之。

治小儿一切痢疾，**丹砂丸方**

丹砂研。半钱　砒霜研。半钱　巴豆霜研　硫黄研　麝香研　绿豆粉研。各一分

上六味，同细研令匀，用烧饭为丸如绿豆大。每服二丸。血痢，煎黄芩汤下；白痢，煎附子汤下；疳痢，蛤粉汤下。

治小儿热毒痢，下脓血，**羚羊角汤方**

羚羊角屑　茜根　吴蓝各三分　黄连去须　赤石脂炒　地

① 二：明抄本、乾隆本、文瑞楼本同，日本抄本作“三”。
② 八十：乾隆本、日本抄本、文瑞楼本同，明抄本作“十八”。
③ 分：乾隆本、日本抄本、文瑞楼本同，明抄本作“两”。

榆　当归剉，炒　阿胶炙燥。各一两　黄芩去黑心　甘草炙。各半两

上一十味，粗捣筛。每服二钱匕，水一盏煎，去滓，取五分，空腹分温三服。

小儿蛊毒痢

论曰：小儿下痢瘀血如鸡鸭肝片，随痢而下者，蛊毒痢也。此由岁时寒暑不调，有毒厉之气中儿肠胃，其邪与血气相搏，变而成痢，血毒气盛，热则伤损腑脏，如中蛊之状，故名蛊毒痢。

治小儿蛊毒痢，下血体羸，**黄连饮方**

黄连去须。一两　犀角镑　白蘘荷根　黄芩去黑心　茜根各三分　败鼓皮炙焦　蓝青　甘草炙，剉　白头翁去芦头。各半两

上九味，粗捣筛。一二百日儿，每半钱匕，水半盏，煎至三分，去滓，分温二服，更量儿大小加减。

治小儿蛊毒痢，下血不止，**犀角饮方**

犀角镑　地脉草各一两

上二味，粗捣筛。一二岁儿，每一钱匕，水一盏，煎至五分，去滓，分温二服，更量儿大小加减。

治小儿蛊毒血痢，**地榆饮方**

地榆　黄檗去粗皮，炙　黄连去须　马芹子炒　黄芩去黑心。各三分　蔓菁根洗，切。半两

上六味，粗捣筛。一二岁儿，每一钱匕，水一盏，入生姜少许，煎至五分，去滓，分温二服。

治小儿蛊毒血痢发甚，心神烦闷，腹胀，不欲饮食，**犀角散方**

犀角屑三分　白蘘荷根三分　地榆三分。微炙，剉　桔梗三分。去芦头　苏枋木三分。剉

上五味，捣罗为散。每服一钱匕，水一盏，煎至五分，去滓温服，不拘时候。量儿分减服。

又方

葱白三两　香豉三合　栀子七枚　黄连一两

上四味，捣筛为散。每服二钱匕，水一盏，煎至七分，去滓温服。

治小儿蛊毒血痢，**犀角榉皮散方**

梁州榉皮二两半[1]。炙，剉　犀角屑一两半

上二味，剉，筛令匀。每服二钱匕，水一盏，煎至五分，去滓温服。量儿大小，以意加减。

治小儿蛊毒血痢，身体壮热，烦闷，**升麻散方**

升麻　白蘘荷根各一两　犀角镑　芍药各三分　败鼓皮炙焦。一分　干蓝　甘草炙。各半两

上七味，粗捣筛。一二岁小儿，每用半钱匕，水半盏，入豉七粒，煎至三分，去滓，分温二服，空心午后各一。更量儿大小加减。

治小儿蛊毒血痢，**犀角地榆汤方**

犀角镑　地脉草各一两　地榆剉。三分

上三味，粗捣筛。一二岁儿，每半钱匕，水一小盏，入蜜半匙，煎至五分，去滓，分温二服，更量儿大小加减。

---

① 二两半：乾隆本、日本抄本、文瑞楼本同，明抄本作"一两半"。

卷第一百七十九

小儿门

小儿下痢烦渴

论曰：小儿肠胃虚弱，水谷不分，冷热相交，赤白相杂，痢久不差，则津液少而内烦，虚阳上燥于胸膈，故引饮而渴。小便利者，为欲愈。小便不利者，则湿归胃土，土气衰弱，不能制湿，散溢皮肤而为胕肿，久变水病。

治小儿下痢，兼渴不止，**黄芩饮方**

黄芩去黑心　栝楼根　黄连去须。各三分　乌梅肉一分。焙　诃黎勒煨，去核　樗皮炙。各半两　当归切，焙。三分

上七味，粗捣筛。每一钱匕，水一小盏，煎至五分，去滓，分温徐徐令服。更看儿大小，以意加减。

治小儿痢渴不止，**甘草饮方**

甘草炙。一分　乌梅肉焙。一分　诃黎勒煨，去核。三枚

上三味，粗捣筛。每一钱匕，水一小盏，入生姜二片，枣一枚，擘破，同煎至五分，去滓，徐徐温服。随儿大小，以意增减。

治小儿下痢，虚热烦渴，**知母饮方**

知母焙。半两　栝楼根　黄连去须　麦门冬去心，焙。各三分　糯米炒。半合　芦根剉。半两

上六味，粗捣筛。每服一钱匕，水六分，煎至四分，去滓温服。量儿大小加减。

治小儿下痢，兼渴不止，**乌梅饮方**

乌梅去核，焙。三枚　白茯苓去黑皮　干木瓜各一两

上三味，粗捣筛。每服一钱匕，水六分，煎四分，去滓温服。量儿大小增减服。

治小儿下痢不止，烦渴引饮，**栝楼汤方**

栝楼根一两半。剉　冬瓜绞汁　白茯苓去黑皮　麦门冬去心，焙　知母焙。各一两　粟米一合

上六味，除冬瓜外，粗捣筛。一二岁儿，每服一钱匕，水六分，煎至四分，去滓，入冬瓜汁半合，若渴即徐徐饮服。随儿大小，以意加减。

治小儿热痢烦渴，**茆根饮方**

茆根　龙骨　白茯苓去黑皮。各三分①　人参半两　麦门冬去心，焙。三分　厚朴去粗皮，生姜汁炙。一分

上六味，粗捣筛。每一钱匕，水一盏，煎至七分，去滓，分作二服，令温徐徐服。量儿大小，以意增减。

治小儿下痢兼渴，**榉皮散方**

榉皮炙。一两　栝楼根剉　白茯苓去黑皮。各三分　人参半两

上四味，捣罗为散。每服半钱匕，粟米饮调下，徐徐令服，随儿大小增减。

治小儿下痢渴不彻，腹胀，不能食，**诃黎勒煮汤方**

诃黎勒煨，去核。一两半②　桑叶二两半。切

上二味，㕮咀如麻豆。每服一钱匕，水一小盏，煎至五分，去滓，分温徐徐服。量儿大小，以意增减。

治小儿疳痢不知行数，手足逆冷，或下鲜血，渴不止，**龙胆丸方**

龙胆　地龙粪炒令干　乌梅去核，炒令干　龙骨各一两　黄连去须。二分

上五味，捣罗为末，炼蜜为丸如麻子大。一二岁每服三丸，

① 分：乾隆本、日本抄本、文瑞楼本同，明抄本作"两"。
② 一两半：明抄本、乾隆本、文瑞楼本同，日本抄本作"一两"。

圣济总录

三六九四

三五岁儿五丸，并用新汲水下，食后服，日三。随儿大小，以意增减。

治小儿久痢烦渴，**黄耆汤**方

黄耆剉 人参各一两①

上二味，粗捣筛。一二岁儿，每一钱匕，水一小盏，煎至五分，去滓，分温二服，空心午后各一服。随儿大小，以意加减。

治小儿久痢及腹痛兼渴，**人参汤**方

人参 桔梗炒。各半两 当归切，焙。三分 乌梅去核，焙。二枚 艾叶微炙 黄耆剉。各半两

上六味，粗捣筛。一二岁儿，每一钱匕，水半盏，入生姜二片，同煎至三分，去滓，分温二服，空心午后各一服。更随儿大小，以意增减。

治小儿但渴多，热痢不止，**黑豆饮**方

黑豆炒令微热。半合 甘草炙，剉碎。半两

上二味，一处用水二盏，同煎至一盏，去滓，分温五服，徐徐饮之。

治小儿夏秋患痢后渴不止，变作疳，**人参饮**方

人参 龙骨 地龙粪各半两 乌梅七枚。去核，炒干

上四味，粗捣筛。一二岁，每服半钱匕，水七分一盏，煎至四分，去滓，分为二服，空心午后各一服。更随儿大小，以意增减。

治小儿大热痢兼渴，**增损黄檗汤**方

黄檗去粗皮，炙。半两 黄芩去黑心。一两 枳壳去瓤，麸炒。半两 石膏先捣罗为末。一②两 檞皮炙。一两一分 竹叶 人参各半两

上七味，剉如麻豆。一岁儿，每一钱匕，水七分一盏，煎至四分，去滓，分温二服，空心午后各一服。量儿大小，加减

---

① 各一两：乾隆本、日本抄本、文瑞楼本同，明抄本作"三两"。

② 一：乾隆本、日本抄本、文瑞楼本同，明抄本作"半"。

服之。

治小儿有热不调，渴痢不止，**栝楼汤方**

栝楼根剉。一两　知母焙。三分　赤茯苓去黑皮。半两　黄芩去黑心。一两　甘草炙。半两　人参三分　黄檗去粗皮，炙。半两

上七味，粗捣筛。一二岁儿，每一钱匕，水七分，煎至四分，去滓，分温二服，空心午后各一服。量儿大小加减服。

治小儿渴痢，**黄耆饮方**

黄耆剉，炒　白茯苓去黑皮　麦门冬去心，焙　黄芩去黑心。各三分　高良姜炮。一分　乌梅肉焙。二[1]枚。去核　白术剉。半两

上七味，粗捣筛。每服二钱匕，水八分一盏煎，去滓，取三分，空腹温服。

治小儿渴痢不止，壮热，**黄连汤方**

黄连去须　犀角屑　甘草炙，剉　阿胶炙令燥。各半两　乌梅二枚。焙，去核　蓝叶一分　黄芩去黑心。三分

上七味，粗捣筛。每服三钱匕，水一盏煎，去滓，取三分，空腹温服。

治小儿下痢烦渴，胕肿，**桃皮汤方**

白桃皮　黄连去须，炒　龙骨各一两　丁香一十四[2]粒

上四味，粗捣筛。每三钱匕，水一盏半，煎至八分，去滓，分温三服。

小儿胃风腹胀泄痢

论曰：小儿肌肤肠胃脆弱，若解脱不时，风邪易侵，客于肌肉，搏于胃经，则为胃风。其状腹善满，食寒则泄，诊形瘦而腹大。盖足阳明胃之经，其支者起胃下口，循腹里，下至气冲，故风冷入中，则腹善胀大。又胃为水谷之海，得寒则食物不化，气血亏损，故泄痢而形瘦也。

---

① 二：明抄本、乾隆本、文瑞楼本同，日本抄本作"一"。

② 一十四：乾隆本、日本抄本、文瑞楼本同，明抄本作"四十"。

治小儿胃风泄痢，腹胀肠鸣，**胃风汤方**

人参　白茯苓去黑皮　芎䓖　桂去粗皮　当归切，焙　白芍药　白术各一两

上七味，粗捣筛。每服一钱匕，水七分盏①，入粟米半匙，煎取三分，去滓温服，空心食前日二，更量儿大小加减。

治小儿胃风，腹胀下痢，**黄耆汤方**

黄耆剉　芎䓖　干姜炮　人参　黄芩去黑心　当归切，焙　甘草炙，剉。各半两　桂去粗皮。一分

上八味，粗捣筛。每服一钱匕，以水七分，煎取四分，去滓温服。量儿大小增减。

治小儿肠胃怯弱，风冷入乘，泄泻，饮食全少，渐至羸瘦，**木香汤方**

木香　白术　干姜炮裂，剉。各一分　厚朴去粗皮，涂生姜汁，炙令香熟　龙骨　当归　诃黎勒煨，用皮。各半两

上七味，粗捣筛。每一钱匕，以水七分，入枣二枚，擘破，同煎至四分，去滓，食前。量儿大小，分减温服。

治小儿胃风泄泻，两胁虚胀，腹痛，不欲饮食，**诃黎勒散方**

诃黎勒煨，用皮　厚朴去粗皮，涂生姜汁，炙令香熟　枳壳麸炒微黄，去瓤　当归剉，微炒　赤芍药各等分

上五味，捣罗为散。每服半钱匕，米饮调下，日三。更量小儿大小，加减服之。

治小儿胃风腹胀，得冷则泄痢，**诃黎勒汤方**

诃黎勒煨，用皮　当归剉，微炒　黄连去须，剉，微炒。各一两　甘草炙微赤，剉　木香　干姜炮裂。各半两

上六味，粗捣筛。每一钱匕，以水七分，煎至四分，去滓，放温，不计时候。量儿大小，分减服之。

治小儿肠胃风冷，泄痢水谷，腹胁胀满，不欲饮②，**厚朴散方**

---

①　盏：明抄本、日本抄本、文瑞楼本同，乾隆本此前有"一"。
②　饮：日本抄本、文瑞楼本同，明抄本、乾隆本作"食"。

厚朴去粗皮，涂生姜汁，炙令香熟　黄连去须，微炒。各半两　丁香　肉豆蔻去壳　当归到，微炒　木香　龙骨　白术各一分

上八味，捣罗为散。每服半钱匕，以粥饮调下，食前服，日三。量儿大小，加减服之。

治小儿胃风腹胀泄痢，脾胃气不和，羸瘦食少，**厚朴散方**

厚朴去粗皮，涂生姜汁，炙令香熟　人参各三分　肉豆蔻去壳。一枚　干姜炮裂，到。半两　诃黎勒煨，用皮　白术　黄连去须，微炒　地榆微炙，到。各一分　甘草炙微赤，到。半分①

上九味，捣罗为散。每服以粥饮调下半钱匕，食前，日三四服。量儿大小，以意加减。

治小儿胃风，下痢水谷不止，羸瘦腹胀，不欲饮食，**调中汤方**

厚朴去粗皮，涂生姜汁，炙令香熟　黄连去须，微炒。各一两　木香半两

上三味，粗捣筛。每一钱匕，水七分，煎至四分，去滓，不计时候。量儿大小，分减服之。

治小儿胃风，泄痢不止，腹胀羸瘦，**白术汤方**

白术三分　赤茯苓去黑皮　人参各一两　当归切，焙。半两　厚朴去粗皮，涂生姜汁，炙令香熟。半两

上五味，粗捣筛。每服一钱匕，水半盏，入生姜二片，煎至三分，去滓，带热服，至夜三四服。随儿大小，以意增减。

小儿洞泄注下

论曰：小儿下利不止，食已即泄，名为洞泄注下。此由风邪客于肠胃所致。盖方春之时，为风冷所伤，藏在肌肉，至长夏阴气方盛，或因饮食居处不慎，复被风冷入于肠胃，其病下利，冷盛则重，故为洞泄注下，俗谓之水谷痢是也。病本于风，若甚则变胃风证。

---

① 分：明抄本、乾隆本、文瑞楼本同，日本抄本作"两"。

治小儿洞泄不止，**草豆蔻汤**方

草豆蔻二枚。去皮　高良姜　人参　甘草　干木瓜剉。各一分　白茯苓去黑皮　桔梗炒。各半两

上七味，粗捣筛。每一钱半，水七分，生姜二①片，同煎至四分，去滓，分温三服，乳食前各一，更量儿大小加减。

治小儿风冷乘虚入客肠胃，水谷不化，泄泻注下，腹胁虚满，肠鸣疼痛，**胃风汤**方

人参　白茯苓去黑皮　芎䓖　桂去粗皮　当归切，焙　白芍药　白术各一两

上七味，粗捣筛。每服一钱匕，水半盏，入粟米少许，同煎至三分，去滓，空心食前热服，更量儿大小加减。

治小儿洞泄注下，水谷不分，**粱米汤**方

粱米　稻米　黍米各三分　蜡如半弹丸

上四味，以东流水二升，煮粱米三沸，去滓留汁，煮稻米三沸，去滓，复以汁煮黍米三沸，去滓，置蜡于汁中和之，候蜡消放温。每以半合分为二服，空心午后各一，更量儿大小加减。

治小儿洞泄不调，**人参茯苓汤**方

人参　赤茯苓去黑皮。各一两半　枳壳去瓤，麸炒　甘草炙。各一两　黄芩去黑心。二②两　榉皮二两半。粱③州者佳

上六味，粗捣筛。一二岁儿，每一钱匕，水五分盏，煎至三分，去滓，分温二服，空心午后各一。儿大者，稍增之。

治小儿洞痢，昼夜不止，**干姜丸**方

干姜炮　人参　黄芩去黑心。各半两

上三味，捣罗为末，炼蜜丸如绿豆大。每服三丸，米饮下，空心日午夜卧各一，更量儿大小加减。

治小儿泄痢不止，**厚朴汤**方

厚朴去粗皮，生姜汁炙　黄连去须。各一两

---

① 二：乾隆本、日本抄本、文瑞楼本同，明抄本作"七"。

② 二：乾隆本、日本抄本、文瑞楼本同，明抄本作"一"。

③ 粱：原作"梁"，乾隆本、日本抄本、文瑞楼本同，据明抄本改。

上二味，粗捣筛。一二岁儿，每一钱匕，水七分盏，入生姜二片，煎至四分，去滓，分温二服，空心午后各一，更量儿大小加减。

治小儿春夏秋冬晨夕暴冷，折其四肢，热不得泄，发为壮热，冷气入胃，洞泄下痢，或赤白频数，小腹胀痛，脉洪大或数者，**调中葛根汤**方

葛根剉　黄芩去黑心　芍药　白术　藁本去苗、土　甘草炙，剉。各一分　赤茯苓去黑皮。半两　大黄剉，炒。一两

上八味，粗捣筛。一①岁以下儿，每一钱匕，水七分盏，煎至四分，去滓，分温三服，食前，日三，更量儿大小增减。

治小儿脾胃冷气，洞泄注下，腹痛呕逆，肠鸣胀满，大便青白，**大安丸**方

木香　诃黎勒皮　人参　白茯苓去黑皮。各半两　陈橘皮汤浸，去白，焙　厚朴去粗皮，生姜汁炙　白术　乌药②各一两

上八味，捣罗为末，炼蜜丸如鸡头大。每服一丸，温米饮化下；岁数小者半丸。

治小儿洞泄，心腹胀痛，不思奶食，和胃气，**香橘丸**方

陈橘皮汤浸，去白，焙。二两　丁香　诃黎勒皮　甘草炙　青橘皮汤浸，去白，焙。各半两

上五味，捣罗为末，炼蜜丸如梧桐子大。每服一丸，生姜汤化下；三岁以上二丸。

治小儿洞泄不止，**草节丸**方

无食子　肉豆蔻去壳。各一枚③　吴茱萸汤洗，焙干，炒　黄连去须，炒　干姜炮　诃黎勒炮，去核。各一钱④

上六味，捣罗为末，汤浸蒸饼心和丸如绿豆大。每服五丸，草节汤下，乳食前服，更量儿大小加减。

治小儿洞泄下痢，壮热兼渴，**增损黄芩汤**方

黄芩去黑心　枳壳去瓤，麸炒　榉皮剉　甘草炙，剉　黄檗去粗皮，炙，剉。各一两　女萎　石膏碎　栝楼根　竹叶切。各一两半　赤茯苓去黑皮。一两三分[①]

上一十味，粗捣筛。每一钱匕，水七分，煎至四分，去滓，分温二服，空心晚后各一，更量儿大小加减。

治小儿肠胃虚寒，洞泄下痢，腹痛，**香连丸**方

黄连去须，炒。半两　干姜炮　吴茱萸汤浸，焙干，炒。各一分　肉豆蔻去壳。二[②]枚　草豆蔻去皮。一枚

上五味，捣罗为末，烧粟米饭和丸如绿豆大。每服七丸，乳食前米饮下，更量儿大小加减。

治小儿泄痢不止，进食和气，**木香豆蔻丸**方

木香　草豆蔻去皮　槟榔剉　陈橘皮汤浸，去白，焙　青橘皮汤浸，去白，焙。各一两　京三稜煨，捣碎。四两　肉豆蔻去壳。五枚

上七味，捣罗为末，面糊丸如小豆大。每服五丸至七丸[③]，枣汤下，更量儿大小加减。

治小儿洞泄不止，**豆蔻丸**方

草豆蔻三枚。去皮　乌头三枚。剉，盐水浸少时，炒　益智去皮　青橘皮汤浸，去白，焙。各一分[④]

上四味，捣罗为末，生姜汁煮面糊，丸如绿豆大。每服七丸，煎木瓜汤或生姜汤下，乳食前服，更量儿加减。

治小儿洞泄，日夜数十行，**附子丸**方

附子炮裂，去皮脐。一枚[⑤]　诃黎勒皮一枚　白矾三分。烧令汁尽　甘草炙。半两

上四味，捣罗为末，饭丸如梧桐子大。每服三丸至五丸，空

---

① 一两三分：乾隆本、日本抄本、文瑞楼本同，明抄本作"一两半"。
② 二：乾隆本、日本抄本、文瑞楼本同，明抄本作"三"。
③ 至七丸：乾隆本、日本抄本、文瑞楼本同，明抄本无。
④ 分：乾隆本、日本抄本、文瑞楼本同，明抄本作"两"。
⑤ 枚：乾隆本、日本抄本、文瑞楼本同，明抄本作"两"。

腹米饮研下。

治小儿洞泄，**白石脂丸方**

白石脂　厚朴去粗皮，生姜汁炙　当归剉，炒。各一两　干姜
炮　赤石脂　诃黎勒皮各三^①分　陈橘皮去白，焙。半两

上七味，捣罗为末，饭丸如梧桐子大。每服五丸，空腹米
饮下。

治小儿忽洞泄不止，**黄连汤方**

黄连去须。一两

上一味，粗捣筛。用浆水二盏，煎至一盏，去滓，分温四服，
空心食前，一日服尽，更量儿大小加减。

治小儿洞泄注下，腹胀，不思乳食，**诃黎勒丸方**

诃黎勒皮二钱。炮　青橘皮去白，焙　干姜各一分。炮　白豆
蔻去皮　乌头炮裂，去皮脐　木香　荜澄茄各一钱^②

上七味，捣为细末，煮枣肉和丸如绿豆大。每服七丸，米饮
下，不拘时候。量儿大小加减。

治小儿暴冷，洞泄注下，或乳冷结不消，或吐下呕逆及赤白利
下，若中乳，或乳母洗浴，水气未消，饮儿为霍乱者，**大黄汤方**

大黄剉，炒。一两半　厚朴去粗皮，生姜汁炙　干姜炮　桂去
粗皮　甘草炙。各一分　当归切，焙　人参　白茯苓去黑皮　白术
各半两　桔梗微炒。三分

上一十味，粗捣筛。一二百日儿，每用一钱匕，水半盏，
煎至三分，去滓，分温三服；二三岁儿，每二钱匕，水一盏，煎
至六分，去滓，分温二服，空心午后各一。更量儿大小加减。若
已服诸利药，胃中虚冷，大下如水，干呕眼白者，可去大黄。

小儿下痢后脱肛

论曰：肛门者，大肠之候。若小儿大肠虚冷，久痢不已，辄

---

① 三：明抄本、乾隆本、文瑞楼本同，日本抄本作"一"。
② 钱：明抄本、乾隆本、文瑞楼本同，日本抄本作"分"。

气于下，里急后重，或致用力则其气下坠，故令肛门脱出，是为下痢脱肛之病。

治小儿腹中积冷，脱肛疼痛不入，**鳖头丸方**

鳖头炙焦　猬皮炙焦。各一枚　磁石煅，醋淬七遍。四两

上三味，捣罗为末，炼蜜丸如绿豆大。每服五丸至七丸，温酒空腹下；三岁以上，稍增丸数。

治小儿下痢久不差，肛肠下脱方

大蜘蛛湿纸裹，烧焦存性，入麝香少许，同研细，先用温汤淋洗肛边，软帛揾干，糁药傅之立效。

治小儿痢后肠头脱出，**蚺蛇胆丸方**

蚺蛇胆去皮，汤浸软。一枚　乌梅焙干。七枚　芜荑仁炒，研　黄连去须。各一两

上四味，捣研三味为细末，以蚺蛇胆和捣，如硬更加炼蜜少许，和丸如麻子大。每服三丸至五丸，米饮下，日三，更量儿大小加减。

治小儿脱肛，**黄连丸方**

黄连去须　黄檗去粗皮，炙。各半两

上二味，捣罗为末，炼蜜和丸如麻子大。每服五丸至七丸，早晚食前米饮下，更量儿大小加减。

治小儿因患泻痢后，脱肛不得收，**地龙散方**

地龙炒　干姜炮　当归切，焙　缩砂仁各一分

上四味，捣罗为散。每服半钱匕，生蜜少许和，热酒调下，日三。

治小儿脱肛，先用洗药，**蛇床子散方**

蛇床子　藜芦　槐白枝　苦参　芜荑仁　白矾各一两①

上六味，捣罗为散。每用半两，水三升，煎取一升，密室中洗肛门，一日一度，仍傅后方黄耆散。

治小儿脱肛洗后，**黄耆散傅方**

---

① 两：明抄本、乾隆本、文瑞楼本同，日本抄本作"分"。

黄耆剉，炒。三分　附子去皮脐，生用　桑黄蜜炙熟。各一
两　白矾烧灰。半两

上四味，捣罗为散。以新绵揾药傅之，更以手按入肠头。

治小儿脱肛方

莨菪子炒　橡实五枚　蔓陀罗一枚

上三味，捣罗为末。干糁在上，以手按入，续令嚏喷，更不
脱下。

治小儿脱肛，**鳖头散方**

鳖头一枚。烧灰存性　莨菪子炒。三分

上二味，捣罗为散。先以新砖^①一片烧赤，以醋半升泼之，候
冷热得所，即糁药于砖上坐之，三两次即差。

治小儿久痢，肠头挺出，**黄连丸方**

黄连一两。去须，微炒^②　蚺蛇胆半两　芜荑一两。微炒

上三味，捣罗为末，用软饭和丸如绿豆大。每服以粥饮下五
丸，日三四服。量儿大小，以意加减。

小儿诸淋

论曰：小儿诸淋者，由肾虚而膀胱热故也。膀胱与肾为表里，
俱主水，入小肠，下于胞，行于阴，为小便也。肾气通于阴，津
液下流之道也。若乳食无节，悲啼不恒，虚实不调，则腑脏不和，
致肾虚而膀胱热也。膀胱，津液之府，热则津液内溢而水道不通，
水不止不下，停积于胞，肾虚则小便数，膀胱热则水下少，数而
且涩，致淋沥不宣，故谓之淋。又有热淋、血淋、气淋、石淋、
寒淋。三焦壅盛，移热于膀胱，则溲便赤者，为热淋；热甚而搏
于血脉，流入胞中，溺血者，为血淋；小腹满，溺涩有余沥者，
为气淋；溺出沙石者，为石淋；寒淋之病，本于寒客下焦，余皆
本于膀胱有热，令少腹急痛，水道不利，故数起而不能出也。

---

① 砖：乾隆本、日本抄本、文瑞楼本同，明抄本作"瓦砖"。
② 微炒：明抄本、乾隆本、文瑞楼本同，日本抄本作"焙"。

治小儿淋或涩痛，小便如血色，**桑白皮汤**方

桑根白皮剉，焙干　山栀子仁　芦根剉　赤茯苓去黑皮^①　冬葵子　茅根剉　甘草炙。各一分　滑石研入。半两

上八味，粗捣筛。五六岁儿，每服一钱匕，水一小盏，煎至五分，去滓，食前，日三。量儿大小，以意加减。

治小儿诸淋，腹中妨闷，**石燕丸**方

石燕子研　瞿麦穗　栀子仁　滑石研　木通剉　葵子　海蛤研。各半两

上七味，捣研为末，炼蜜丸如绿豆大。每服七^②丸，葱白汤下，日三。量儿大小加减。

治小儿淋或涩痛，小便如血，**石韦汤**方

石韦去毛　赤芍药　大黄剉，炒　滑石研　麦门冬去心，焙　甘草炙　升麻各一分

上七味，粗捣筛。每服一钱匕，水一小盏，煎至五分，去滓，食前服，日三。量儿大小加减。

治诸淋涩，心烦闷乱，**车前子汤**方

车前子　石燕研　麦门冬去心，焙。各半两

上三味，粗捣筛。每服^③一钱匕，水一小盏，煎至五分，去滓，不计时候温服。

治小儿淋，兼石淋，**榆白皮汤**方

榆白皮剉，焙　瞿麦穗各一两半

上二味，粗捣筛。每一二岁儿，每一钱匕，水一小盏，煎至五分，去滓，分温二服，空心日晚各一服。随儿大小加减。

治小儿诸淋，闭涩不通，**麦葱汤**方

小麦一合　葱白两茎。切

上二味，以水一盏，煎至五分，去滓，不计时候温服。量儿大小加减。

---

① 去黑皮：明抄本、乾隆本、文瑞楼本同，日本抄本作"焙干"。
② 七：明抄本、日本抄本、文瑞楼本同，乾隆本作"十"。
③ 服：乾隆本、日本抄本、文瑞楼本同，明抄本此后有"一二岁儿"。

治小儿诸淋，**葵子汤**方

葵子三分。陈者　石韦去毛。三分　滑石别研。一两半

上三味，粗捣筛。五六岁儿，每一钱匕，水一小盏，枣二枚，同煎取五分，去滓，分温二服，早晚食前各一。量儿大小加减。

治小儿小便淋沥或尿血，**滑石散**方

滑石研　车前子各半两

上二味，捣罗为散。二三岁儿，每服半钱匕，空心粥饮调下，近晚再服。量儿大小，以意加减。

治小儿诸淋，**木通汤**方

木通剉碎　桑根白皮剉，焙　滑石研　芒消　葵子陈者。各三分

上五味，粗捣筛。每服一钱匕，水一小盏，煎至五分，去滓温服，食前，日三。随儿大小加减。

治小儿淋，**蜂房散**方

蜂房炙　乱发各三分

上二味，同烧灰研令细。每服半钱匕，米饮调下，日三。量儿大小，以意加减。

治小儿石淋气淋，**桂心蜂房散**方

桂去粗皮。一分①　蜂房炙。半两

上二味，捣罗为散。三四岁儿，每服半钱匕，煎小麦汤或酒调服，空心午时各一。量儿大小加减。铜器盛溺，与石俱出。

治小儿淋，**瞿麦丸**方

瞿麦穗　龙胆　石韦去毛　桂去粗皮　皂荚炙，去皮、子。各半两　鸡肠草　人参各一两　车前子一两一分

上八味，捣罗为末，炼蜜丸如梧桐子大。每服六丸至十丸，空腹热汤研下。更量儿加减。

小儿小便不通

论曰：肾主水，与膀胱合为表里。膀胱者，津液之府，其气

---

① 分：明抄本、乾隆本、文瑞楼本同，日本抄本作"两"。

下通，故能渗泄而作小便。或胞络有热，津液内燥，气不宣畅，故水道热涩，甚则不通。

治小儿小便不通，**石韦汤**方

石韦去毛　瞿麦各一两半　滑石一两

上三味，粗捣筛。五六岁儿，每服一钱匕，水八分，入小麦一百粒，同煎至五分，去滓温服；如人行十里再服。量儿大小，以意加减。

治小儿小便不通，二三日闷绝者，**葵根汤**方

葵根剉。一握　壁鱼研。七枚

上以水一盏，煎葵根取汁六分，后入壁鱼，同煎五七沸，放温服。量儿大小，以意加减。

治小儿小便淋闭不通，**神散**方

石燕一枚。先为细末，再研　石韦去毛。半两

上二味，为细散。每服一字匕，煎三叶酸浆草汤调下，甚者三服，差。一方有海金沙一两。

治小儿小便不通，脐腹急痛，**冬葵子散**方

冬葵子　滑石　海蛤　蒲黄各半两

上四味，捣罗为散。每服以葱白汤调下半钱匕。量儿大小，以意加减。

治小儿小便涩少，妨闷不通，**葱白汤**方

葱白二茎　木通　冬葵子各半两

上三味，剉如麻豆大。以水二盏，煎取一盏，去滓，量儿大小，分减服之。

治小儿小便淋涩不通及小便血，**滑石散**方

滑石研　车前子各半两

上二味，细捣罗为散。如二三岁儿，每服半钱匕，空心食前粥饮调下，日二服。

治小儿小便不通，欲死，**万安散**方

海金沙　滑石　续随子炒。各半两　蝼蛄七枚。炒令黑

上四味，捣罗为细散。每服半钱匕，煎灯心汤温调下，空心

食前服。

治小儿热极，小便赤涩不通，小便辄大啼呼疼痛，**木通黄芩汤**方

木通剉。一两　黄芩二①两。去黑心　滑石一两半　冬葵子三分　车前子二两　赤茯苓去黑皮。二两

上六味，粗捣筛。五六岁儿，每服一钱匕，以水一中盏，煎至五分，去滓温服；如人行十里已来，再一服。更看儿大小，以意加减。

治小儿小便不通，心闷，**瞿麦汤**方

瞿麦穗　赤芍药　陈橘皮汤浸，去白，焙　牵牛子炒　木通剉　冬葵子各一分

上六味，粗捣筛。五六岁儿，每服一钱匕，水一中盏，入葱白一茎，擘碎，同煎至四分，去滓温服；如人行十里已来再服。量儿大小，以意加减。

治小儿小便不通，**茯苓汤**方

赤茯苓去黑皮　冬葵子　木通剉　车前子各半两

上四味，粗捣筛。五六岁儿，每服一钱匕，以水一中盏，煎至五分，去滓温服；如人行十里已来再服。量儿大小，以意加减。

治小儿小便不通，**车前草汤**方

车前草细剉　小麦各一两

上二味，用水二盏，煎至一盏，去滓，下粳米少许，又煮至半盏。三四岁儿为三服；如人行一二里已来再服。量儿大小，以意加减。

治小儿小便不通，热发腹满，**七物浴汤**方

滑石屑。二两　大黄二两　雷丸三十枚　麻黄一两半　苦参一两　石膏半两　秦皮一两

上七味，粗捣筛。以水七升，煮取五升，去滓，温浴，儿避

---

① 二：明抄本、乾隆本、文瑞楼本同，日本抄本作"一"。

风处，先从脐淋之。

小儿大便不通

论曰：水谷皆入于上焦，至中焦而腐熟，下焦而化出。小儿腑脏挟热，三焦壅滞，津液枯少，不能传道，实热之气，归于大肠，故大便燥涩而不通也。

治小儿大便不通，**大黄丸**方

大黄剉，炒。一两一分　枳壳去瓤，麸炒　栀子仁　郁李仁炒，去双仁、皮尖　大麻仁研。各三分

上五味，捣研为末，炼蜜丸如麻子大。一二岁儿，每服五丸，熟水下，空心午后各一服，更随儿大小加减。

治小儿大便不通，**滑石汤**方

滑石研　大黄剉　冬葵子　甘草炙。各半① 两

上四味，粗捣筛。三四岁儿，每服一钱匕，水一盏，入灯心七茎，同煎至五分，去滓温服，更随儿大小加减。

治小儿大便不通，**橘皮汤**方

陈橘皮去白，焙　牵牛子炒　甘草炙　大黄剉，炒。各一分②

上四味，粗捣筛。五六岁儿，每服一钱匕，水一小盏，入葱白一茎，擘碎，同煎至五分，去滓温服；未通再服。更量儿大小加减。

治小儿大便不通，**木通汤**方

木通剉　大黄剉，炒　陈橘皮去白，焙。各一两

上三味，粗捣筛。三四岁儿，每服一钱匕，水一小盏，煎至五分③，去滓温服，更量儿大小加减。

治小儿大便不通，妨闷，**丹参汤**方

丹参　消石碎　甘草炙。各一两

---

① 半：明抄本、乾隆本、文瑞楼本同，日本抄本作"三"。

② 一分：乾隆本、日本抄本、文瑞楼本同，明抄本作"二两"。

③ 水一小盏煎至五分：乾隆本、日本抄本、文瑞楼本同，明抄本作"入葱白一茎同煎"。

上三味，粗捣筛。五六岁儿，每二^①钱匕，水一盏，枣二枚，擘破，同煎至七分，去滓，分温二服，更随儿大小加减。

治小儿大便不通，**橘皮汤**方

陈橘皮去白，焙。一分　大黄剉，炒。半两

上二味，粗捣筛。三四岁儿，每服一钱匕，水一小盏，煎至五分，去滓温服，更量儿大小加减。

治小儿大便不通，调中，**二黄丸**方

大黄一两。剉，炒　牛黄研　甘草炙　人参各一分

上四味，捣研为末，炼蜜丸如小绿豆大。每服二丸，米饮化下，日再服，得利即止。

治小儿风热壅滞，大便秘涩，**黄连丸**方

黄连去须　大黄剉，炒。各一分^②　巴豆三粒。去心、膜、皮，出油，研

上三味，捣研为细末，面糊为丸如麻子大。每服三丸至五丸，临睡柳枝汤下。

治小儿大便不通，**代赭丸**方

代赭研　丹砂研　大黄剉，炒。各二两　木香　当归焙。各一两一分　桂去粗皮。一两　生犀角镑。三分　巴豆炒熟，去皮、心，捣烂。一两半

上八味，捣研为末，炼蜜丸如小豆大。每服一丸至二丸，空心米饮化下，六七岁三丸，二百日儿半丸，但得溏利为度。

治小儿大便不通，不能饮食，**鳖甲丸**方

鳖甲醋炙黄，去裙襴　防葵　诃黎勒煨，用皮　大黄剉，炒　人参　当归剉，焙　郁李仁汤浸，去皮尖，微炒，别研入

上七味，等分，六味捣为细末，入郁李仁和匀，炼蜜丸如绿豆大。粥饮下五丸，微利即差。

治小儿大便不通，口燥颊赤，**牛黄散**方

---

① 二：乾隆本、日本抄本、文瑞楼本同，明抄本作"三"。

② 分：乾隆本、日本抄本、文瑞楼本同，明抄本作"两"。

牛黄研。一分　大黄剉，炒　甜消研。各一钱　甘草炙，剉　人参各二钱

上五味，捣研为细散。每服半钱匕，新水调下，乳食后服。

小儿诸虫

论曰：小儿有九虫，一曰伏虫，长四分；二曰长虫，一名蛔虫，长一尺，贯心则杀人；三曰白虫，长一寸，长至四五尺，亦能杀人；四曰肉虫，状如烂杏，令人烦满；五曰肺虫，状如蚕，令人咳嗽；六曰胃虫，状如虾蟆，令人呕吐喜哕；七曰弱虫，又名鬲虫，令人多唾；八曰赤虫，状如生肉，令人肠鸣；九曰蛲虫，状如蜗虫，令人下部中痒。九虫之中，三虫最甚，而为病之尤者莫如蛔。皆由小儿气血不调，腑脏虚弱，或食生冷，或嗜肥甘，胃中气缓，故生诸虫，居肠胃之间，多则为痔，剧则为癫，或因疮疡，变成痈疽恶疮。又有寸白虫者，长一寸，色白形小扁，因食生鱼牛腊冷物后饮乳，致生此虫，损人精气，令人心腹痛，若长及一尺，亦能杀人。凡此诸虫，品类不可悉数，皆可通以化虫药治之。欲知虫证者，凡腹痛之脉当沉弦，若反洪大者，蛔也；肘外垢聚甚者，虫也。

治小儿九虫，**贯众丸方**

贯众一两一分。去白虫　萑芦三两。去长虫　芜荑去肉虫　狼牙去胃虫。各一两　雷丸一两半。去赤虫　蜀漆去蛲虫　白僵蚕去弱虫　厚朴去粗皮，生姜汁炙，去肺虫　石蜜去蛔虫。各三[①]分

上九味，捣罗为末，炼白蜜和丸如麻子大。每服量儿大小加减，四五岁以苦酒浆下五丸，空腹服之，以知为度；未知，稍加至十丸。

治小儿三虫，**雷丸散方**

雷丸微煨过　芎䓖各半两

上二味，捣罗为散。一二岁儿每服半钱匕，五六岁儿一钱匕，

---

① 三：明抄本、乾隆本、文瑞楼本同，日本抄本作"一"。

用米饮调下，空心服之，日三。

治小儿蛲虫，**桃叶自然汁方**

桃叶一两

上一味，捣绞取汁，空腹服半合。

又方

苦楝根白皮半两。细剉

上一味，以水一盏，煎至七分，空腹温服；未差，再服。

又方

萹蓄嫩者。一两

上一味，捣绞取汁，空腹服半合，日再服。

治小儿腑脏虚弱，或因食甘肥，致蛔虫动作攻心腹痛，痛有
休止，喜吐涎及清水，此虫贯心者死。诊其病，但腹中痛者，脉
当沉若弦，今反洪大，即是蛔虫，**萑芦汤方**

萑芦五两　黍米二合

上二味，粗捣筛。以水五盏，煮取二盏，去滓，每服半合，
空心午后各一服。随儿大小，以意加减。

治小儿蛔虫，**使君子散方**

使君子　芦会研　干楝皮　槟榔剉　芜荑各三两　肉豆蔻去
壳　丁香　苦参各二两　腻粉研。少许

上九味，捣罗为散。每服一字匕，空心饭饮调下。

治小儿疳渴，虫动心痛，**万安**①**散方**

虾蟆　蛇蜕皮　蝉壳各一②分。烧

上三味，捣为散，用麝香半钱同研。每服一字匕，午时温水
调下，午后煎柳枝汤洗浴，用青纱帛子盖之，即虫自出而安。

治小儿疳虫痛，取效，**胜金丸方**

龙胆　定粉研　黄连去须　乌梅肉炒

上四味，等分，为末，炼蜜丸如麻子大。每服十丸，米泔下。

---

① 万安：乾隆本、日本抄本、文瑞楼本同，明抄本作"虾蟆"。
② 一：乾隆本、日本抄本、文瑞楼本同，明抄本作"三"。

治小儿诸虫，但是疳虫并疗，**麝香散方**

麝香研。一分　夜明砂一两

上二味，研为散。每服半钱匕，葱白汤调下。

治小儿蛔动，卒叫如心痛，**万金①散方**

干漆炒烟出。一两　雄黄二两

上二味，捣研为细散。每服半钱匕，油一点，温水调下。量儿大小，以意加减。

治小儿诸虫，定疼痛，**抵圣②汤方**

楝实大者。二两　白芜荑半两

上二味，粗捣筛。每服一钱匕，水一盏，煎取四分，去滓，放冷，临发时服。

治小儿诸虫心痛，发歇无时，止痛杀虫，**鹤虱散方**

鹤虱炒黄　槟榔剉，生用　胡粉炒黄　苦楝根皮剉。各一两　白矾烧过。一分

上五味，捣罗三味为散，入白矾、胡粉同研匀细。每服米饮下一字匕。

治小儿寸白虫，**白芜荑散方**

白芜荑一两半　狼牙草一两　白敛半两

上三味，捣罗为散。每服一钱匕，以苦酒二合，空腹调下，立差。

又方

东行茱萸根皮四两　桃白皮三两

上二味，细剉，以酒一升，浸一宿，去滓，一二岁儿每服半合，三四岁儿一合，空心午后各一服。量儿大小，以意加减。

治小儿疳，蛔动心痛，面伏地卧，口吐清水痰涎，**千金散方**

白槟榔剉。一钱　紫楝根剉　石榴根皮剉　鹤虱炒令烟出　卢会研。各半两

① 金：乾隆本、日本抄本、文瑞楼本同，明抄本作"全"。

② 抵圣：乾隆本、日本抄本、文瑞楼本同，明抄本作"白芜荑"。

上五味，捣研为散。空心热茶调下一钱匕，更看儿大小加减。

治小儿虫痛频发，面青，呕吐冷痰，渐至肌瘦，**槟榔散方**

槟榔剉。一枚　酸石榴皮剉　苦楝根剉　陈橘皮汤浸，去白，焙。各一分

上四味，捣为散。每服半钱匕，米饮调下，食前服。

治小儿虫痛不可忍，**化虫散方**

白丁香一钱　槟榔剉。一枚　雷丸一钱

上三味，捣为细散。每服一字或半钱匕，米饮调下，奶食后服。

治小儿诸虫，大啼，时作心腹痛，**白鲜皮丸方**

白鲜皮　苦楝根　鹤虱炒　青橘皮汤浸，去白，焙。各半两　定粉　石灰各一分

上六味，捣为细末，面糊和丸如绿豆大。每服十丸，煎使君子汤下，不拘时。

治小儿虫动心腹痛，**滴金丸方**

雄黄半两　白矾三钱　麝香半钱

上三味，细研为末，粟米饭和丸如麻子大。每服五丸，煎苦楝汤下。

治小儿诸虫心痛方

干漆烧烟出。三分　雄黄研。半两　麝香研。一钱匕

上三味，捣研为散。每服一钱匕，煎苦楝汤调下，不计时候。量儿大小加减。

治小儿胃虚虫动，**赤石脂丸方**

赤石脂细研。二①钱　肉豆蔻烧存性。一枚②　橡实五枚　莨菪子淘去浮者，满五橡实中

上四味，将橡实并莨菪一处炒令黑色，与赤石脂、豆蔻同捣

---

① 二：乾隆本、日本抄本、文瑞楼本同，明抄本作"三"。
② 枚：明抄本、日本抄本、文瑞楼本同，乾隆本作"钱"。

罗为末，入蟾酥少许，用面糊和丸如黄米大。每服五丸，米饮下。虫痛，煎苦楝根汤下；小儿泄泻，频服良。

治小儿寒气伤脾虫痛，泻青黑色，减乳食，**化虫丸**方

木香一分　槟榔炮①。二枚　胡粉　苦楝根　鹤虱炒。各二分

上五味，为细末，面糊丸如麻子大。一二岁，每服十丸，温粥饮下，日二②，差即止。

治小儿疳虫腹痛，**干漆散**方

干漆炒烟出。一钱　使君子取肉。十四枚　楝木皮东边皮厚者，暴干，去粗皮。一两　芜荑一钱半

上四味，捣为散。每服半钱匕，量儿大小加减，砂糖熟水调下。

治小儿疳虫，疼刺腹痛，**化虫丸**方

芜荑一分　槟榔剉。二钱③　鹤虱炒。半两

上三味，为末，獖猪胆丸如麻子大。每服五丸，量儿大小加减。

治小儿虫痛，**楝实散**方

楝实　鸡粪等分

上二味，为散。每服半钱匕，冷水调下。

治小儿虫痛，面好伏地，口吐清水，**鹤虱散**方

鹤虱炒　苦楝根各一分　槟榔剉。一枚　牵牛子炒。一分　使君子去皮。十枚

上五味，捣为细散。每服半钱匕④，米饮调下。

治小儿胃虚虫动，吐逆，**干漆散**方

干漆烧出烟。一两

上一味，捣罗为散。每服半钱匕，煎葱白汤调下，立效。

---

① 炮：明抄本、乾隆本、文瑞楼本同，日本抄本作"烧"。
② 二：乾隆本、日本抄本、文瑞楼本同，明抄本作"三"。
③ 钱：乾隆本、日本抄本、文瑞楼本同，明抄本作"分"。
④ 匕：原作"七"，形近而误，明抄本无，据乾隆本、日本抄本、文瑞楼本改。

小儿盗汗

论曰：小儿盗汗者，由心气不足，风邪入于阳经，阳经虚故也。以其眠睡之间，盗人气血，故谓之盗汗。久不已，令儿皮腠虚疏，潮热时作，肌肉消瘦，治不宜缓。

治小儿盗汗，睡中惊啼，**犀角汤方**

生犀角屑三分　茯神去木。一两　麦门冬去心，焙。一两半　白术一分　甘草炙，剉。半两

上五味，粗捣筛。每二钱匕，以水一小小盏，煎至五分，去滓，分温二服，食后临卧。量儿大小加减。

治小儿盗汗，**故扇散方**

故扇烧灰。一分　麻黄取根节。三分

上二味，捣罗为散。每服半钱匕，乳汁调下。量儿大小加减。

治小儿盗汗，**柴胡秦艽汤方**

柴胡去苗　秦艽去苗、土　常山　贝母去心　甘草微炙　乌梅肉焙干　山栀子仁　豉　鳖甲去裙襕，醋炙　黄芩去黑心。各一两　生姜切　大黄剉，炒。各半两　桃枝剉　柳枝剉　葱白切　薤白切。各一握　糯米半合

上一十七味，粗捣筛。每一钱匕，水半盏，酒二分，同煎至四分，去滓温服，早晨、日午、临卧各一。五岁以下，分作二服；二岁以下，分作三服。

治小儿骨蒸盗汗，乳食减少，**猪肚丸方**

鳖甲去裙襕，醋炙　柴胡去苗　木香　青蒿去茎　生干地黄焙。各一两　黄连去须，炒。二两　青橘皮去白，焙。半两

上七味，捣罗为末，用一枝①嫩小猪肚净洗，入药末在内系定，蒸令极烂，研和药末，丸如绿豆大。每服十丸，温水下，食前、日午、临卧，日三，更看儿大小加减。

治小儿盗汗肌热，**青蒿煎丸方**

---

① 枝：乾隆本、日本抄本、文瑞楼本同，明抄本作"枚"。

青蒿切。一斤　甘草炙，剉为末　杏仁汤浸，去皮尖、双仁，炒，研。各一两　鳖甲去裙襴，醋炙为末。一两半　柴胡去苗，为末。一两　白蜜二^①分

上六味，用童子小便五升，先煎青蒿，取一升，去滓，更煎令如稀^②饧，入酥少许及蜜诸药末等，熬成煎，丸如绿豆大。每服十五丸至二十丸，空心熟水下，更量儿大小加减。

治小儿骨蒸壮热，肌肉减瘦，多困少力，夜多盗汗，**地骨皮汤方**

地骨皮　秦艽去苗、土　柴胡去苗　枳壳去瓤，麸炒　知母焙　当归切，焙　鳖甲去裙襴，醋炙

上七味，等分，粗捣筛。每服一钱半匕，水八分，入桃、柳心各五枚，姜二片，乌梅半枚，同煎至四分，去滓温服，空心临卧各一。五岁以下，分作二服。

治小儿骨蒸肌瘦盗汗，**鳖甲柴胡煎丸方**

鳖甲九肋者，一^③枚。去裙襴，醋炙　柴胡去苗。二两　甘草炙　杏仁汤浸，去皮尖、双仁，研　桔梗炒^④。各一两　胡黄连一分　当归切，焙　地骨皮　赤芍药各一两　木香半两　黄连去须。一分　桂去粗皮。半两　人参一两　麝香少许。研　酥　蜜各三两

上一十六味，除酥、蜜外，捣研为末，用青蒿一斤，剉，童子小便五升，好酒一升，熬蒿至二升，去蒿，入酥、蜜，再熬成煎，候冷入药末，和丸如绿豆大。每服十丸，米饮下，日二服。如秋冬合时，更入桃、柳心各七枚，宜与后方柴胡人参汤相间服。

治小儿骨热盗汗，肌瘦减食，**柴胡人参汤方**

柴胡去苗　人参　白茯苓去黑皮　当归切　桔梗　青橘皮去白　芍药　芎藭　麦门冬去心　白术　升麻　桑根白皮　甘草各一两

上一十三味，并生剉如麻豆大。每二钱匕，水一盏，煎至六分，去滓，分温二服，食后临卧，与前鳖甲柴胡煎丸相间服，速效。

治小儿盗汗，潮热往来，**重汤丸方**

胡黄连　柴胡去苗。等分

上二味，捣罗为末，炼蜜和丸如鸡头实。每服二丸至三丸，银器内用酒少许化开，更入水五分，重汤上煮三二十沸，放温，食后服。量儿大小加减。

治小儿肌热盗汗，**丹砂散方**

丹砂研。一两　白矾熬汁枯，研。二[①]钱

上二味，再同研匀细。每服半钱匕，薄荷自然汁调下。

治小儿心热盗汗，**芎䓖汤方**

芎䓖　大黄煨，剉　羌活去芦头　甘草炙，剉。各一两

上四味，粗捣筛。每二钱匕，水一中盏，入薄荷数叶，同煎至六分，去滓，分温二服。量儿大小加减。

治小儿盗汗，**黄连散方**

黄连去须。三[②]分　牡蛎烧，研如粉　贝母去心。各半两

上三味，捣研为末。以米粉一升，相和令匀，如有汗，粉儿身。

治小儿盗汗，**麻黄根散方**

麻黄根　雷丸　牡蛎火煅过。各一两半[③]　甘草炙。一两　干姜炮。半两　粱米半升

上六味，捣罗为散。以粉儿身体及头，甚验。

小儿吐血

论曰：小儿阳气盛壮，上焦有热，伏于肝、心二脏，播流脉中，血得热则妄行，下入胃中，胃受之则胀满，与气俱上冲击，

---

① 二：明抄本、乾隆本、文瑞楼本同，日本抄本作"一"。
② 三：明抄本、乾隆本、文瑞楼本同，日本抄本作"一"。
③ 一两半：乾隆本、日本抄本、文瑞楼本同，明抄本作"一两"。

故令吐血。

治小儿心肺百热吐血，**黄连饮方**

黄连去须。一两① 豉二百粒

上二味，将黄连粗捣筛。每服半钱匕，水七分，入豉二十粒，同煎取三分，去滓温服，日三，更量大小加减。

治小儿吐血不定方

刺蓟自然汁。不计多少 朴消半两

上二味，先研朴消为末，二百日儿及晬儿，每服用刺蓟汁调朴消末一字至半钱匕，日再服。更量大小加减。

治小儿吐血，**大黄汤方**

大黄剉，炒 黄芩去黑心。各一分

上二味，粗捣筛。三四岁儿，每服一钱匕，水七分，入黑豆三十粒，同煎至四分，去滓温服，日三，更量大小加减。

治小儿积热攻肺，卒吐血方

飞罗面二两 生地黄汁二盏

上二味，相和匀，暴干，研为末。每服半钱匕，新汲水调下，日三。随儿大小加减。

又方

刺蓟花暴干。不拘多少②

上一味，捣罗为末。每用黄牛乳调下一钱匕，日三。

治小儿吐血，**地黄饮方**

地黄一升。研取自然汁

上一味，一岁儿服半合，二三岁每服一合，量儿大小增减，日三。

又方

蛇退皮烧灰，研细

上一味，乳汁调下一字匕，日三服，随大小加减。

---

① 两：文瑞楼本同，明抄本、乾隆本、日本抄本作"分"。

② 少：乾隆本、日本抄本、文瑞楼本同，明抄本此后有"炒"。

小儿鼻衄

论曰：小儿体本挟热，舍于经络，血脉扬溢，则为鼻衄。盖血与气，循行经脉，通于腑脏。邪热乘血，血得热则妄行，随气上溢，出于鼻者，为鼻衄；血虚受热，散漫失度，出于七窍者，为大衄。

治小儿中热积惊及时疾后鼻衄，**玉屑散方**

寒水石研　马牙消研。各一分　贝母去心　知母各一分半　荷叶一两。水煮七沸，焙[1]干

上五味，捣研为细散。每服半钱匕，蜜水调下，食后。

治小儿鼻衄，**地黄煎方**

生地黄汁　刺蓟汁各二盏　杏仁汤浸，去皮尖及双仁，麸[2]炒黄，研。一两　阿胶炙令燥，碾为末。半两

上四味，同入银器中，慢火熬为煎。每服一钱匕，新汲水化下，不计时候。量儿大小加减。

治小儿卒热，毒气攻脑，鼻中衄血不止，**栀子散方**

栀子仁一两。一半生用，一半微炒　槐花半两。生用

上二味，捣罗为细散。每服半钱匕，加至一钱，熟水调下，日三。量儿大小加减。

治小儿阳毒烦躁，吐血衄血，渐生赤斑，**绛雪丹方**

丹砂研。半两　焰消研。一两

上二味，各研令细，再同研，炼蜜和丸如梧桐子大。每服一丸，砂糖水调化服，取下涎即安。

治小儿鼻衄不止，**刺蓟散方**

刺蓟焙　蒲黄各半两　乱发烧灰。一分

上三味，捣罗为细散。每服半钱匕，以新汲水调下，不计时候。量儿大小加减。

---

① 焙：乾隆本、日本抄本、文瑞楼本同，明抄本作"暴"。
② 麸：明抄本、乾隆本、文瑞楼本同，日本抄本作"面"。

卷第一百八十

小儿门

小儿鼻齆塞　小儿鼻多浊涕　小儿脑热鼻干无涕　小儿多涕
小儿喉痹　小儿重舌　小儿木舌　小儿燕口疮　小儿口疮

小儿门

小儿鼻齆塞

论曰：肺气通于鼻，鼻和则知香臭。小儿鼻齆塞者，肺气不利也。肺主气，诸阳之气，上荣头面。其气不和，风冷乘虚客于脑，与气停滞，搏于津液，鼻道壅遏，故为鼻齆塞。

治小儿齆鼻，**黄连丸方**

黄连去须。一两一分　艾叶炒　升麻各三分　防风去叉。半两　朴消二两　大黄剉，炒。三分

上六味，捣为细末，炼蜜和，更捣一二百下，丸如绿豆大。每服三五丸，温水下，食后临卧服。随儿大小加减。

治小儿鼻塞，不通利，**丹参膏方**

丹参　细辛去苗叶　芎䓖　当归剉，焙　桂去粗皮　防风去叉。各一两　蜀椒去目并闭口者，炒出汗　干姜炮。各半两

上八味，剉如麻豆大，猪脂五两，羊髓五两，与药相和，入铫子内，慢火熬，候药黄色，取下，绞去滓，贮瓷器中。每以大豆许内鼻中，日三。

治小儿囟气虚肿，鼻塞不通，**白芷膏方**

白芷　细辛去苗叶　木通剉　当归切，焙。各半两

上四味，剉如麻豆大，以羊髓四两，与药同入铫子内，慢火熬，候白芷黄，成膏，绞去滓，贮瓷器中。每用少许傅囟上，兼内鼻中。

治小儿鼻塞不通，**细辛膏方**

细辛去苗叶　木通剉　辛夷各一分①　杏仁汤浸，去皮尖、双仁，炒。半两

上四味，剉如麻豆大，以羊髓、猪脂各三合，同药入铫子内，慢火熬，候色黄，绞去滓，瓷器中贮之。涂鼻内。

治小儿鼻齆，不闻香臭，**龙脑散方**

龙脑研。一字　瓜蒂十四枚　赤小豆七粒　黄连去须。半钱

上四味，先以三味为细散，入研者药和匀。临卧，粟米许吹入鼻中，少顷有清水出。

治小儿鼻塞不通，不能乳，**木香膏方**

木香　零陵香各一两

上二味，为细末，用醍醐三合，与药末同入铫子内，煎成膏。用涂头上及鼻中，如小豆许，日再。

治小儿鼻塞生肉，**细辛散方**

细辛去苗叶　木通剉。各一两

上二味，为细散。以绵缠裹大豆许，内鼻中，日再。

治小儿鼻塞不通，**羊髓膏方**

羊髓　薰陆香各三两

上二味，于铫子中慢火熬成膏，去滓，入瓷器中盛贮。以膏摩背，候鼻通为效。

小儿鼻多浊涕

论曰：人之津液涕唾，得热则燥涸，得冷则流溢。小儿因解脱不时，风冷伤于肺经，或冷中囟户，皆令儿涕液不收。盖肺气通于鼻，脑液下通于鼻故也。

治小儿鼻多浊涕，**菊花汤方**

甘菊花择　甘草炙。各一分　防风去叉。半两　山茱萸七枚

上四味，粗捣筛。每一钱匕，水一盏，煎至六分，去滓，分温三服，早晨、日午、晚后各一，更量大小加减。

---

① 分：明抄本、文瑞楼本同，日本抄本作"两"。

治小儿肺伤冷，鼻流浊涕，**前胡橘皮汤方**

前胡去芦头　陈橘皮汤浸，去白，焙。各半两　白茯苓去黑皮　桂去粗皮　白术　人参　细辛①去苗叶　甘草炙。各一分②

上八味，粗捣筛。每服一钱匕，水一盏，煎至五分，去滓温服，日三。随儿大小加减。

治小儿脑户伤风冷，鼻多浊涕，精神昏闷，**防风汤方**

防风去叉　甘菊花择　白术　人参　细辛去苗叶　白茯苓去黑皮　甘草炙，剉。各一分

上七味，粗捣筛。每服一钱匕，水一盏，入生姜少许，同煎至五分，去滓温服，不拘时，更量大小加减。

治小儿鼻塞多涕，**杏仁膏方**

杏仁汤浸，去皮尖、双仁，炒。半两　蜀椒去目并闭口者，炒出汗　附子炮裂，去皮脐　细辛去苗叶。各一分

上四味，除椒外，剉如麻豆大，以醋五合，渍药一宿，明旦以猪脂半斤，与药相和，入铫子内，慢火同熬，候附子黄，成膏，去滓取出，贮瓷器内放冷。取涂鼻中，兼摩顶上，日三五度。

治小儿肺寒，鼻多浊涕，精神不爽，不思乳食，**通肺汤方**

人参　前胡去芦头　细辛去苗叶　杏仁汤浸，去皮尖、双仁，麸③炒黄　桂去粗皮　甘草炙。各一分

上六味，粗捣筛。每服一钱匕，水一盏，入生姜少许，枣一枚，擘破，煎至五分，去滓温服，不拘时。量大小加减。

治小儿风冷伤囟，鼻塞多涕，**细辛膏涂方**

细辛末。一两④　麻油二合

上二味，以油煎细辛，令微黑，入蜡半两，候消令凝。每日薄涂囟上，日三易。

---

① 细辛：日本抄本、文瑞楼本同，明抄本此后有"各一两"。
② 各一分：日本抄本、文瑞楼本同，明抄本作"一两"。
③ 麸：明抄本、文瑞楼本同，日本抄本作"面"。
④ 两：明抄本、文瑞楼本同，日本抄本作"分"。

小儿脑热鼻干无涕

论曰：肺气通于鼻，鼻上通于脑，脑髓下渗而为涕。故涕为肺之液，而其出从鼻。小儿肺脏壅滞，内有积热，上攻于脑，津液内涸，故令鼻干无涕也。

治小儿脑热鼻干无涕，**升麻丸方**

升麻　防风去叉　栀子仁各半两

上三味，捣罗为末，青羊脑髓和丸如麻子大。一二岁，每服三丸，温熟水研化下，食后午时临卧各一。量儿大小加减。

治小儿脑热鼻干燥，常闭目，**黄芩汤方**

黄芩去黑心　青葙子　大黄剉，炒。各半两　蜀漆　甘草炙。各一两①

上五味，粗捣筛。五六岁儿，每服一钱匕，水一盏，煎至五分，去滓，放温，食后日二服。量大小加减。

治小儿脑热鼻干无涕，**茯神汤方**

茯神去木　栝楼根　麦门冬去心。各一两　黄耆剉。一两半　生干地黄洗，焙。三②两　酸枣仁炒。半两　羌活去芦头　葛根剉　羚羊角镑。各一分

上九味，粗捣筛。每服一钱匕，水七分，浸药良久，煎至四分，去滓，放温服，日三，食后良久。

治小儿脑热鼻干无涕，**藁本汤方**

藁本去苗、土，剉。一分　羚羊角镑　防风去叉。各一③两　芎藭　菊花去萼，焙　细辛去苗叶　白术　人参　柴胡去苗　白蒺藜微炒　山栀子仁　白茯苓去黑皮。各半两　甘草炙　黄芩去黑心。各一分

上一十四味，粗捣筛。每服一钱匕，水七分，入青竹叶五片，同煎至四分，去滓澄清，放温细呷，食后，日再。

---

① 两：文瑞楼本同，明抄本、日本抄本作"分"。
② 三：日本抄本、文瑞楼本同，明抄本作"二"。
③ 一：明抄本、文瑞楼本同，日本抄本作"三"。

治小儿脑热鼻干无涕，**犀角散方**

犀角镑。半两 升麻 恶实微炒。各一两^① 麦门冬去心，焙 茯神去木 百合 桑根白皮炙，剉 大黄剉，炒 柴胡去苗 山栀子仁 枳壳去瓤，麸炒。各半两 甘草炙，剉 桔梗炒 黄芩去黑心。各一分^②

上一十四味，粗捣筛。每服一钱匕，水七分，煎至四分，去滓，放温，食后临卧服。

治小儿脑热肺壅，鼻干无涕，喘息不得，**柴胡煎方**

柴胡去苗 麻黄去根节，汤煮，掠去沫 甘草炙 木通剉 紫菀去苗、土 五味子 大青 干百合各一两半 款冬花 蓝叶 人参 赤茯苓去黑皮。各三分 大黄剉，炒。半两 酥一斤 蜜炼熟，去白沫。一斤

上一十五味，除酥、蜜外，细剉，水七升，慢火煎至三升，去滓，入酥、蜜，同熬成煎，瓷器盛。五六岁儿，食后温熟水调下一钱匕，日三。看病轻重，量大小加减。

治小儿脑热鼻干无涕，**大黄汤方**

大黄剉，炒 柴胡去苗 防风去叉 甘草炙。各一分

上四味，粗捣筛。每服一钱匕，水七分，煎至三分，去滓，放温，食后、临卧各一服。量儿大小加减。

治小儿脑热黄瘦，**黄连汁方**

黄连半两

上一味，粗捣为末。童子小便一盏，浸一宿，每日取清汁半合服之。量大小加减。

治小儿鼻干身热，**韭根汁方**

韭根

上一味，捣取汁澄清。两鼻孔各滴如黑豆许。勿多，多则有毒。

---

① 两：明抄本、文瑞楼本同，日本抄本作"分"。
② 分：日本抄本、文瑞楼本同，明抄本作"两"。

治小儿脑热鼻干，**白矾涂方**

白矾生，末　黄米粉各一两

上二味，每用一钱匕，清水半合，调如泥。涂脑上，日三。

小儿多涕

论曰：鼻之气，有出有入，入则界[①]内，已而复出，出则界外，已而复入。肺开窍于鼻，肺气不和，风冷乘之，使气道遏而不通，则风冷与气上界，蒸而为液，其液复界于下，故令鼻多涕。

治小儿肺寒，鼻多清涕，精神不爽，减乳食，**人参汤方**

人参　前胡去芦头　细辛去苗叶　杏仁汤浸，去皮尖、双仁，麸炒　桂去粗皮　甘草炙，剉。各一分

上六味，粗捣筛。每服一钱匕，水半盏，入生姜少许，枣一枚，擘破，煎至三分，去滓温服，不拘时。更量儿大小加减。

治小儿肺脏伤冷，鼻流清涕，**前胡汤方**

前胡去芦头　陈橘皮汤浸，去白，焙。各半两　白茯苓去黑皮　桂去粗皮　白术　人参　甘草炙，剉　细辛去苗叶。各一分[②]

上八味，粗捣筛。每服一钱匕，水半盏，煎至三分，去滓温服，日三，更随儿大小加减。

治小儿脑户伤于风冷，鼻内多涕，精神昏闷，**甘菊花汤方**

甘菊花　白术　细辛去苗叶　白茯苓去黑皮　防风去叉　人参　甘草炙，剉。各一两

上七味，粗捣筛。每服一钱匕，水半盏，入生姜少许，煎至三分，去滓温服，不拘时，更量大小加减。

治小儿风伤囟门，致鼻塞不通，**涂囟方**

麻油二合　细辛末一两

上二味，同煎微黑色，入蜡半两，熔化停凝。每日三度，薄涂之。

---

① 畀：文瑞楼本同，明抄本、日本抄本作"鼻"。
② 分：明抄本、文瑞楼本同，日本抄本作"两"。

小儿喉痹

论曰：喉痹之病，喉中肿塞痹痛，水饮不下，呼吸有妨，寒热往来。得之风热客于脾肺，熏发咽喉。小儿纯阳，尤多是疾，若不速治，毒邪入心，则烦闷懊恼，立致危殆。

治小儿喉痹，由脾肺蕴热，血气结塞。慎勿刺破，但以此方治之，**木通汤方**

木通剉。一两　升麻一分　大黄剉，炒。一分　麻黄去根节。一分　犀角镑。一分　石膏碎。半两　甘草炙。一分

上七味，粗捣筛。每二钱匕，水一盏，煎至七分，去滓，下朴消末一钱匕搅匀，再煎一二沸，分温二服，早食后、临卧各一服。五岁已上，以意加之。

治喉痹，水浆不下，**备急三物丸方**

大黄剉，炒　干姜炮　巴豆去皮、心，别捣如脂

上三味，等分，先捣二味为细末，入巴豆再研，炼蜜丸如绿豆大。每服三丸，温水下，取利为度。

治小儿喉痹，咽喉傍肿如疬子，身体壮热，如不作颗结，空气急，喉中噎塞，即是肺胀，**犀角汤方**

犀角镑屑。一分　射干一两　桔梗炒　络石　升麻　甘草炙　山栀子仁各一分

上七味，粗捣筛。每二钱匕，以水一盏，煎至六分，去滓，下朴消末半钱匕，搅令匀，分温三服，早晨、日午、临卧各一。

治小儿喉痹，咽喉傍肿如疬子，身体壮热，如不作颗结，空气急，喉中噎塞，即是肺胀，**射干汤方**

射干　升麻　百合　木通剉　桔梗炒　甘草炙。各一分

上六味，粗捣筛。每用一钱匕，以水七分，煎至四分，去滓，下马牙消末半钱匕搅匀，食后细细温呷。

治小儿喉痹痛，咽塞不利，**羚羊角汤方**

羚羊角镑屑。一分　升麻三^①分　射干　陈橘皮汤浸，去白，焙。各一分　白药半两

上五味，粗捣筛。每一钱匕，以水七分，煎至四分，去滓，分温二服，早晨、日午、夜卧各一。五岁已上，以意加减。

治小儿喉痹，上焦积热壅毒，**天竺散方**

天竺黄　马牙消　甘草炙。各半两　蛤粉白者。二两　丹砂研。一^②分

上五味，捣研为细散。每服半钱匕，取新汲水揉薄荷相和，入龙脑少许，量儿大小，汤化服之，食后临卧。

治小儿喉痹，咽喉傍肿，喉中噎塞，**麻黄汤方**

麻黄去根节。半两　桂去粗皮。一分　射干一分　杏仁汤浸，去皮尖、双仁，炒。一分

上四味，粗捣筛。每一钱匕，以水七分，煎至四分，去滓，食后分温二服。

治小儿走马喉痹，**白矾散方**

白矾煅，焙，研。一两　消石研　雄黄研。各一分　苦参末半两

上四味，同研为细散。每服半钱匕，冷水调下，并三服。

治小儿喉痹，**马兰汤方**

马兰子炒　升麻各一分

上二味，粗捣筛。每一钱匕，水半盏，煎至三分，去滓，下白蜜少许搅匀，分温二服。如无马兰子，即用根少许，入水捣绞取汁，细呷。

治小儿喉痹方

葛蔓

上一味，烧为灰。水服一钱匕。

治小儿喉痹方

---

① 三：明抄本、文瑞楼本同，日本抄本作“二”。
② 一：日本抄本、文瑞楼本同，明抄本作“三”。

棘刺

上一味，烧灰。水调服半钱匕。

又方

鱼胆二七枚

上一味，以灶下黄土同研。涂吹喉中，立差。

小儿重舌

论曰：小儿重舌者，舌本之下，或如卧蚕，亦如小舌之状，此由心脾二脏壅热所致。盖心主舌，脾之络脉连舌本，散舌下，故二脏有热，热随脉上，至于舌本之下，血脉胀起，变生重舌。宜急治之，刺法中论刺舌下两边出血，后以药治之。不然，即满口塞喉，便致危殆。

治心脾经为邪热所客，重舌肿胀，语声不出，水饮不下，**三物备急丸方**

大黄剉，炒　干姜炮　巴豆去皮、心、膜。各等分

上三味，捣研为末，炼蜜丸如绿豆大。每服五丸，温水下，大便利为度。

治小儿重舌，舌强不能收唾，**鹿角散方**

鹿角末一两

上一味，每用少许傅舌上，日三度。

治小儿重舌，口中生疮，涎出，**桂矾傅方**

桂去粗皮。一分　白矾烧令汁尽。半分

上二味，捣研为末。干傅舌上，日三①。

又方

蒲黄　露蜂房各一分②　白鱼烧灰。一钱

上三味，都研令匀。用酒少许调，傅重舌上，日三。

治小儿重舌，**蛇蜕皮方**

---

① 三：日本抄本、文瑞楼本同，明抄本作"二"。

② 分：日本抄本、文瑞楼本同，明抄本作"两"。

上取蛇蜕皮烧作灰，涂舌下。一法以醋调，鹅毛掠舌下，愈。

又方

上以乌贼鱼骨烧灰，和鸡子黄，涂喉及舌上，差。

又方

上取黄檗，以竹沥渍取汁，细细点口中，良。

又方

上以嚼粟哺之，差。

治重舌，**衣鱼散方**

上取衣鱼烧作灰，傅舌上。

治小儿重舌，口中疮，涎出，**蒲黄傅方**

上以蒲黄傅舌上，不过三次，愈。

治小儿重舌欲死者方

上取乱发烧灰，傅舌下，良。

治小儿重舌，**木兰皮方**

上取木兰皮一尺，广四寸，削去粗皮，细剉。以苦酒一升，煮取半升，适寒温，渍两手。食顷间小渴，须臾干，复渍两足，出干复渍，大良。

治小儿重舌方

上烧甑带灰傅之。

又方

上取桑汁涂乳，饮之。

小儿木舌

论曰：小儿木舌者，以心气蕴热，热气随脉上至于舌，则血脉胀起，渐渐肿大，满口塞喉。若不急治，便致危殆。经云畜则肿热，砭射之也。先宜砭射，后以药治之。

治小儿木舌肿胀，满塞口中，**三物备急丸方**

大黄剉，炒　巴豆去心、皮，研　干姜炮。各等分

上三味，捣研为末，炼蜜为丸如绿豆大。每服五丸，温水下，大便利为度。

治小儿木舌，**紫雪散方**

紫雪细研。一分　竹沥

上二味，每用紫雪一字，竹沥少许调服，一日四五服。

治小儿木舌方

衣中白鱼五枚　朴消研。一分　盐半钱

上三味，捣研为细末。每用少许傅舌上。

治小儿木舌长大，**鲤鱼贴方**

鲤鱼一枚。去骨，切肉作片

上一味，将鱼肉贴于舌上，以线系定。

治小儿木舌长大，**蓬砂散方**

蓬砂研　甘草炙。各半两　白芷二钱　白药子二两　蒲黄一两

上五味，捣研为散。每服半钱匕，薄荷煎汤，入蜜少许调下，食后服。三岁已上，每服一钱匕。

治小儿木舌，日渐长大，满塞口中，**人参散方**

人参一两　白茯苓去黑皮。二两　甘草炙。一两　白药子二两　白术一两　槐花　白芷各半两

上七味，捣罗为散。用薄荷汁调如糊，涂舌上，咽下不妨，不拘时用。如患重舌，亦可服。

小儿燕口疮

论曰：小儿燕口疮者，口吻两际，疮生如燕口，世亦谓之肥疮。此由脾胃客热上冲口唇，熏发为疮。或者以燕泥傅之，甚良。盖治之以其意也。

治小儿燕口疮，**石胆散方**

石胆研。半两　龙脑研。少许

上二味，共研匀。以少许涂疮上，差。

治小儿燕口疮，**胡粉散方**

胡粉炒，研。一分　黄连末半两

上二味，同研匀。以少许傅疮上。

治小儿燕口及口内生疮方

羖羊髭烧灰

上一味，研细，以腊月猪脂和。日三四上涂之。

又方

鸡膍胵黄皮不以多少。烧灰

上一味，研为末。以乳汁调半钱匕服之，日三。

治小儿心脏虚热，生燕口疮方

柘木根

上一味，以水三盏，煎取半盏，去滓，用汁涂疮上，不拘度
数，以差为止。

治小儿燕口黄肥疮方

上取羖羊角烧灰，和腊月猪脂傅之，差。

治小儿燕口黄肥疮方

上取燕窠土一分，入麝香半钱研匀，临卧傅之。

治小儿燕口黄肥疮方

上烧乱发一分，为灰研细。和猪脂涂之，差。

治小儿燕口疮，**檗皮散方**

上用黄檗皮为末，甑汗调，涂傅疮上，差。

小儿口疮

论曰：小儿口疮者，由血气盛实，心脾蕴热，熏发上焦，故
口生疮。盖小儿纯阳，易生热疾，或衣服过厚，饮食多热，血脉
壅盛，皆致此疾。

治小儿口疮，**一捻散方**

青黛　黄檗去粗皮　诃黎勒炮，去核　密陀僧

上四味，等分，捣研为散。取一捻糁舌上；如喉咽内有疮，
亦糁喉中，微微咽津。

治小儿口疮，**紫金散方**

黄檗如两指面大二片。去粗皮，涂蜜，炙令紫　诃黎勒煨，去
核　麝香研。少许　腻粉研。少许

上四味，捣罗为散。每服一字许糁舌上，立差。

治小儿口疮，**寒水石散方**

寒水石一分。烧通赤，地上碗合一宿，出火毒 白矾熬令汁枯。一分 铅白霜一分

上三味，研为散。每用少许糁口疮上，食后临卧，以差为度，咽津无妨。

治小儿口疮，**香白芷散方**

香白芷半两 盐绿一钱 五倍子一分 麝香少许

上四味，捣研为细散。每用一字，糁疮上。

治小儿口疮，**蓬砂散方**

蓬砂研 矾蝴蝶研 密陀僧各半钱。研

上三味，用生蜜四两，与药同熬紫色，以新水冰冷，瓷合盛。每用以鸡翎傅之。

治小儿口疮，**铅丹煎方**

铅丹半两 密陀僧半两 白蜜四两

上三味，先以蜜于铫子内煎令沸，下铅丹，同煎令紫色，次下密陀僧，搅令匀成煎，于瓷合盛。每用小豆大，咽津。

治小儿口疮，**蚺蛇胆散方**

蚺蛇胆研。一分 石胆研。一分 龙脑一分

上三味，同研细。每用一字涂疮上，日三五次。

治小儿口疮，**大青汤方**

大青三分 黄连去须。三分

上二味，粗捣筛。每服半钱匕，以水半盏，煎至二分，去滓，食后服。

治小儿口疮，**地黄汤方**

生地黄汁 桑根白皮汁。各一合①

上二味，入蜜半合，同煎十余沸。每服二分，日三。

治小儿口疮，**黄檗膏方**

黄檗去粗皮。一分 大豆一合

---

① 合：文瑞楼本同，明抄本作"两"，日本抄本作"分"。

上二味，粗捣筛。以水一盏，煎至二合，去滓，重煎如饧，入少许龙脑研和，涂傅。

治小儿口疮烂臭，**神验散方**

寒食面五钱　消石七钱

上二味，同研，遇夜，新水调药半钱匕，涂在纸花子上，男左女右，贴脚心。

治小儿口疮，**蛇蜕拭方**

上取蛇蜕，水渍令湿软，拭口内疮，一两度即差。

治小儿口疮，**蟾蜍散方**

蟾蜍一枚。炙令焦

上一味，捣罗为散。每用一字傅疮上。

治小儿口疮，**牛膝酒方**

牛膝一两。切

上以清酒二盏，煎至七分，去滓，分温三服，日二，以差为度。

治小儿口疮，**蚕蛾散方**

晚蚕蛾一两

上捣罗为散。每用一字，傅口疮，日三两次。

治小儿口疮赤烂，**羊乳饮方**

上取羊乳五合，冷点口中，不过三两上，差。

治小儿口疮赤烂，**赤葵散方**

赤葵茎焙干。半两

上捣罗为散。每用一字，蜜调涂之。

治小儿口疮赤烂，**乱发拭方**

上以父母乱发净洗，缠桃枝，蘸井华水，东向以拭口中。

治小儿白口疮，满口如浸饼起者，**贝母散方**

贝母去心。二两

上一味为散，先煮面拨粥七个，抱孩儿门限内坐，将逐个拨粥，捵儿口内疮了，弃门限外，令犬吃。便以药末半钱，水五分，蜜少许，煎三分，冷与服，仍以药糁贴。每日用三四次，即差。

治小儿口生白疮，**桑汁涂方**

桑根白皮汁

上以涂儿唇口，即差。

治口疮舌硬，言语不得方

白矾烧令汁尽　桂去粗皮。各一两[①]

上二味，捣研为末，糁舌上，即差。

治小儿口疮，**马芹涂方**

马芹子汁

上先揩唇上血出，涂药，日三[②]次，验。

---

① 两：文瑞楼本同，明抄本、日本抄本作“分”。
② 三：日本抄本、文瑞楼本同，明抄本作“三四”。

卷第一百八十一

小儿门

小儿门

小儿语迟

论曰：心为言，肝为语。其经属手少阴、足厥阴，其气上通于舌。舌者，声之机。若禀受之初，母怀惊怖，则子之心火不足，而肝木弱，故令机关不利，气不宣扬而语迟。甚者有经数岁[①]不能言者。

治小儿心气不足，舌本无力，语迟，**芍药汤方**

赤芍药一两　黄耆剉。三分　犀角镑　槟榔剉　甘草炙。各半两

上五味，粗捣筛。每服一钱匕，水一小盏，煎至五分，去滓。量儿大小，不计时候，加减温服。

治小儿诸病后，六七岁不能语，**鸡头丸方**

雄鸡头烧灰。一枚　鸣蝉去翅足，炒。三枚　甘草炙。半两　大黄剉，炒　麦门冬去心，焙。各一两半　当归切，焙　黄耆剉　芎䓖各三分　远志去心　木通剉。各半两　人参一两

上一十一味，捣罗为末，炼蜜丸如绿豆大。每服以粥饮下五丸至七丸，量儿大小加减，不计时候。

治小儿五六岁不语，**菖蒲丸方**

菖蒲　人参　黄连去须。各半两　丹参　赤石脂各三分　天门冬去心，焙　麦门冬去心，焙。各一两

---

① 岁：日本抄本、文瑞楼本同，明抄本、乾隆本及日本抄本小字注此后有"月而"。

上七味，捣罗为末，炼蜜丸如绿豆大。每服五七丸，温水下，不拘时候，日三。量儿大小，以意加减。

小儿齿不生

论曰：牙齿者，是骨之所终，髓之所养。手阳明、足太阳之脉，并入于齿。若血气充实，则骨髓强盛。虽其齿损落，犹能更生也。若虚弱者，血气衰耗，风冷乘之，致令齿久不生。假令生者，或龋，或虫，落不能复生也。

治小儿齿不生或因落不生方[①]

牛粪中黑豆

上一味，取二七枚，小开去头上皮。此[②]豆头开处注齿根上，时时用之当效。

治小儿牙齿不生方

雄鼠粪二七枚

上一味，每日用粪一枚，齿根上拭。至二十一日，其齿当生。

又方

道傍遗稻粒

上一味，于齿落处点三七下，其齿自生。

治小儿齿不生，无问远近，皆得便生，**神效方**

雄鸡粪二七枚。头尖者　雌鸡粪二七枚。头圆者

上二味，烧灰存性。先用针挑开齿龈[③]上，以鸡粪灰点之。

小儿咽喉诸病

论曰：咽喉者，肺脾经所主也。小儿肺脾有热，蕴积上焦，熏发喉间，故令咽喉赤肿，吞吐不利，或塞或壅，憎寒壮热，咳嗽痰涎，是其候也。昔人谓脏热则咽门肿而闭塞，岂虚言哉。

治小儿咽喉中鸣，咳嗽喘急，**款冬花丸方**

---

① 或因落不生方：日本抄本、文瑞楼本同，明抄本、乾隆本作小字注。
② 此：日本抄本、文瑞楼本同。明抄本、乾隆本作"以"，义胜。
③ 龈：明抄本、乾隆本、文瑞楼本同，日本抄本作"断"。

款冬花　甘草炙　紫菀去苗土　麻黄去根节，煎去沫，焙干。
各半两　贝母麸炒　麦门冬去心，焙。各三分

上六味，捣罗为细末，炼蜜丸如绿豆大。每服三丸至五丸，
食后米饮下。五岁以上，以意加之。日三。

治小儿咽喉、舌肿胀，咽气不利，**朴消散方**

朴消一分　衣中白鱼炒。三枚　盐少许

上三味，捣研为细散。每服以指搵少许在舌下。

治小儿咽喉项肿，啼声不出，**牛黄散方**

牛黄研。半分　代赭三两　麝香研。半钱　玄参三分　厚朴
去粗皮，生姜汁炙。三分　升麻一两　射干半两　大黄剉，炒。
一两一分　木香三分　白术半两　犀角镑屑①。三分　甘草炙。
半两

上一十二味，捣罗十味为细散，入研药和匀。每服半钱匕，
以人乳汁一蛤蜊壳许调下，空腹日一服。三岁至五岁已上，每服
一钱匕，枣汤调下，米饮亦得，日再。

治小儿咽喉中鸣，咳嗽痰壅，**牵牛散方**

牵牛子炒半生半熟。二两　杏仁去皮尖、双仁，炒　甘草
炙　吴茱萸汤洗②，焙干，炒　陈橘皮去白，焙。各一分

上五味，捣罗为细散。每服半钱匕，空腹以沸汤调下。微利
出恶物，即差。量儿大小加减服。

治小儿咽喉肿热，肺胀气急，喉中似有物塞，**麻黄汤方**

麻黄去根节，煎去沫，焙干　桑根白皮剉　桂去粗皮。各半
两　大黄生　射干　杏仁汤浸，去皮尖、双仁。各一分

上六味，粗捣筛。每服一钱匕，以水半盏，煎至三分，去滓
温服。

治小儿咽喉肿胀，咽气不利，**黄檗汤方**

黄檗去粗皮，蜜炙　甘草炙。各一分

---

① 镑屑：乾隆本、文瑞楼本同，明抄本作"屑"，日本抄本作"镑"。
② 汤洗：明抄本、乾隆本同，日本抄本、文瑞楼本作"汤浸"。

上二味，粗捣筛。每服^①一钱匕，以水半盏，煎至三四分，去滓温服。不计时候。

治小儿热病口烂，咽喉生疮，水浆不下，**当归膏方**

当归去芦头，剉，炒　射干剉　升麻剉。各一两　附子半两。炮，去皮脐，剉　白蜜四合

上五味，切，以猪脂四两先煎成油，后内诸药入于油中。用文火熬令附子黄色，滤去滓，投蜜更熬一两沸，成膏，以瓷器收。每取杏仁大含化咽津，无妨日三四用之。

治小儿咽喉肿痛，毒气热极，咽塞不利，**生姜汤方**

生姜二两。切　升麻二两。剉　射干二两。剉　陈橘皮一两。汤浸，去白

上四味，剉如麻豆。每服三钱匕，水一盏，煎至七分，去滓温服。

治小儿咽喉肿痛，壮热躁渴不止，**升麻汤方**

升麻　射干　大黄剉，炒。各半两

上三味，粗捣筛。每服一钱匕，水半盏，煎至四分，去滓，分温二服，早晨、日午各一。

治小儿膈热，唇口生疮，咽喉肿痛，**玉芝散方**

甘草剉作半寸许，劈破，汤浸一日，微炒　石膏研如粉。各一两　山栀子去皮，微炒。二两　藿香叶半两

上四味，捣研为细散。每服半钱匕，以新汲水调下，量儿大小加减服。

治小儿风热，咽喉肿塞生疮，摇头烦闷，及虫咬心痛，**龙脑丸方**

龙脑研。半钱　白矾铫子内炼沸，沰尽汁为度，研　玄明粉一钱　蝉壳三十枚。去足，炒，研末　牛黄研。半字　蛇蜕皮一条，长二尺。铁器上燂焦，研为末

上六味，再一处细研，入砂糖少许和丸，如梧桐子大。冷水化破一丸服之。

治小儿咽喉肿痛，**苦药子散方**

---

① 每服：明抄本、乾隆本同，日本抄本、文瑞楼本作"每"。

苦药子　白僵蚕等分

上二味，捣为细散。每服半钱匕，白矾水调下，量儿大小加减。

治小儿忽肿毒著咽喉，**露蜂房散方**

露蜂房烧灰　白僵蚕各一分

上二味细研。每服半钱匕，用乳香汤调下，看儿大小，以意加减。

治小儿喉痹，血气结塞，慎勿刺破，但与药通利，**升麻汤方**

升麻　木通剉　大黄生　麻黄去根节。各一分　犀角镑　石膏碎　甘草生，剉。各半两　朴消研。一两

上八味，粗捣筛。每二钱匕，水一盏，煎至七分，去滓，量大小分减服。

小儿误吞物

论曰：小儿多以珠玑钱环之类为玩弄之具，或藏于①口中。因惊或啼，遂误吞咽，仓卒不得出，为害亦大。当随物所宜，以方术治之。

治小儿误吞钱，在喉中不下方

麸炭研为细末

上一味，以指弹少许入喉中，少顷自吐出。一方，用羊胫炭研细为末。

治小儿误吞针方

磁石一块。小弹子大，吸铁紧者②

上一味，入口内，吸令针出。或丝系定，送咽喉引出亦得。

治小儿误吞钩③绳方

上凡吞钩绳犹在手者，莫伸引。俱以珠珰若④穿了薏苡子之

---

① 藏于：日本抄本、文瑞楼本同，明抄本、乾隆本作"于"。
② 者：乾隆本、文瑞楼本同，明抄本、日本抄本无。
③ 钩：明抄本、乾隆本、文瑞楼本同，日本抄本本方凡"钩"均作"钓"。
④ 若：日本抄本、文瑞楼本同，明抄本、乾隆本作"或"。

类，就其绳穿，稍稍推至钩畔，即急推前入。才钩离刺处，复缓缓引出。

治小儿误吞珠珰方[①]

上烧铜弩牙令赤，淬水一碗，旋饮，其物即出。

治小儿误吞银环及钗方

上以饴糖随儿大小多少食之。若能多食[②]，钗环即随出。

治小儿误吞发方

上用木梳烧灰细研，粥饮调下半钱匕。不下，再服。

治小儿误吞梅李核方

上以温水旋从小儿头淋下，却接其水，与儿饮之。

治小儿误吞环方

上以鹅毛半两烧灰细研，米饮调下半钱。未效，再服。

小儿紧唇

论曰：脾主肉，其华在唇。脾胃有热，熏发于口，则令唇际生疮。又为风邪寒湿[③]之气，搏于肿处。故焮结不消，湿烂汁出，时发时差，积久不愈，谓之紧唇疮，又名沈唇也。

治小儿唇疮未已，复被风冷所搏，疮口湿肿[④]，此名紧唇。**顺脾散方**

山芋一两[⑤]　人参三分　桂去粗皮。一分　木香半两　甘草炙，剉　白术各一分　诃黎勒炮，去核。半两　肉豆蔻炮，去壳。二枚　白茯苓去黑皮　黄芪剉。各半两　白芷一分

上一十一味，捣罗为散。每服半钱匕，沸汤点服，量儿大小加减。

治小儿紧唇疮，**二铅散傅方**

---

① 方：日本抄本、文瑞楼本同，明抄本、乾隆本无此字。
② 食：日本抄本、文瑞楼本同，明抄本、乾隆本作"食糖"。
③ 湿：明抄本、乾隆本、文瑞楼本同，日本抄本作"温"。
④ 湿肿：明抄本、乾隆本、文瑞楼本同，日本抄本作"温肿"。
⑤ 两：明抄本、乾隆本、文瑞楼本同，日本抄本作"分"。

铅丹一分　铅霜研。半分　蛤粉研　晚蚕蛾微炒。各半钱　麝香研。一钱

上五味，各为散，用蜜合调，傅疮上。

治小儿紧唇，疮肿皮急，**黄连散**傅方

黄连去须　黄檗去粗皮，剉　甘草生，剉　凝水石碎。各半两　槟榔生，剉。一分。

上五味，捣罗为散。用蜜调傅唇上，频换为效。

治小儿紧唇，及脾热攻唇疮肿，**乌蛇散**傅方

乌蛇烧灰

上一味，细研。以酥和傅唇上，频换为效。

治小儿唇疮，**白及膏**傅方

白及　白敛　白蜡各一两　黄耆剉　乳香研　牡丹皮　芍药　丁香各一分①　麻油二两

上九味，除油蜡外，并细剉。先煎麻油令沸，次入前项药，以柳木枝不住手搅，绵滤过，去滓再煎，入蜡，膏成。入银石器中盛，候冷。不拘多少，取傅疮上。

治小儿唇疮不合，**龙胆丸**方

龙胆　大黄剉，微炒。各一分　人参　栀子仁　朴消　郁李仁去皮，别研入②。各半两　茵陈蒿一分

上七味，捣罗为末，炼蜜和丸如麻子大。每服五丸至七丸，温水下，量儿大小加减。

治小儿唇疮方③

黄檗去粗皮，为细末

上一味，浓煎蔷薇根汁调涂疮上，立效。

治小儿唇生疮方

桑根白皮细切④

---

① 分：日本抄本、文瑞楼本同，明抄本、乾隆本作"两"。
② 入：日本抄本、文瑞楼本同，明抄本、乾隆本无。
③ 方：日本抄本、文瑞楼本同，明抄本、乾隆本作"黄檗傅方"。
④ 细切：明抄本、乾隆本、文瑞楼本同，日本抄本作"细剉"。

上一味，捣取汁，涂疮上，大效。

治小儿唇疮方

蓝叶细切

上一味，研取汁洗之，日三上差。

小儿涎液不收

论曰：小儿因气不升降，膈脘否滞，致令乳饮不化，流入胃中，随气上溢，故令多涎。其候胸满短气，饮食迟化。《内经》谓脾为涎，当调脾胃，升降其气，则病可愈。

治小儿脾风多涎，心胸壅闷，不下乳食，昏昏多睡，**铅霜散方**

铅霜[①]研　牛黄研　半夏生姜汁制，焙干　龙脑研。各半分　白附子炮　马牙消研　防风去叉　丹砂研　天竺黄研　犀角屑　细辛去苗叶　黄芩去黑心[②]　甘草炙，剉。各一分。

上一十三味，捣研为散，再同研匀。每服一字，用[③]生姜蜜温水调下。更量儿大小，以意加减，不计时候。

治小儿脾肺风热，膈上多涎，心神昏闷，少欲乳食，**防风汤方**

防风去叉　羚羊角屑　黄芩去黑心[④]　人参　枳壳去瓤，麸炒　甘草炙，剉。各一分　半夏半分。生姜[⑤]汁制，焙干

上七味，粗捣筛。每一钱匕，水八分，入生姜少许，煎至五分，去滓。不计时候，量儿大小，分减温服。

治小儿脾热乳食不下，胸膈多涎，半夏丸方

半夏半分。生姜汤洗七遍，去滑　皂荚子仁半两

上二味，捣罗为末，用生姜汁和丸，如麻子大。不计时候，

---

① 铅霜：原作"霜铅"，据明抄本、乾隆本、日本抄本、文瑞楼本及本方方名乙正。
② 去黑心：日本抄本、文瑞楼本同，明抄本、乾隆本无。
③ 用：日本抄本、文瑞楼本同，明抄本、乾隆本作"同"。
④ 去黑心：日本抄本、文瑞楼本同，明抄本、乾隆本无。
⑤ 生姜：文瑞楼本同，明抄本、乾隆本作"姜"，日本抄本误作"去姜"。

以温水下三丸，随儿大小，以意加减。

治小儿脾胃气不升降，气溢于上，涎液不收，**半夏丸**方

半夏微炒①。一两　白矾生，研。半两

上二味，先以半夏为细末，再入白矾和匀，面糊和丸如粟米大。每服五七丸，量轻重加减，食后临卧生姜汤下。

治小儿胃气上溢，气不升降，涎液不收，**清膈降气丸**方

牛蒡子　栀子仁　甘草炙微赤，剉　川消　郁金已上各半两　枳壳一分。麸炒微黄，去瓤②　龙脑半两。研③

上七味，捣罗为末，**面糊和为丸如麻子大。用薄荷水化下二丸至三丸，不计时候，量儿大小，加减服之。

治小儿脾热，乳食不下，胸膈痞闷，涎溢不收，**桑白汁**方

新桑根白皮不以④多少，细剉

上一味，取自然汁，涂于儿口内，立效。如无新桑根白皮，取干桑根白皮一两，细剉，用水一盏，煎至半盏，放温，涂儿口内，极妙⑤。

小儿胎赤眼

论曰：小儿眼胎赤⑥者，是初生洗目不净，令秽汁浸渍于眦中，使睑赤烂，至大不差，故云胎赤眼⑦也。

治小儿胎赤眦烂，**黄连丸**方

黄连去须。一两　防风去叉　龙胆去土　大黄剉，炒　细辛去苗叶。各半两

上五味，捣罗为末，炼蜜丸如绿豆大。每服五丸至七丸，温熟水下，日三。更量儿大小加减。

---

① 微炒：日本抄本、文瑞楼本同，明抄本、乾隆本作"炒"。
② 麸炒微黄去瓤：日本抄本、文瑞楼本同，明抄本、乾隆本作"麸炒黄"。
③ 龙脑半两研：日本抄本、文瑞楼本同，明抄本、乾隆本无。
④ 以：日本抄本、文瑞楼本同，明抄本、乾隆本作"计"。
⑤ 极妙：日本抄本、文瑞楼本同，明抄本、乾隆本作"立效"。
⑥ 眼胎赤：日本抄本、文瑞楼本同。明抄本、乾隆本作"胎赤眼"，义胜。
⑦ 胎赤眼：日本抄本、文瑞楼本同，明抄本、乾隆本作"赤眼"。

治小儿眼胎赤，风毒所攻，肿痛，**升麻汤**方

升麻　黄耆剉　玄参　甘草炙。各半两　犀角屑　防风去叉　蕤仁汤浸，去皮，研。各一分

上七味，粗捣筛。每一钱匕，以水七分，煎至四分，去滓，分温二服。更量儿大小加减。

治小儿眼胎赤肿痛，上焦壅热，**麦门冬汤**方

麦门冬去心，焙　犀角屑　芒消　防风去叉　甘草炙。各半两　旋覆花一分

上六味，粗捣筛。每一钱匕，水七分，煎至四分，去滓，量儿大小分减温服，日四五^①。

治小儿眼胎赤，久不差，**牛黄丸**方

牛黄一分。细研　黄连半两。去须^②　决明子一分　蕤仁一分。汤浸，去皮　犀角屑半两　龙脑一钱。细研

上六味，捣罗为末，炼蜜和丸如麻子大。每服以温水下五丸，日三四服。更量儿大小，以意加减。

治小儿眼胎赤及生疮，怕见风日方

龙脑半钱。细研　蕤仁一分。汤浸，去皮，研　杏仁一两。汤浸，去皮尖、双仁，研

上三味，滴少水，都细研如乳汁，每日三四度点之。

治小儿眼胎赤痒痛方

龙脑半钱^③。细研　桑叶五两。烧作灰

上二味，水一升半，先煎桑叶灰取半升，绵滤去滓，后入龙脑搅令匀。日三四上，少点。

治小儿眼胎赤，**龙脑煎**方

龙脑一钱　盐绿半两　蕤仁汤浸，去皮。一分

上三味，都研令极细，以蜜调似面脂。用点眼，日三两上。

治小儿眼胎风赤烂，不以年月发歇，视物泪出，涩痛不可忍，

---

① 四五：日本抄本、文瑞楼本同，明抄本、乾隆本作"三"。
② 去须：日本抄本、文瑞楼本同，明抄本、乾隆本无。
③ 半钱：日本抄本、文瑞楼本同，明抄本、乾隆本作"五分"。

黄连膏方

黄连去须，捣。一两　卢会研。一分　龙脑一钱。别研

上三味，先将黄连、卢会捣研罗为末。以新绵裹，用水一盏，于银器中以重汤煮。候药汁三分减二，即去药绵，入龙脑搅匀，以瓷瓶收。每日三两上点之。

治小儿眼胎赤，兼有翳膜，**杏仁膏方**

杏仁去皮尖、双仁，研如膏。一两　腻粉一钱　盐绿　黄连末①各一分

上四味，同研极细，以真酥调如膏，摊于铜碗内。以②熟艾如鸡子大，掘小坑子，烧艾烟出，便覆铜碗熏之，勿令气泄。候烟尽，更研令匀。每取少许，以绵裹，用人乳汁浸一宿，日三四度点之。

治小儿眼胎赤，经年月深远者，**铜青散方**

铜青　腻粉各一钱　龙脑半钱　干地龙一条。去土，为末

上四味，同研极细。每用半小豆许点目眦，日一两度。

小儿斑疮入眼

论曰：小儿脾肺壅热，或缘时气温病③，表里俱虚，邪毒发于肌表，致生斑豆，甚者遍体。斑如玳瑁，头作𬃊浆，毒气炎盛，上攻眼目，发于睛轮。先须于睑肤上用药贴熁，次可调利脾肺。切不得用药点眼，点药则令斑疮溃烂，穿坏睛轮，不可不慎也。

治小儿斑疮入眼，**连翘散方**

连翘去子　苦荬　黄檗去粗皮。各一钱　胡麻三钱。去油　甘草炙。三分

上五味，捣罗为散。用白汤调，放冷，食后服。五岁以下半钱，五岁以上一钱。如眼内有白丁子者，不日退去。

治小儿热盛攻眼及斑疮入眼，**井泉石散方**

井泉石为末，再研，飞过　蝉壳去土　蛇蜕皮炙　甘草炙。各

---

① 黄连末：文瑞楼本同，明抄本、乾隆本、日本抄本作"黄连"。

② 以：明抄本、乾隆本、文瑞楼本同，日本抄本无。

③ 温病：明抄本、乾隆本、文瑞楼本同，日本抄本作"温"。

一两

上四味，捣研罗为散。每服半钱至一钱匕，蜜水调下。

治小儿斑疮入眼，**柳絮散方**

柳絮　谷精草　石决明　夜明沙各等分

上四味，捣罗为散。每服一钱匕，獖猪肝一片批开，掺药在内，以线子扎定。米泔一大盏，煮至五分取出，乘热以汤熏眼，良久服之，日一服。

治小儿斑疮入眼，生翳膜遮睛，**乌龙散方**

乌鱼骨　贝齿　猪指甲各一两

上三味，同入沙盒子内，用盐泥固济，令干，烧通赤为度，取出细研。每服半钱匕，用羊子肝一具批开，掺药在内，麻缕扎定，粟米泔一盏，煮熟为度。细嚼，米饮①下。

治小儿斑疮入眼，成疱疮，**如圣散方**

蛇蜕皮一尺　皂子十四枚　马勃一分

上三味，以蛇皮裹皂子，更用马勃裹蛇皮，入罐子中，瓦盖，黄泥裹合，暴干，炭火煅，候烟欲断即止。取出，油单贴入地中，出火毒一宿。研细，入麝香少许，再研。每服半钱匕，葱汤调下，日三服。忌一切发眼物。

治小儿斑疮入眼及生翳，**通圣散方**

白菊花如无，用甘菊花代　绿豆皮　谷精草各一两

上三味，捣罗为散。每服一钱匕，用干柿一枚，生粟米泔一盏，与药同煎，水尽为度。只吃干柿，一日可二服②，不计时候。若患十日已里，三五服即差。一月已里，十数服差。

治豆疮子入眼，**妙应散方**

蛇蜕皮一两③　蝉壳二十五枚

上二味，用罐子泥固济，暴干，火煅④过，地上出火毒一宿，

---

① 米饮：日本抄本、文瑞楼本同，明抄本、乾隆本作"饮"。
② 二服：文瑞楼本同，明抄本、乾隆本、日本抄本作"三服"。
③ 一两：日本抄本、文瑞楼本同，明抄本、乾隆本作"一条"。
④ 煅：原作"断"，乾隆本、日本抄本、文瑞楼本同，音近致误，据明抄本改。

研为末。蜜水调下一字匕，食后，日三。

治小儿出疮子后，眼内生青膜翳晕，**蛤粉散方**①

蛤粉一分　甘草炙。一握

上二味，将甘草捣罗为末，与蛤粉同研令匀。每服一钱匕，新汲水调下，不拘时候。

治小儿斑疮入眼成白膜，但不作丁子者，服之必效，**螵蛸散方**

桑螵蛸二两　麝香少许。研

上二味，捣研为细散。每服一钱半匕②，生米泔调下，临卧服。

治小儿疮疹入眼，成翳膜，**蝉壳汤方**

蝉壳　羊子肝③

上二味，捣罗为末。每服二钱匕，用水煎羊子肝汤调下，日三。

治小儿斑疹④入眼，生翳膜方

谷精草　细蛤粉已上各一两

上二味，捣研为细末。每用一钱匕，猪肝二两⑤批开，掺药在内卷了，用青竹叶裹，麻缕扎定，水一碗，煮令熟，入收口瓷瓶内熏眼，后取肝食之。服不过十日，必差，日二。

治小儿斑疮入眼，**轻粉散方**

轻粉一两。用银器内炒令黑色

上一味，如患左眼，用纸捻缠左耳，右耳亦如之，以填满为度。如耳根痛，其膜自落。

小儿眼生翳膜

论曰：眼者，肝之候也。五脏六腑精气，皆上注于目。小儿

---

① 蛤粉散方：明抄本、乾隆本、文瑞楼本同，日本抄本作"蛤粉方"。

② 一钱半匕：日本抄本同，明抄本、乾隆本作"一钱"，文瑞楼本作"半匕"。

③ 羊子肝：明抄本、乾隆本、日本抄本同，文瑞楼本作"羊"。

④ 斑疹：明抄本、乾隆本、文瑞楼本同，日本抄本作"斑疮"。

⑤ 二两：明抄本、乾隆本、文瑞楼本同，日本抄本作"一两"。

体本挟热，将养过温，致腑脏积蓄邪热，熏渍肝经，上冲于目。始则赤痛，若不即治，蕴结变生障翳。热气轻者，生白翳如黍米，大者如麻豆。重者，乃生^①两三翳。又甚，则翳生白障，侵遮瞳仁，满目悉白，遂致失明。然障亦有轻者，黑睛边微有白膜来侵，黑睛渐染散漫，当急治之，即免侵遮黑睛，有瞽蒙之患。

治小儿热毒气盛，翳膜侵睛，兼赤眼疼痛，**蕤仁丸方**

蕤仁汤浸，去皮，别捣。一两半　兔肝炙。一具　栀子仁　黄芩去黑心　黄连去须。各半两　升麻　决明子各三分　细辛去苗叶。一分

上八味，捣罗为末，炼蜜丸如绿豆大。每服三丸至五丸，温水下，早晨日晚各一服。更随儿大小加减。

治小儿风翳散漫^②，侵瞳仁，及风疳眼，**恶实散方**

恶实炒　木通剉　蒺藜子炒，去角。各一两

上三味，捣罗为散。每服半钱匕，以水捣羊子肝汁调下。早晨日晚各一服，更量儿大小加减。

治小儿眼赤，或生翳膜，或眼常合不开，**决明子散方**

决明子　车前子　栀子仁　防风去叉　黄连去须。各一两半^③

上五味，捣罗为散。每服一字至半钱匕，捣生猪肝，投热汤取汁调下。早晨日晚各一服，更量儿大小加减。

治小儿肝受病，目昏，渐生翳膜，散漫侵睛，因此失明，须内外治之，**龙胆饮方**

龙胆　钩藤　土瓜根^④　茯神去木。各半两　甘草炙　桑根白皮炙　防风去叉。各一分

上七味，粗捣筛。每一钱匕，水一盏，入枣半枚，去核，同煎至六分，去滓，分作二服。量儿大小加减，早晚服。

治小儿肝热，眼生翳膜，或生血轮肿胀，切宜急治^⑤，**车前子**

---

① 乃生：明抄本、乾隆本、文瑞楼本同，日本抄本作"乃至生"。

② 散漫：明抄本、乾隆本、文瑞楼本同，日本抄本作"散"。

③ 各一两半：日本抄本、文瑞楼本同，明抄本、乾隆本作"各一两"。

④ 土瓜根：日本抄本、文瑞楼本同，明抄本、乾隆本作"王瓜根"。

⑤ 切宜急治：日本抄本、文瑞楼本同，明抄本、乾隆本作"切忌发物，宜急治之"。

汤方

车前子　防风去叉　甘菊花　甘草炙，剉　人参　蒺藜子　青葙子各三分　栀子仁　黄连去须。各半两

上九味，粗捣筛。每服一钱匕，水一盏，入淡竹叶七片，煎至五分，去滓温服。日三，量儿大小加减。

治小儿疳眼，翳膜沙涩，**煮肝散方**

黄连去须　沙参　玄精石　决明子

上四味等分，捣罗为散。每半钱匕，用羊子肝一片，竹篦子切作缝子，掺末在内，线系，入沙罐子内垂挂，勿令到底，以米泔煮熟，淡食羊肝。每一片分作两服或三服，量儿大小与食。

治小儿五岁已下，肝脏热毒，目生丁翳，**黄芩汤方**

黄芩去黑心　升麻　甘草炙，剉。各半两　蓁蕤　玄参　犀角镑。各一分

上六味，粗捣筛。每服一钱匕，水七分，煎至四分，去滓，分温二服。量儿大小加减，日三四服。

治小儿肝脏壅热，眼生疮翳，**车前子丸方**

车前子　甘菊花　芎䓖　黄连去须　当归切，焙。各一分　大黄湿纸裹煨　黄芩去黑心。各半分

上七味，捣罗为末，炼蜜丸如绿豆大。每服五七丸，量儿大小加减，煎桑枝汤下。

治小儿风热，疳气攻眼，赤痛障翳，**拨云膏方**

桃仁　杏仁各四枚。并去皮尖、双仁　蕤仁　郁李仁各五枚。并去皮

上四味，同生研细，滤入蜜、龙脑、麝香、腻粉各少许，再研极匀，点之。

治小儿因泻痢日久，眼生翳膜，并疳眼，**退翳如圣散方**

蛇蜕两条。用纸烛烧灰，研　谷精草一两　蝉蜕去土。一分附子生，去皮脐。二钱　石决明刷净。一分　胡粉研。四钱

上六味，捣研为散。每服一字半①，羊子肝一片，批破，掺末，用麻皮线缠，米泔煮熟，先熏眼，后与食，量大小加减。如未能食，研汁灌之。

治小儿眼有障翳。七八岁瞳子未坚，不宜点药，用**蚀翳珊瑚散**方

珊瑚半两

上一味，细研如粉。每点时，取如黍米大内翳上，日再点。

治小儿目睛有膜，**白矾膏**方

白矾熬令汁尽。一分

上一味，以清水四合，置熟铜器中，煎取半合。去滓，入少许白蜜，以绵滤过。每日三度，点如黍米大。

小儿目赤痛

论曰：目者，腑脏之精华，肝之外候也。小儿脏腑有热，与膈间痰饮相搏，气不宣通，熏渍于肝。肝经受热，则血脉壅滞，循经上冲于目，故令目赤痛。不即治，热甚则生障翳。

治小儿眼赤，隐涩不开，膈中有热，**决明汤**方

决明子炒　黄芩去黑心。各一两一分　柴胡去苗　大黄研，炒。各一两半　升麻　石膏碎②　栀子仁各一两　甘草炙。剉　枳壳去瓤，麸炒。各半两

上九味，粗捣筛。每服一钱匕，水七分，入竹叶五片，同煎至四分，去滓，分温二服。随儿大小加减，食后服。

治小儿赤眼，**黄芩饮**方

黄芩去黑心。半两　寒水石一两一分　升麻　甘草炙，剉。各一分

上四味，粗捣筛。每一钱匕，水七分，入竹叶五片，同煎至四分，去滓，分温二服。食后临卧，随儿大小加减。

---

① 一字半：明抄本、乾隆本、文瑞楼本同，日本抄本作"一字"。
② 碎：明抄本、乾隆本、文瑞楼本同，日本抄本作"研"。

治小儿赤眼，**决明丸方**

决明子　牛黄别研^①　蕤仁等分

上三味，捣研为末，炼蜜丸如麻子大。临卧时乳汁下二丸，随儿大小加减。如热痛不可忍者，用猪胆汁丸，立差。

治小儿肝热，眼赤疼痛。凉膈退热，**白华散方**

蛤粉水飞，研　连翘　甘草剉　白药子　白附子炮。等分

上五味，捣研为散。每服半钱匕，用麦门冬蜜熟水调下，量儿大小加减。

治小儿目赤肿痛，**清肝散方**

芍药　防风去叉。各一分　大黄剉　羌活去芦头　甘草剉。各半两

上五味，捣罗为散。每服一钱匕，水半盏，入灯心、黑豆各少许，煎五七沸，去滓，食后温服。量儿大小加减。

治小儿风热，眼赤痛，**败毒汤方**

大黄剉碎^②，麸炒　甜消别研　甘草炙，剉。各二两　陈橘皮去白，焙。三两

上四味，粗捣筛。每服一钱匕，水七分，入薄荷三叶，煎至四分，去滓，食后，量儿大小加减服。无薄荷，入乳香亦得。

治小儿赤眼，**朴消膏点方**

朴消烧令干。一分　黄连去须。三分

上二味，捣为粗末。绵裹，以乳汁浸之点眼，良。

治小儿眼^③烂，眦痒痛，泪出，不能视物，风伤则痛，**黄连膏方**

黄连去须。三分　大铜钱七文　白矾烧灰。一分

上三味，以水并白蜜各三合，用铜器盛，于饭上炊一次，绵滤去滓，贮瓷合内。点眼。

治小儿眼赤痛不开，洗眼，**生地黄汤方**

---

① 别研：明抄本、乾隆本、文瑞楼本同，日本抄本作"剉研"。

② 碎：明抄本、乾隆本、文瑞楼本同，日本抄本作"研"。

③ 眼：日本抄本、文瑞楼本同，明抄本、乾隆本作"赤"。

生干地黄二两 决明子 黄芩去黑心 竹叶各一两 芍药半两

上五味细剉，以水二升，煮五六沸，去滓澄清，洗眼。一日三次，大人通用。

治小儿赤眼，**黄檗汤洗方**

黄檗去粗皮。剉 秦皮各一两。剉 蕤仁去皮。半两

上三味，粗捣筛。每用两匙头，以水一碗，入干枣三枚，同煎三五沸，去滓，适寒温洗眼。

治小儿目暴赤痛，**铅丹丸洗眼方**

铅丹一两。再研

上一味，用白沙蜜调如稀糊，同入银器内搅匀，炒，候铅丹紫色可丸，即丸如皂子大。每用一丸，沸汤化，乘热淋洗。

治小儿目赤涩痛，渐生翳膜，昏暗，**大黄丸方**

大黄剉 郁金 人参 黄连去须。各二钱[①]

上四味，捣罗为末，研鼠肝和丸如绿豆大。每服三丸，米泔下。奶食后服，量儿大小加减。

小儿聤耳百虫入耳附

论曰：肾气通于耳，心寄窍于耳。疏通不窒，则其听为聪。小儿心脏热实，贯冲耳脉，开窍者塞结而为肿，或生脓汁，故谓之聤耳。或因沐浴，水入耳内，停积不化，亦为聤耳。久不治，则致聋聩。

治小儿聤耳，汁出不止，**矾石散方**

白矾熬令汁枯 龙骨 铅丹炒。各半两[②] 麝香 竹蚛末各一分

上五味，同捣研细。先用绵杖子拭干耳内，以药少许掺之。

治小儿聤耳出脓汁，疼痛不可忍者，**竹蚛散方**

竹蚛粪一两 白矾熬令汁枯。半两 雄黄二钱 麝香一字

---

① 各二钱：明抄本、乾隆本、文瑞楼本同，日本抄本作"各一钱"。
② 铅丹炒各半两：日本抄本、文瑞楼本同，明抄本、乾隆本无。

上四味，同研匀细。先用绵裹杖子，拭干耳中，次以药少许糁之。

治小儿聤耳，脓血塞耳，**赤石脂散方**

赤石脂 白矾熬令汁枯 黄连去须 乌贼鱼骨去甲。各一分

上四味，捣研为散。每取少许，绵裹塞耳中，大人可用一钱匕。一方无赤石脂，有龙骨。

治小儿聤耳，**夜明沙散方**

夜明沙二钱 麝香一字

上二味，同研极细。先以绵杖子拭去脓，用药半钱匕糁入耳中。

治小儿聤耳出脓，**螵蛸散方**

桑螵蛸须桑上者。微炙，末之

上一味，入麝香少许同研。先用物拭脓净，然后糁药。

治小儿耳聋脓出，久不差者，**红白散方**

白矾熬令汁枯 染胭脂

上二味等分，研为细末。先以绵杖子缠去脓极干，用药半钱匕糁之，不过三两次。

治小儿水入耳内，脓出疼痛，日夜不止，**如圣散方**

箭竿内蛘末如有虫子，同研令细用。三钱 腻粉 麝香各一钱。研[1]

上三味，同研细。先以绵杖子拭耳干，取药三剜耳子，深糁入耳，以绵塞定，如觉刺扎，即是恶物要出，去绵侧耳令出。甚者三度差，大人亦可用。

治聤耳有脓水，**狼牙散方**

狼牙 白敛 竹蛀屑各一分

上三味，捣研细。每用少许，糁耳内。

治聤耳脓水不绝，**矾脂散方**

白矾熬令汁枯 松脂 木香 花胭脂各一分

上四味，捣罗为散。每用绵拭脓后，满耳填药。

治小儿聤耳汁方

---

① 研：日本抄本、文瑞楼本同，明抄本、乾隆本无。

黄连去须。三分　龙骨烧，研。半两　乌贼鱼骨去甲。一枚。炙

上三味，捣研为末。麻油调少许，日三四度，点耳中[①]。

治小儿聤耳汁出，溃外生疮，**雄黄散**[②]方

雄黄研。一两　黄芩去黑心　曾青研。各半两

上三味，捣研为散。以少许糁外疮，更用绵裹一大豆塞耳中，日再换之。

治小儿蚰蜒入耳，**胡麻枕耳方**

胡麻不拘多少

上一味，先熬后捣。贮以葛囊，枕之即出。

治小儿飞虫入耳，**雄黄油**方

雄黄一分

上一味，研细。以麻油调，抹耳中。

治小儿虫入耳，**桃心塞耳方**

桃心叶二七叶。焙　胡麻子一升。炒

上二味，先以桃叶塞耳中，其虫必出。如不出，以胡麻子炒令香，以葛袋盛枕头，耳中虫自出。

治蚁子入耳方

炙肉

上一味，安在耳边，蚁子自出。

又方

韭

上一味，捣绞取汁，滴耳中。

又方

蓝青

上一味，捣绞取汁，滴耳中。

又方

葱

上一味，取涎滴耳中。

---

① 点耳中：日本抄本、文瑞楼本同，明抄本、乾隆本作"点耳中差"。
② 雄黄散：明抄本、乾隆本、文瑞楼本同，日本抄本作"雄散"。

卷第一百八十二

小儿门

小儿门

小儿诸丹

论曰：风热发丹，古方谓小儿得之最忌。以其气血未定，肌肤柔脆，无以胜悍毒故也。是以诸丹不同，其发无定处，俗又谓之溜，流走经络，散发肌表，如涂丹之赤。有法可镰[1]，泄去毒气。不尔，则丹毒入腹，近心即死。但初发于心头者，不可镰尔。

治小儿丹毒，赤肿壮热，百治不差者，**蓝青汤方**

干蓝青二两　凝水石碎　石膏研　山栀子仁各一两半　柴胡去苗[2]　犀角镑　黄芩去黑心[3]　杏仁汤浸，去皮尖、双仁，炒[4]　甘草炙，剉　赤芍药　羚羊角镑　葛根剉。各半两　知母一两

上一十三味，粗捣筛。每一钱匕，水半盏，煎至四分，下蜜半钱、竹沥少许，再煎至三分。去滓，空心日晚分温二服，更量大小加减。

治小儿丹毒遍身，**黄芩汤方**

---

① 镰：中医外治方法，指用三棱针或刀尖挑破皮肤黏膜放血以外泄毒的方法。

② 去苗：文瑞楼本同，明抄本、乾隆本、日本抄本无。

③ 去黑心：乾隆本、文瑞楼本同，明抄本、日本抄本无。

④ 汤浸去皮尖双仁炒：文瑞楼本同，明抄本、乾隆本作"去皮尖、双仁，炒"，日本抄本作"炒"。

黄芩去黑心① 麻黄去根节② 秦艽去苗、土③ 升麻各一分 大黄剉，炒④ 防风去叉⑤。各半两

上六味，粗捣筛。每一钱匕，水七分，煎至四分，下朴消末半钱匕。去滓，空心分温二服，晚再服。更量儿大小加减。

治小儿丹毒，黄耆汤方

黄耆剉 蒺藜子炒，去角 黄芩去黑心⑥ 大黄剉，焙 甘草炙，剉。各一分

上五味，粗捣筛。每一钱匕，水七分，煎至四分，下朴消末半钱匕。去滓，食前分温二服，更量儿大小加减。

治小儿丹，若入腹及下部阴卵，百疗不差，**麻黄散方**

麻黄去根节⑦ 升麻各半两 消石研。一两

上三味，捣罗为散。每服半钱匕，井华水调下，空心日晚各一。

治丹入腹，**泽兰汤方**

泽兰 芎𦬼 附子炮裂，去皮脐⑧ 莽草 藁本去苗、土⑨ 细辛去苗叶⑩ 茵芋等分

上七味，剉如麻豆。每一钱匕，水七分，煎至四分。去滓，分温⑪二服，空心日晚⑫各一。

治小儿丹毒，防入腹，**甘草散方**

甘草炙，剉。一分。为末 油麻半升

---

① 去黑心：文瑞楼本同，明抄本、乾隆本、日本抄本无。
② 去根节：明抄本、乾隆本、文瑞楼本同，日本抄本无。
③ 去苗土：文瑞楼本同，明抄本、乾隆本、日本抄本无。
④ 剉炒：文瑞楼本同，明抄本、乾隆本无，日本抄本作"炒"。
⑤ 去叉：文瑞楼本同，明抄本、乾隆本、日本抄本无。
⑥ 去黑心：文瑞楼本同，明抄本、乾隆本、日本抄本无。
⑦ 去根节：明抄本、乾隆本、文瑞楼本同，日本抄本无。
⑧ 炮裂去皮脐：文瑞楼本同，明抄本、乾隆本作"去皮脐"，日本抄本作"炮"。
⑨ 去苗土：明抄本、乾隆本、文瑞楼本同，日本抄本无。
⑩ 去苗叶：明抄本、乾隆本、文瑞楼本同，日本抄本无。
⑪ 分温：明抄本、乾隆本、文瑞楼本同，日本抄本作"温"。
⑫ 日晚：明抄本、乾隆本、文瑞楼本同，日本抄本作"晚"。

上二味，先取油麻，去皮研细，绞取汁一合。调甘草末半钱匕[1]服，日再。

治小儿丹毒，**青蓝汁方**

青蓝汁一合　竹沥二合

上二味和匀，空心温服一合，日晚再服，以差为度。

治小儿丹数十种，**大黄搨汤方**

大黄　甘草炙，剉　当归切[2]，焙　芎藭　白芷　独活去芦头[3]　黄芩去黑心[4]　芍药　升麻　沉香剉　木香　木兰皮各半两　芒消三两

上一十三味，粗捣筛，拌匀。每用二两，以水六升，煎至四升，去滓。以绵二片蘸之，更互温搨丹上，冷即易，日五七度。即差。

治小儿发丹毒热痛，**吴蓝汤搨方**

吴蓝　大黄　槐白皮　商陆　榆皮各二两

上五味，细剉。每用三[5]两，以水五升，煎至四升，去滓，入朴消半两搅匀。以绵二片，浸于汤中，更互搨丹上。日三五度，即差。

治小儿发丹，**苎麻根汤洗方**

苎麻根剉。三合[6]　小豆二合

上二味，都用水七升，煎至四升，去滓，温洗丹上，冷即再暖。日三五度，即差。

治丹毒遍身绛色，**鲫鱼涂方**

生鲫鱼一头[7]，三两　麻油二两

上二味，捣鱼令细，入油研匀，涂丹上。日三五度，即差。

治丹走行皮中浸广者，名丹火也，入腹杀人，**蛴螬散涂方**

---

① 半钱匕：日本抄本、文瑞楼本同，明抄本、乾隆本作"一钱"。
② 切：文瑞楼本同，明抄本、乾隆本、日本抄本无。
③ 去芦头：明抄本、乾隆本、文瑞楼本同，日本抄本无。
④ 去黑心：文瑞楼本同，明抄本、乾隆本、日本抄本无。
⑤ 三：日本抄本、文瑞楼本同，明抄本、乾隆本作"二"。
⑥ 合：明抄本、乾隆本、文瑞楼本同，日本抄本作"分"。
⑦ 头：日本抄本、文瑞楼本同，明抄本、乾隆本作"条"。

干蛴螬

上一味，碾末①，油调涂之，以差为度。

治小儿野灶丹从膝起，**荠叶涂方**

干荠叶末②　香薷末　赤小豆末。各半两③　生蒴藋叶茎一握。
细剉

上四味，细研蒴藋，入诸药末，和调如糊涂丹，干④即易之，
以差为度。

治小儿胡吹灶丹，从阴下起，**泥醋涂方**

上用磨刀水搠下泥，和醋调膏涂之。干即更涂，以差为度。

治小儿胡漏灶丹，从脐中起，**伏龙肝涂方**

伏龙肝

上一味，用屋漏水去清取淀，和调如糊，涂之。干即再涂，
以差为度。

治小儿神气丹，从项起，**犬骨灰涂方**

犬枯骨

上一味，为末，以青羊脂调如糊，涂之，日三五次。

治小儿飞灶丹，从项起，**铁槽水洗方**

上取淬铁槽⑤中水，日洗三五度。

治小儿家火丹，发如大指，日长一寸，遍著两胁⑥傍、两颊
上，**梓木灰涂方**

梓木白皮　蓼叶各一分

上二味，烧灰研末。以鸡子白调如糊，涂之，以差为度。

治小儿烟火丹，从身起，**猪槽泥涂方**

猪槽下泥一合　生麻油一两

---

① 碾末：文瑞楼本同，明抄本、乾隆本作"研末"，日本抄本作"末"。
② 末：明抄本、乾隆本、文瑞楼本同，日本抄本无。
③ 末各半两：明抄本、乾隆本、文瑞楼本同，日本抄本作"各末半两"。
④ 干：日本抄本、文瑞楼本同，明抄本、乾隆本脱。
⑤ 淬铁槽：明抄本、乾隆本、文瑞楼本同，日本抄本作"淬槽"。
⑥ 遍著两胁：文瑞楼本同，明抄本、乾隆本作"遍身著两胁"，日本抄本作
"偏著两胁"。

上二味，和调如糊，涂之，以差为度。

治小儿烟火丹，从背上起，或走两臂，足赤如火，**真珠涂方**

真珠细研如粉①。一两　慎火草研，绞汁。景天是也

上二味，和调如糊涂之，以差为度。

治小儿神灶丹，起两额傍，不出一日，变为赤黑色，**慎火草汁涂方**

慎火草

上一味，绞取汁。先以刀子微镰丹上令血出，涂药，以差为度。

治小儿天灶火丹，发尻间，正赤，流阴头赤肿血出，**葱莽苨涂方**

葱五茎。和须切研　莽苨五茎。生者，和梗切研　赤小豆末　灶门上灰研。各一合

上四味，合研匀细。以青羊脂三两调匀涂之，以差为度。

治小儿地灶丹，从阴下起，入踝骨上，**废砖涂方**

废灶砖末　屋四角茅烧灰。各一两

上二味，和研匀细。以新汲水调如糊，涂丹，干即易之，以差为度②。

治小儿私灶丹③，从背上起，**灶土涂方**

灶中黄土研

上一味，取打铁磨刀槽中水，和调如糊，涂丹，干即易，以差为度④。

治小儿废灶丹，从两脚赤，及从臂曲上起，**五加灰涂方**

五加叶根烧灰

上一味，研为细末。取打铁磨刀槽中水调如糊，涂丹，干即

----

① 细研如粉：日本抄本、文瑞楼本同，明抄本、乾隆本作“研如粉”。

② 以差为度：日本抄本、文瑞楼本同，明抄本、乾隆本脱。

③ 私灶丹：文瑞楼本同，明抄本、乾隆本作“松灶丹”，日本抄本作“和灶丹”。

④ 以差为度：日本抄本、文瑞楼本同，明抄本、乾隆本无。

易之，以差为度。

治小儿鬼火丹，发两臂，赤起如李子，及从面上起，**戎盐涂傅方**

戎盐一分　附子一枚

上二味，烧过研细。用雄鸡血调涂丹上，日五遍[1]，以差为度[2]。

治小儿野火丹发，遍身斑如梅李[3]状，**雌黄涂方**

雌黄研　戎盐研。各一两

上二味，以鸡子白调涂丹上，日三五次，以差为度。

治小儿茱萸丹，初从背起，遍身如细缬[4]，一宿成疮者，**鸡子涂方**

鸡子白　赤小豆末

上二味，和调如糊，涂之，以差为度。一方云[5]治水丹。

治小儿萤火丹发，灼灼在胁下，正赤色而长，初从额起而多痛，**伏龙肝涂方**

伏龙肝研细。五合[6]　生麻油

上二味，和研如糊。涂傅，干即易之，以差为度[7]。

治小儿五色丹，**蒴藋涂方**

蒴藋叶

上一味，烂捣涂傅丹上，干即易之，以差为度。

治小儿白丹，**猪通[8]灰涂方**

猪屎灰　鸡子白

上二味，调和如糊，涂之，以差为度。

① 五遍：日本抄本、文瑞楼本同，明抄本、乾隆本作"三五次"。
② 以差为度：日本抄本、文瑞楼本同，明抄本、乾隆本无。
③ 梅李：日本抄本、文瑞楼本同，明抄本、乾隆本作"李"。
④ 缬（xié 协）：古代用带染料丝线对丝织品进行印染的方法，此指遍身出现细丝状斑片。
⑤ 云：明抄本、乾隆本、文瑞楼本同，日本抄本无。
⑥ 研细五合：明抄本、乾隆本、文瑞楼本同，日本抄本作"五合研"。
⑦ 以差为度：日本抄本、文瑞楼本同，明抄本、乾隆本无。
⑧ 猪通：日本抄本、文瑞楼本同，明抄本、乾隆本作"猪屎"。

治小儿火丹，走皮中，发赤如火烧状，须臾爆浆起，**醋豉涂方**

豉

上一味，研细。入醋调涂丹上，以差为度。

又芭蕉涂方

芭蕉叶根

上一味，取捣汁涂之，以差为度。

治小儿火丹，热如火绕腰，须急救之，**芸薹涂方**

芸薹叶

上一味，烂捣和汁涂傅之，以差为度。

又治火丹，**针挑方**

上于儿男左女右大拇指面螺文上针挑，有筋断之，即差。

治小儿伊火丹，从两胁下起，青黑色，**羊脂涂方**

煅铁下槽中铁屎捣研为末①。半两　羊脂二两　猪粪烧灰。一两

上三味，研匀如糊，涂之，以差为度。

治小儿骨火丹，初在臂起，赤黑色，**二蒜涂方**

大蒜　小蒜各一两

上二味，烂捣厚涂傅之，以差为度。

治小儿尿②灶火丹，发膝下，从两股起，及脐间，走入阴头，**桑木根洗方**

桑木根五两③

上一味，细剉。以水五升，煎至三升，去滓温洗，日五七度，即差。

治小儿尿④灶丹，从踝及朏起，**茅灰涂方**

茅草屋四角者，取烧灰，研　鸡子白⑤

---

① 捣研为末：日本抄本、文瑞楼本同，明抄本、乾隆本作"为末"。
② 尿：文瑞楼本同，明抄本、乾隆本、日本抄本作"屎"。
③ 五两：明抄本、乾隆本、文瑞楼本同，日本抄本无。
④ 尿：明抄本、乾隆本、文瑞楼本同，日本抄本作"屎"。
⑤ 鸡子白：明抄本、乾隆本、文瑞楼本同，日本抄本作"鸡子白一枚"。

上二味，和调如糊，涂之，以差为度。

治小儿朱田火丹，先发背，遍身一日一夜而成疮，**棘根汤**洗方

棘根剉碎。半斤①

上一味，以水五升，煎至三升，去滓，温洗丹上，三五度即差。

治小儿赤丹，色纯赤，为热毒搏于气血，**马齿苋汁方**

马齿苋

上一味，烂捣绞取汁三合。空心温服一合，午晚再服，即差。

治小儿丹毒，赤肿壮热，百医不差者，**蓝青煎方**

蓝青切　竹沥各一升　生葛根汁澄清。四合　蜜二升　寒水石研。四两　石膏研。三两　山栀子仁二两一分　知母焙。二两半　柴胡去苗②　犀角镑　黄芩去黑心③　杏仁去皮尖、双仁，炒④　赤芍药　羚羊角灰研　甘草炙，剉。各一两一分

上一十五味，除研药并汁外，㕮咀。以水五升，并竹沥先煎，去滓，取三升。次内杏仁、葛汁及蜜，微火煎成煎⑤。每服半合至一合，米饮化下，日三。

治小儿月内发丹，**升麻黄芩汤方**

升麻　黄芩去黑心　犀角镑　大黄剉，炒　柴胡去苗　山栀子仁各半两　蓝叶切。二合　石膏三分　甘草炙，剉。一分

上九味，粗捣筛。每二钱匕，水一盏，煎至半盏，去滓，食后分温二服。更量大小加减。

小儿游肿赤痛

论曰：小儿游肿，由风热客于经络，随气行移，流走肌肤，

---

① 剉碎半斤：文瑞楼本同，明抄本、乾隆本作"半斤"，日本抄本作"半斤。碎研"。

② 去苗：文瑞楼本同，明抄本、乾隆本、日本抄本无。

③ 去黑心：文瑞楼本同，明抄本、乾隆本、日本抄本无。

④ 去皮尖双仁炒：文瑞楼本同，明抄本、乾隆本作"去皮尖、双仁"，日本抄本作"炒"。

⑤ 煎：明抄本、乾隆本、文瑞楼本同，日本抄本作"膏"。

致赤肿疼痛。治法当内服药以涤其蕴热，外傅剂以散其燉痛，则游肿自消。

治小儿风热游肿色赤，**犀角饮方**

犀角镑　黄芩去黑心①　升麻　山栀子仁　黄耆剉②　牛黄研③　防己各一分　朴消三分

上八味，除牛黄外，粗捣筛。每二钱匕，以水一盏，煎取六分，去滓，下牛黄一大豆许。分作二服，早晨、日晚各一。随儿大小，以意加减。

治小儿游肿，**猪脂膏方**

猪脂炼过。四合　附子生，去皮脐④　蜀椒生，去目、闭口者。各一分　食盐研。三分⑤

上四味，捣研三味为末，入脂内熬过，候冷涂之，以差为度。

治小儿头及体赤游毒肿痛，**升麻膏方**

升麻二两　犀角镑　射干　黄芩去黑心⑥　栀子仁　玄参各一两一分　芍药　大黄　蓝实　羚羊角镑。各一两　大青半两　生干地黄二两三分⑦

上一十二味，细剉。以猪脂二斤半入铛中，于慢火上熬，不住手搅，煎成膏，去滓，瓷器中盛。取摩肿处⑧，差，不拘多少。

治小儿风热赤游肿，**栝楼散方**

栝楼剉⑨

---

① 去黑心：文瑞楼本同，明抄本、乾隆本、日本抄本无。
② 剉：文瑞楼本同，明抄本、乾隆本、日本抄本无。
③ 研：明抄本、乾隆本、文瑞楼本同，日本抄本无。
④ 生去皮脐：文瑞楼本同，明抄本、乾隆本作"去皮脐"，日本抄本作"生"。
⑤ 食盐研三分：文瑞楼本同，明抄本、乾隆本无，日本抄本作"食盐三分。研"。
⑥ 去黑心：文瑞楼本同，明抄本、乾隆本、日本抄本无。
⑦ 二两三分：日本抄本、文瑞楼本同，明抄本、乾隆本作"三两三分"。
⑧ 处：明抄本、乾隆本、文瑞楼本同，日本抄本作"所"。
⑨ 剉：文瑞楼本同，明抄本、乾隆本、日本抄本无。

上一味，捣罗为散。以酽醋和，涂之。

治小儿赤游肿，行流于体，若不急治，入腹即死，**白豆散涂方**

上取白豆末^①，水和涂之，勿令干，差。

治小儿赤游肿，渐渐长引不止，**涂傅方**

牛膝剉^②　甘草剉。各二两^③

上二味，捣罗为散。每用二钱匕，以水一盏，煎至六分，去滓。调灶下黄土和涂之，干即易。

治小儿风热赤游肿方

上以麦面末，水和涂之。

又方

上取伏龙肝，和鸡子白涂之，干即易。

小儿痈疮

论曰：经谓六腑不和，则留结为痈。盖小儿荣卫否涩，不得通利，逆于肉理，致肌肉肿结，皮薄而泽，是痈之状也。痈既不得内消，则脓^④溃穿穴而成疮，故谓痈疮也。

治小儿痈肿成疮，**犀角汤方**

犀角屑　萎蕤　升麻　甘草　麦门冬去心，焙^⑤　赤芍药　荠苨　玄参各半两

上八味，粗捣筛。每服一钱匕，水半盏，煎至四分，更入消石末^⑥一字匕，再煎熔，去滓温服。量儿大小加减。

治小儿痈疮，脏腑壅热，心神烦躁，大小便不利，**大黄汤方**

大黄剉，炒　升麻　栀子仁　朴消别研　枳壳去瓢^⑦，麸炒　黄

---

① 取白豆末：明抄本、乾隆本、文瑞楼本同，日本抄本作"白豆取末"。
② 剉：文瑞楼本同，明抄本、乾隆本、日本抄本无。
③ 剉各二两：文瑞楼本同，明抄本、乾隆本无，日本抄本作"各一两"。
④ 脓：明抄本、乾隆本、文瑞楼本同，日本抄本作"肿"。
⑤ 去心焙：文瑞楼本同，明抄本、乾隆本作"去心"，日本抄本作"焙"。
⑥ 消石末：日本抄本、文瑞楼本同，明抄本、乾隆本作"芒消石末"。
⑦ 去瓢：文瑞楼本同，明抄本、乾隆本、日本抄本无。

耆剉。各半两

上六味，粗捣筛。每服一钱匕，水七分，煎四分，去滓温服。量儿大小加减。

治小儿痈疮，烦热疼痛，**黄芩汤方**

黄芩去黑心[1]　栀子仁　玄参　升麻　大黄剉，炒　黄耆剉　连翘　蓝叶　甘草　木香　芎劳　犀角屑各半两

上一十二味，粗捣筛。每服一钱匕，水半盏，煎三分，去滓温服。量儿大小加减。

治小儿痈疮肿痛，**益母草饮方**

生益母草不拘多少。洗，剉[2]

上一味，捣取汁。每取三二分服之，更量大小加减，以滓傅痛上，干则易。

治小儿一切痈肿毒，诸风热，神验，**黄檗散方**

黄檗去粗皮，蜜炙[3]　郁金各一两　陈橘皮汤浸，去白，炒[4]　人参　葛根剉。各半两

上五味，捣罗为散。用温水调下半钱匕。量儿大小加减，日三两服[5]。

治小儿痈疮肿痛方

上取猪脑，涂纸上贴之，干即易，日数遍。

又方

上用芥子，烂研，水和涂纸上贴之。

又方

上用马齿苋，捣傅之。

又方

---

① 去黑心：文瑞楼本同，明抄本、乾隆本、日本抄本无。
② 洗剉：日本抄本、文瑞楼本同，明抄本、乾隆本无。
③ 去粗皮蜜炙：文瑞楼本同，明抄本、乾隆本作"蜜炙"，日本抄本作"炙"。
④ 汤浸去白炒：文瑞楼本同，明抄本、乾隆本作"去白，炒"，日本抄本作"炒"。
⑤ 日三两服：日本抄本、文瑞楼本同，明抄本、乾隆本无。

上以地龙粪，新汲水调涂之。

又方

上用姜石末，和蒜捣封上。

又方

上用马鞭草捣傅之，即消。

又方

上以芸薹菜，捣涂之。

治小儿痈有脓令溃方

上取鸡羽毛七枝①，烧末服之，即溃。

又方

上用人乳和面封上，至晚脓血出尽。

小儿疽疮

论曰：小儿因五脏不和，寒邪壅滞，荣卫闭塞，逆于肤肉，遂生疽肿。其状肿结皮强，上如牛领，然疼燃坚硬，深附筋骨。既得脓后，其疽可愈，更须用排脓换肌之药。若余毒未去，封敛稍疾，则源流复至，或痒或痛，肌汁不断，疮窍不得合矣。

治小儿热毒痈疽，赤白诸丹，毒热疮疖，**漏芦汤方**

漏芦去芦头② 连翘 白敛剉 芒消 甘草炙，剉 升麻 麻黄去根节，汤煮，掠去沫③ 黄芩去黑心④ 枳实麸炒黄⑤。各一分 大黄剉，炒。一两

上一十味，粗捣筛。每二钱匕⑥，水一盏，煎至五分，去滓。分温二服，量大小加减。

---

① 枝：文瑞楼本同，明抄本、乾隆本、日本抄本作"枚"。

② 去芦头：明抄本、乾隆本、文瑞楼本同，日本抄本无。

③ 去根节汤煮掠去沫：文瑞楼本同，明抄本、乾隆本作"去根节，汤煮，去沫。一分"，日本抄本作"制如常"。

④ 去黑心：文瑞楼本同，明抄本、乾隆本、日本抄本无。

⑤ 麸炒黄：明抄本、乾隆本、文瑞楼本同，日本抄本作"麸炒"。

⑥ 每二钱匕：文瑞楼本同，明抄本、乾隆本作"每服一钱"，日本抄本作"每三钱匕"。

治小儿热毒肿，色白，或恶核瘰疬，附骨痈疽，节解不举，白丹走^①遍，身中疹瘙，**五香连翘汤**方

木香　薰陆香　沉香剉　鸡舌香　黄芩去黑心^②　麻黄去根节，汤煮，掠去沫^③　麝香研。各一分　连翘　海藻洗去咸，焙^④　射干　升麻　枳实去瓤，麸炒^⑤。各半两　大黄剉，炒。二两

上一十三味，粗捣筛。每二钱匕^⑥，水七分，煎至四分，去滓，入竹沥一合，更煎一两沸，分温二服。量大小加减。

治小儿痈疽，疮疖肿毒，**黄耆汤**方

黄耆剉　连翘　升麻　恶实炒。各半两　玄参^⑦　丹参　露蜂房炙　枳壳去瓤^⑧，麸炒　甘草炙。各一分

上九味，粗捣筛。每服一钱匕，水七分，煎至四分，去滓。食后临卧温服，量大小加减。

治小儿疽疮，**蓝叶汤**方

吴蓝叶^⑨　犀角镑　升麻　黄耆剉　山栀子仁　连翘　甘草炙。各半两　黄芩去黑心^⑩　大青　玄参各一分　大黄剉，炒。三分

上一十一味，粗捣筛。每服一钱匕，水七分，煎至四分，去滓。食后临卧温服，量儿大小加减。

治小儿疽疮，**木通汤**方

木通剉　升麻　赤芍药　黄芩去黑心^⑪　山栀子仁　麦门冬去

---

① 走：明抄本、乾隆本、文瑞楼本同，日本抄本作"起"。

② 去黑心：文瑞楼本同，明抄本、乾隆本、日本抄本无。

③ 去根节汤煮掠去沫：文瑞楼本同，明抄本、乾隆本作"去根节，汤煮，去沫"，日本抄本作"煮去沫"。

④ 洗去咸焙：文瑞楼本同，明抄本、乾隆本作"洗去咸"，日本抄本作"焙，洗"。

⑤ 去瓤麸炒：文瑞楼本同，明抄本、乾隆本作"麸炒"，日本抄本作"面炒"。

⑥ 每二钱匕：文瑞楼本同，明抄本、乾隆本作"每服二钱"，日本抄本作"每一钱匕"。

⑦ 玄参：日本抄本、文瑞楼本同，明抄本、乾隆本无。

⑧ 去瓤：文瑞楼本同，明抄本、乾隆本、日本抄本无。

⑨ 吴蓝叶：日本抄本、文瑞楼本同，明抄本、乾隆本作"蓝叶"。

⑩ 去黑心：文瑞楼本同，明抄本、乾隆本、日本抄本无。

⑪ 去黑心：文瑞楼本同，明抄本、乾隆本、日本抄本无。

心，焙①。各二分　犀角镑②　大黄剉，炒。各一两　枳壳去瓤③，炒。半两

上九味，粗捣筛。每二钱匕，水一盏，入生地黄汁半合，同煎至七分，去滓。分温二服，食后临卧服④，量大小加减。

治小儿疮肿痈疽，**黄耆汤**方

黄耆剉　葛根剉　麦门冬去心，焙⑤　黄芩去黑心　犀角镑　升麻⑥　甘草炙。各一两　木香半两

上八味，粗捣筛。每服一钱匕，水七分，煎至四分，去滓。食后服，量大小加减。

治小儿痈疽，**犀角知母汤**方

犀角镑⑦　知母焙　黄耆剉　黄芩去黑心⑧　人参　丹参　葛根剉　大黄剉，炒　甘草炙。各一两　玄参三分⑨　麦门冬去心，焙。一两半⑩

上一十一味，粗捣筛。每服一钱匕，水半盏，入生地黄汁半合，同煎至四分，去滓。食后临卧温服，量大小加减。

治小儿痈疽，疔毒未破，或脓未溃，憎寒壮热，**五香丸**方

木香一分　沉香剉　苏合香研。各三合⑪　麝香研。半分　犀角镑。二两　大黄生，剉。一两半　鸡舌香⑫研　吴蓝叶　栀子仁　熟

---

① 去心焙：文瑞楼本同，明抄本、乾隆本作"去心"，日本抄本作"焙"。
② 镑：文瑞楼本同，明抄本、乾隆本、日本抄本无。
③ 去瓤：文瑞楼本同，明抄本、乾隆本、日本抄本无。
④ 食后临卧服：日本抄本、文瑞楼本同，明抄本、乾隆本作"食后临卧各一"。
⑤ 去心焙：文瑞楼本同，明抄本、乾隆本作"去心"，日本抄本作"镑"。
⑥ 升麻：日本抄本、文瑞楼本同，明抄本、乾隆本无。
⑦ 镑：日本抄本、文瑞楼本同，明抄本、乾隆本无。
⑧ 去黑心：文瑞楼本同，明抄本、乾隆本、日本抄本无。
⑨ 三分：文瑞楼本同，明抄本、乾隆本作"一分"，日本抄本无。
⑩ 去心焙一两半：文瑞楼本同，明抄本、乾隆本作"去心。一两"，日本抄本作"焙。一两半"。
⑪ 三合：文瑞楼本同。明抄本、乾隆本、日本抄本作"三分"，当是。
⑫ 鸡舌香：日本抄本、文瑞楼本同，明抄本、乾隆本此药移于沉香前同作"三分"。

干地黄二两　白芍药一两　人参一两①。去芦头　白茯苓一两

上一十三味，捣罗为末，炼蜜和丸如梧桐子大。每服二十丸，煎黄耆汤下，食前服。

又方

干虾蟆一个

上一味，烧灰细研，以猪脂和傅之。

又方

败鼓皮不以②多少，烧灰

上一味，细研，以猪脂和傅之。

小儿瘰疬结核

论曰：小儿身生热疮，久不差者，必生瘰疬。其状作结核在皮肉间，三两个相连瘰也。是风邪搏于血气，㽋结所生也。

治小儿瘰疬，㽋肿疼痛，身体壮热，大肠壅滞，小便赤涩，心神烦躁，少得眠卧，**犀角散方**

犀角镑屑。一两　恶实一两　连翘二两③　麝香研。一两　木通剉，炒。一两　玄参二两　沉香剉。一两半　丁香一两半④　朴消一两

上九味，粗捣筛。每二钱匕，以水一盏，煎至六分，去滓。分温三服，早晨、日午、晚后各一。以利为度，更量儿大小，以意加减。

治小儿颈生瘰疬，**榆白皮傅方**⑤

上以榆白皮烂捣如泥，封颈上，频易。

治小儿瘰疬，**铅丹涂方**

铅丹三两

---

① 一两：文瑞楼本同，明抄本、乾隆本作"三两"，日本抄本无。
② 以：文瑞楼本同，明抄本、乾隆本、日本抄本作"拘"。
③ 二两：日本抄本、文瑞楼本同，明抄本、乾隆本作"一两"。
④ 一两半：日本抄本、文瑞楼本同，明抄本、乾隆本作"一两"。
⑤ 榆白皮傅方：明抄本、乾隆本、文瑞楼本同，日本抄本作"榆白皮傅之方"。

上以铫子熬，当有脚如黑灰。取脚不计多少，更研如粉，用面脂调涂，以故帛贴，数拭患处，有恶汁出，拭却更贴，半月差。内消不作疮，极效。

治小儿瘰疬，连缀如梅李核状，**硇砂丸方**

硇砂　砒黄各一分[1]

上二味，研如粉，用糯米饭为剂，捻如小麦粒大。有患者，即烙破内一丸，五日一换，后用生肌膏。

治小儿瘰疬，**生肌膏方**

铅丹半两　杏仁汤浸，去皮尖、双仁，炒[2]。一两　蛇蜕皮炙焦。一条　蜡半两　头发如胡桃大一团　菜子油半斤　皂荚去黑皮并子。三寸

上七味，先捣[3]杏仁、蛇皮、皂荚如粉，与诸药于铫子中煎，以柳篦子不住手搅成膏。但有疮，涂、贴日换，无不差者。

治小儿瘰疬结核，久不差，追毒，**斑蝥膏方**

斑蝥二枚。去翅足及头，炒　巴豆二十枚。去皮、心，浆水煮　松脂三分

上三味，先研二味为粉，次入松脂熔化，搅令匀。更捣一二百杵，作饼，热贴在瘰疬上，药力尽别换[4]，以差为度。

治小儿脑热结，瘰疬连两耳下肿痛，身体寒热，坐卧不安，食饮不下，**玄参膏方**

玄参　紫葛　黄药子　大黄剉，炒令黄　木香　卷柏　芒消　紫檀香各一两

上八味，捣罗为细末。以鸡子白调和，稀稠得所，涂于疮上。疮肿破时，则去芒消涂之。

治小儿瘰疬结核，寒热，**防风丸方**

防风去芦头　连翘　桑根白皮炙，剉　牡丹皮　白头翁　黄

---

① 分：明抄本、乾隆本、文瑞楼本同，日本抄本作"两"。
② 炒：明抄本、乾隆本、文瑞楼本同，日本抄本作"焙"。
③ 先捣：明抄本、乾隆本、文瑞楼本同，日本抄本作"捣"。
④ 别换：日本抄本、文瑞楼本同，明抄本、乾隆本作"换之"。

糵去粗皮，微炙　豉①炒令黄　独活去芦头　秦艽去苗、土。各一两　海藻洗去咸，焙。三两

上一十味，捣罗为细末，炼蜜丸如麻子大。每服三丸，米饮下，早晨、日晚各一服，更量儿大小加减。

治小儿瘰疬，**麝香散**方

麝香研。一分　鸽粪炒三遍。秤一两

上二味，再同研如粉。每服半钱匕，酒调下。日二服，早晨、晚后各一，更量儿大小加减。

治小儿热毒，风肿瘰疬，内消，**赤小豆散**方

赤小豆炒　猪牙皂荚炙，去黑皮并子　黄药子　消石　大黄剉，炒　木鳖子去壳。各一两

上六味，捣为散。每用量疮大小，以不语津唾调涂，干即易，以差为度。

小儿恶疮

论曰：小儿气血纯阳，肌肉柔脆，风毒邪热，易以致伤。若荣气不从，逆于肉理，结成悍毒，疼痛肿烕非常，故名恶疮。其候或痒，或痛，或赤根隐，肉硬不作脓，或穿穴作脓，久不得差。治法随内外证疗之，则疮可愈。

治小儿恶疮，**铅丹膏**方

铅丹十两　风化石灰　猪脂各一斤

上三味，将二味同研细，以猪脂搜作饼，火烧通赤，如此五度药成，捣罗为末。湿疮干贴，如干疮，即作膏，用猪脂调纸上贴②。

治小儿恶疮，**大黄汤**洗方

大黄生，剉　黄连去须　黄芩去黑心　泽兰　白矾枯　石南各一两　戎盐一分　蛇床子炒。三合③

---

① 豉：日本抄本、文瑞楼本同，明抄本、乾隆本作"香豉"。
② 贴：日本抄本、文瑞楼本同，明抄本、乾隆本作"贴之"。
③ 三合：日本抄本、文瑞楼本同，明抄本、乾隆本作"三分"。

上八味，粗捣筛。每以①二两，用水三升，煮取二升，去滓。适寒温，以绵絮内汤中，蘸洗之，日三。

治小儿恶疮，**茵芋汤**浴方

茵芋一两　甘草剉　苦参各三两　细辛去苗叶　黄连去须。各二两　蕤仁二十枚。去皮

上六味，粗捣筛。每以三两，用水五升浸汁，煮取三升，去滓，浴儿，逐日用。

治小儿恶疮，遍身如麻豆状，包裹脓汁，乍痛乍痒，**甘草散方**

甘草剉，生用　芍药　黄芩去黑心　白敛剉　黄连去须　黄檗去粗皮，剉。各半两

上六味，捣罗为细散，用白蜜和涂于疮上，日再。亦可作汤浴之。

治小儿恶疮，人所不能识者，**胡粉散**方

胡粉炒令黄色。五两　黄连去须　黄檗去粗皮，剉。各三两

上三味，捣罗二味为散，与胡粉相和一处研匀。傅疮上，日再，立验②。

又方

豆豉炒黄。一合

上一味，捣罗为末，傅疮上。

又方

虾蟆一枚。烧灰

上一味，捣罗为细散，入麝香一分，一处③同研匀，干傅疮上。

又方

柳枝叶④三握。剉

---

① 每以：文瑞楼本同，明抄本、乾隆本作“每用”，日本抄本作“每服以”。
② 立验：日本抄本、文瑞楼本同，明抄本、乾隆本作“立效”。
③ 处：明抄本、乾隆本、文瑞楼本同，日本抄本作“所”。
④ 柳枝叶：日本抄本、文瑞楼本同，明抄本、乾隆本作“柳叶”。

上一味，用水五升，煮至三升，去滓，入盐少许，淋洗疮上。

治小儿头上恶疮，**黄粉膏方**

胡粉　黄连末各一两　水银三分　糯米二十二粒。研　赤小豆十四粒。和黄连捣

上五味，先将水银于手掌中唾研化。后即以麻油调药，入水银和匀，涂①疮上。

小儿冻烂疮

论曰：小儿肌肉柔脆，外邪易侵。故风寒搏于肌肉，凝于气血，则致皴裂。久而生疮，或痒或痛，其状焮肿，破出脓汁，多在两耳或手足间，故谓之冻烂疮。

治小儿冻疮，**蜀椒汤方**

蜀椒去目并闭口，炒出汁②　盐各二两

上二味，以清酒五升，煎至二升。数数蘸之，其药可五六日用。

治小儿冻足烂疮，**附子散方**

附子生，剉。二枚　干姜炮。二两

上二味，捣罗为散，入绵中装袜。如有疮脓，即调腊月猪脂涂之。

治小儿冻耳成疮，或痒或痛，**黄檗散涂方**

黄檗去粗皮，炙，剉　白敛各半两

上二味，捣罗为散。先用汤洗疮，后以生麻油调涂之。

治小儿冻脚，或痒或痛，**小麦汤方**

儿麦半升　穰草三握③。剉

上二味，用醋一升，水二升，同煮至二升，去滓，放温洗足。

治小儿冻手皴坼痛，**白敛散方**

白敛二分　白及半两　生油麻二合。生捣烂

---

① 涂：日本抄本、文瑞楼本同，明抄本、乾隆本作"涂傅"。
② 炒出汁：文瑞楼本同，明抄本、乾隆本作"炒出汗"，日本抄本作"炒"。
③ 三握：明抄本、乾隆本、文瑞楼本同，日本抄本作"二握"。

上三味，将白敛、白及同捣罗为散，与油同研匀，更入炊莱菔一枚烂研，以酒调如糊。先以童子小便洗手，后涂手上。

治小儿冻耳，并手面皲痛，**獖猪脏膏方**

獖猪脏一具

上一味，研如膏，入浆水少许，候稀稠得所。先用童子小便洗手面，后以匙抄少许，匀涂手面上。

治小儿冻疮，手足指欲堕，及耳欲落，**柏叶膏方**

柏叶炙干，为末。三两　杏仁二十枚。汤浸，去皮尖，别捣如膏　麻油三两　头发一团①，如鸡子大　盐研。一分　乳香研。半分②　蜡半两

上七味，先煎油蜡沸，即下诸药，以发消为度，搅匀，贮瓷器中。每用，先以小便洗疮，绵缠手指，裹干，厚涂膏，即以软帛裹之。如脚指相淹处，尤须多用膏，裹帛纱，厚以绵裹，勿令寒气得入。每两日一洗疮换药，稍愈后，三四日一换。

小儿疥

论曰：小儿疮疥，率③因于蛲虫变化而生。小儿多此疾，仍喜生于手足指缝间，浸淫遍体。近暖及衣服④过厚，则痒闷不任⑤，搔之黄汁出，疼痛不止。盖由风热客于脾肺，散于肌肉，熏发皮肤使然也。

治小儿风热肺疳，皮肤生疥，鼻内疮痒，**苦参丸方**

苦参末四两。以酒三升熬成膏　胡黄连二分⑥　黄连去须。一两　楝实去皮，炒　芜荑炒　蜣螂去皮翅，炙　木香各二两

上七味，捣罗六味为末，入苦参膏内和捣千杵。如硬，入蜜少许，和丸如麻子大。一二岁儿每服五丸，食后温水下，更量儿

---

① 一团：日本抄本、文瑞楼本同，明抄本、乾隆本作"一握"。
② 半分：明抄本、乾隆本、文瑞楼本同，日本抄本作"半两"。
③ 率：日本抄本、文瑞楼本同，明抄本、乾隆本作"卒"。
④ 近暖及衣服：日本抄本、文瑞楼本同，明抄本、乾隆本作"及暖衣服"。
⑤ 任：日本抄本、文瑞楼本同，明抄本、乾隆本作"住"。
⑥ 分：日本抄本、文瑞楼本同，明抄本、乾隆本作"两"。

大小加减。

治小儿疮疥，**三黄散涂方**

黄连去须　黄檗去粗皮，炙　臭黄研①　赤小豆各二两　水银半两。研

上五味，将黄连、黄檗、赤小豆三味捣罗为散，与水银、臭黄同研匀细，旋取油调涂疮上。

治小儿疮疥体热，**黄连散涂方**

黄连去须　黄檗去粗皮，炙　秫米炒。各一两　赤小豆　腻粉研。各一分

上五味，捣研为散，油调涂旧帛上，先洗去疮痂，封之。

又方

黄连去须，为末　糯米粉各二两　水银一两。研　胡粉炒，研。一两半　吴茱萸汤浸，炒，为末　赤小豆为末。各一分②

上六味，先以水银和津于手中研如泥，次以猪脂四两，入瓷器内慢火化去滓，下五味药末，搅匀成膏。先洗疮，拭干涂之。

治小儿疮疥，**蛇床子散方**

蛇床子　吴茱萸汤浸，焙，炒　硫黄研　芜荑仁研。各一分　腻粉少许，研

上五味，捣研为散。用油一合，入葱一茎同煎，候葱黄色，停冷，调药涂之。

治小儿头面疮疥癣，**大麻子涂方**

大麻子五升

上一味捣末，水和，绞汁涂疮上。

小儿癣

论曰：小儿体有风热，脾肺不利，或湿邪搏于皮肤，壅滞血气，皮肤顽厚，则变诸癣。或斜或圆，渐渐长大，得寒则稍减，

---

① 研：日本抄本、文瑞楼本同，明抄本、乾隆本作"研。臭黄详是石黄，不然是雄黄"。

② 分：明抄本、乾隆本、文瑞楼本同，日本抄本作"两"。

暖则痒闷，搔之即黄汁出。又或在面上，皮如甲错干燥，谓之奶癣。此由饮乳，乳汁渍著乃生，复以乳汁洗之，即差。

治小儿病癣风痒，**雌黄膏**方

雌黄研　黄连去须　莽草　蛇床子炒　黄檗去粗皮，炙　苦参　芜荑炒。各半两　藜芦　消石研。各一分　松脂二[1]两半　杏仁汤浸，去皮尖、双仁，别研如膏。一两

上一十一味，除雌黄、松脂、杏仁外，捣罗为末。取腊月猪脂半斤和松脂入铛中，煎令沸，下杏仁，次下诸药末，搅匀凝为膏。每用，先以醋泔洗，拭干涂之，日三。

治小儿癣疥赤肿及湿癣久不差，**黄连膏**方

黄连去须　黄檗去粗皮，炙　蛇床子炒　茼茹　礜石火煅，别研　水银手掌内唾研如泥，入膏中。各一两

上六味，捣罗前四味为末，以腊月猪脂四两，同入铫子内煎四五沸，下礜石末。又煎三两沸取下，良久下水银，搅如稀泥，候冷。先以清泔皂荚汤洗，拭干，以火炙痒，涂之，日三。

治小儿一切疮癣，痒[2]痛不止，**桑螵蛸散**方

桑螵蛸十枚。烧存二分性[3]　腻粉一钱　麝香半钱

上三味，研为细散，生油脚调，鸡翎扫。候干，有裂处[4]再扫。

治小儿湿癣，**附子散**方

附子生，去皮脐　雄黄研　白矾烧灰，研　吴茱萸汤浸，炒[5]。各一分　米粉半两[6]

上五味，捣研罗为散。每日三次，用绵揾扑之。

治小儿诸癣及瘙痒，**蛇床子散**方

---

① 二：日本抄本、文瑞楼本同，明抄本、乾隆本作"一"。

② 痒：明抄本、乾隆本、文瑞楼本同，日本抄本作"疥"。

③ 烧存二分性：文瑞楼本同，明抄本、乾隆本作"二分。烧存性"，日本抄本作"烧存性。一分"。

④ 处：明抄本、乾隆本、文瑞楼本同，日本抄本作"所"。

⑤ 炒：明抄本、乾隆本、文瑞楼本同，日本抄本作"研"。

⑥ 半两：日本抄本、文瑞楼本同，明抄本、乾隆本作"一合"。

蛇床子炒。二[1]两

上一味，捣罗为散，以猪白膏和傅之[2]。

又方

羊蹄根捣取汁

上一味，以蜜和匀，先刮疮四边，以药涂之。半日许拭去，更以陈米醋和羊蹄根淬傅癣上。

又方

槐白皮五两。剉

上一味，以水一升，煎三五沸，候冷，数洗之。

治小儿干湿癣，**雄黄散方**

雄黄　麝香各一分

上二味，细研为散，用煎油调涂之，干再上。

治小儿湿癣，**枸杞根散方**

枸杞根一两

上一味，捣罗为散，和腊月猪脂傅之。

又方

桃枝青皮炙，剉。二两

上一味，捣罗为散，醋和傅之。

小儿风瘙瘾疹

论曰：小儿风瘙瘾疹者，由风邪客于腠理，搏于荣卫，传而为热，熏散肌肉，溢于皮肤，变生瘾疹。状如痦瘰，乍差乍发，痒瘙不时，搔之血出，其痒不已，故名风瘙瘾疹。赤疹者热，白疹者寒，治法不可不察。

治小儿肺风瘙痒，瘾疹疥癣，**五参散方**

人参　紫参　白附子炮裂。各二分[3]　栝楼根剉　天麻各半

---

① 二：明抄本、乾隆本、文瑞楼本同，日本抄本作"一"。

② 傅之：日本抄本、文瑞楼本同，明抄本、乾隆本此后有"一方用槐白皮敷洗"。

③ 二分：文瑞楼本同，明抄本、乾隆本作"二两"，日本抄本作"一分"。

两　玄参剉　沙麻①剉。各一两　丹参三分

上八味，同捣为散。五十日至百日儿，每服一字；二百日至一岁儿，每服一字半，奶汁调下；二岁至三岁，每服半钱匕，煎薄荷金银汤，或枣汤调下。空心午后各一服。如乳母服，每服一钱匕，温酒调下。

治小儿风疹，壮热心躁，**黄耆汤**方

黄耆剉　白鲜皮剉　防风去叉。各一分　枳壳去瓤，麸炒。一升②　黄芩去黑心　甘草炙。各一分

上六味，粗捣筛。每服一钱匕，水一盏，煎至五分，去滓温服，食后、临卧各一。

治小儿瘾疹风痒，**防风汤**方

防风去叉　白茯苓去黑皮　升麻　贝母去心　蒺藜子炒，去角　大黄剉，炒　甘草炙，剉。各一分

上七味，粗捣筛。每服一钱匕，水七分，煎至四分，去滓温服，食后，日二。

治小儿风疹，皮肤肿，**枳实汤**方

枳实去瓤，炒黄。两片③　芍药一分

上二味，粗捣筛。每一钱匕，水半盏，煎至三分，去滓，入清酒半合，更煎三五沸，分温二服。空心午间晚后各一，更量大小加减。

治小儿风疹，**石南汤**方

石南叶一把　蜀椒去目及闭口者，炒出汗。半两

上二味，以水二盏，煎取一盏半，去滓，下消石、白矾各半两搅令消。以绵揾涂于疹处，干即易。

治小儿瘾疹，**莽草汤**方

莽草　防风去叉　附子炮裂，去皮脐　牡蛎煅过。各一两

上四味，粗捣筛。以水一斗，煮取七升，去滓，适寒温浴，

---

① 沙麻：文瑞楼本同，明抄本、乾隆本、日本抄本作"沙参"。
② 一升：日本抄本、文瑞楼本同，明抄本、乾隆本作"一两"。
③ 两片：日本抄本、文瑞楼本同，明抄本、乾隆本作"一两"。

避风。

治小儿风疹出不止，**涂傅方**

白矾熬令汁枯

上一味，研为末，酒调，用鸡翎扫涂疹上。

又方

景天一两一分。慎火草是也　蓝三两[1]

上二味，同捣研，绞取汁，以热手摩涂[2]之，日再。

治小儿风疹，壮热心躁，**犀角汤方**

犀角镑　升麻　麦门冬去心，焙　蒺藜子炒，去角　甘草炙。各一分

上五味，㕮咀如麻豆大。每服二钱匕，水一盏，煎至五分，去滓，食后温服，更量岁数加减。

小儿癞疝

论曰：小儿阴核气结肿大者，癞疝也。由禀受之初，肝经虚弱，因啼怒躽气，气脉下坠，击于阴器则筋脉缓纵，结聚不散，是为癞疝也。若气偏虚，则其肿亦偏。盖足厥阴肝之经，环阴器，抵少腹，是动则为癞疝、少腹痛之疾。

治小儿气癞，**土瓜根汤方**

土瓜根　当归切，焙　芍药各半两

上三味，粗捣筛。一二岁儿，每一钱匕，水半盏，煎至三分，去滓，分温二服。空心日晚再服，量儿大小加减。

治小儿癞疝，**薏苡仁散方**

薏苡仁　芍药　土瓜根　蛇床子微炒　黄芩去黑心　桔梗炒　蛇含各三分

上七味，捣罗为散。一二岁儿，每服半钱匕，空心温酒调下。日午、晚后再服，量大小加减。

---

① 蓝三两：文瑞楼本同，明抄本、乾隆本、日本抄本无。

② 热手摩涂：文瑞楼本同，明抄本、乾隆本作"热摩涂"，日本抄本作"热手涂"。

治小儿阴癞，**狐阴丸方**

狐阴一具。炙黄　蛰生虫十四枚。微炙　桂去粗皮　附子炮裂，去皮脐　干姜炮　蒺藜子炒，去角　细辛去苗。各三分　桃仁汤浸，去皮尖、双仁，炒，别研　卷柏各一两半[①]

上九味，捣研为末，炼蜜和丸如麻子大。一二岁儿，米饮下五丸，空心日晚各一服，量大小加减。

治小儿阴癞气疝，发作有时，**芍药丸方**

芍药　大黄剉，炒。各半两　赤茯苓去黑皮　半夏汤洗去滑，焙[②]　桂去粗皮　蜀椒去目及闭口，炒出汗。各三分

上六味，捣罗为末，炼蜜和丸如绿豆大。三四岁[③]儿，食前米饮下五丸，日三服，量儿大小加减。

治小儿阴疝偏肿，**牡丹丸方**

牡丹皮　豉炒　防风去叉　黄檗去粗皮，微炙　滑石别研　桂去粗皮。各一分

上六味，捣罗为末，炼蜜和丸如麻子大。一二岁儿，每服五丸，米饮下，早晨、日晚各一服，量儿大小加减。

治小儿阴癞，**韭子丸方**

韭子炒。三两半　附子炮裂，去皮脐。三分　狐阴一具。炙黄

上三味，捣罗为末，炼蜜和丸如麻子大。一二岁儿，每服五丸，米饮下，早晨、夜卧各一服，量儿大小加减。

治小儿阴癞肿硬，**桂心散方**

桂心半两　地肤子一两[④]　白术一两

上三味，捣罗为细末。三岁儿，每服以温酒调下半钱匕，日三服。量儿大小，以意加减。

治小儿癞疝，攻注连肾，外囊肿胀，或疼痛偏坠，**昆布丸方**

①　一两半：明抄本、乾隆本、文瑞楼本同，日本抄本作"二两半"。
②　汤洗去滑焙：文瑞楼本同，明抄本、乾隆本作"汤浸去滑"，日本抄本作"焙，汤浸去滑"。
③　三四岁：文瑞楼本同，明抄本、乾隆本作"一二岁"，日本抄本作"四三岁"。
④　一两：明抄本、乾隆本、文瑞楼本同，日本抄本作"二两"。

昆布三分。洗去咸味　蘹香子半两。微炒　木香　甘草炙微赤,
剉　黄檗剉　丁香　烂牡蛎生用　铜青以上各一分

上八味,捣罗为末,用熟枣肉为丸如麻子大。每一二岁儿,
煎甘草汤下三丸,量儿大小,以意加减。

治小儿癫疝肿痛方

枳壳三两。微炒

上一味,捣为散。每用柏枝煎浓汁调,厚涂儿囊肿处,妙。

治小儿阴癫不消,**白蒺藜散方**

白蒺藜半两。微炒,去刺　香豉半两。微炒　鼠妇　䗪虫微
炙　川大黄剉,微炒　桂心　细辛以上各一分

上七味,捣为细散。一二岁儿,每服以①温酒调下半钱匕,早
晨、晚后各一服,量儿大小,以意加减。

治小儿阴癫,日夜疼痛,**桃仁丸方**

桃仁三分。汤浸,去皮尖、双仁,微炒　川大黄半两。剉,微
炒　赤芍药半两　防葵半两　半夏一分。浸洗七遍,去滑②　桂心一
两　川椒一分。去目、闭口者,微炒去汗　赤茯苓半两

上八味,捣罗为末,炼蜜和丸如绿豆大。每三岁儿,食前以
温酒下五丸,看儿大小、虚实,以意加减。

又方

猬皮一个。烧存性

上一味,研细。临卧热酒调下一钱匕。

治小儿癫疝,及少阴受邪冷气滞,**正气散方**

京三棱一枚,紧小者。猛火炮,令中心存三分性,纸裹一重,净
土埋一宿

上一味,捣罗为散。每服一字匕,煨葱米饮调下,不拘时候。

治小儿癫疝,**蓖麻丸方**

蓖麻仁三十枚　棘刚子去皮。二十枚　石燕子烧。一枚　滑石

---

① 每服以:明抄本、乾隆本、文瑞楼本同,日本抄本作"每空心"。

② 浸洗七遍去滑:文瑞楼本同,明抄本、乾隆本作"汤浸七次去滑",日
本抄本作"七遍滑洗"。

末。二钱匕　麝香研。半钱匕

上五味，捣研匀，稀面糊和丸如绿豆大。每服十五丸，空心，煎灯心汤下，一服即消。

治小儿癞疝，发作疼痛，**木通散**方

木通剉　胆矾研。各一分

上二味，捣研为散。每服半钱匕，米饮调下。

治小儿癞疝，肿硬疼痛，**滑石丸**方

滑石碎　泽兰各二钱　粉霜一钱　续随子去皮。半两

上四味，捣研为末，白面糊和丸如绿豆大。五岁以下，每服五丸，五岁以上七丸，豆蔻酒下，空心临卧服。

治小儿阴癞偏大，**白头翁根傅**方

上取生白头翁根捣，随偏肿处傅一宿，当作疮，二十日愈。

治小儿阴癞，**苋菜根傅**方

上取苋菜根，捣碎傅之，立差。马鞭草傅亦佳。

治小儿阴核气结肿大，或偏肿疼痛，**漆燕散**方

漆燕一枚。入瓦瓶子内，用盐泥固济，阴干，炭火烧，令通赤为度，放冷取出，研令细　续随子去皮。一分[1]

上二味，捣研为细散。每服半钱匕，米饮调下。

治小儿肝经虚弱，筋脉缓纵，气脉下坠，阴器肿大，久成癞疝，**三应散**[2]方

蘹香虫一枚。研汁　腻粉二钱匕　胡黄连末。一分[3]

上三味，同研令干。每服一字匕，陈米饮调下，不拘时。

---

① 续随子去皮一分：文瑞楼本同，明抄本、乾隆本无，日本抄本作"续随子一分"。
② 三应散：明抄本、乾隆本、文瑞楼本同，日本抄本作"三应丸"。
③ 分：明抄本、乾隆本、文瑞楼本同，日本抄本作"钱"。

卷第一百八十三

乳石发动门

乳石发动统论　乳石将适失度　乳石发动寒热　乳石发渴
乳石发动上冲头面及身体壮热　乳石发动吐血衄血　乳石发目昏赤痛
乳石发痈疽发背疮肿　乳石发身体生疮　乳石发口舌疮烂

乳石发动门

乳石发动统论

论曰:《内经》谓石药性悍，非缓心和人不可服。夫圣人垂训
深矣。世之服乳石者，至于轻生伤性，恃毫发所得，不戒夫毒烈
之过，夭于中道，十有七八。夫岂知大冶范形，精全神固，和理
均足，初无加损也。能者养以取福，则全生尽年。若乃情窦一开，
嗜欲滋甚，方且资刚暴勇猛之剂，以蕲①补养。积之眹浍，泄之尾
闾，果何所赖耶。说者乃以益气补精，安五脏，通百节，利九窍，
延年益寿，利人如此其多，谓不可不食。其食也，乃分少稚强壮
之先后，又以石精石滓，分上士、下士所服之优劣。夫以其有益
于人，必欲资是以祛沉疴痼疾可也。当气体调和，营卫流通，亦
何必区区于炼饵哉。胡不考服食之后，将护多端，一失其度，发
作异态。饮食之细，则有或热或温之过；衣服坐卧，则有温衣厚
衣、久坐久停之患。其它六反、七急、八不可、三无疑，又欲谨
畏而力行，倘有不慎，疾不旋踵。与其服食失度，自诒伊戚，曷
若清静恬惔，克保冲和。今叙疾疢之由，庶几无轻饵。

乳石将适失度

论曰:服饵药剂，皆有常式，戒慎将适，每务周至。矧乳石

---

① 蕲（qí 其）：通"祈"。祈望，祈求。

慓悍，尤当谨畏。炼食之后，宜如何哉？饮食衣服，居处劳佚，温热寒凉之度，所当究图者，无虑数十。一失其度，疾疢之孽，速于影响。盖精明非华佗，审治非仲景，轻信服食，弃是从非，动发急难，不知解救，则有能消息节度，专意候察者，亦庶几免于困毙也。

治乳石发动，咽痛鼻塞，清涕出者，此为衣温近火，方

上宜速脱衣，当风取冷，以冷石熨咽鼻，即差。

治乳石发动，辄安卧不与人语者，此为热盛食少失其性，方

上宜与热酒，冷洗冷食自劳，即差。

治乳石发动，耳鸣如风声，又有汗出者。此为自劳过度，阳事不节，气上，方

上宜数饮食补之，节禁阳事，即差。

治乳石发动，关节强直，不可屈伸者。此为久停息，不自劳曳，药气不散，渐侵筋血，方

上宜出力使温，冷水洗之。即差。

治乳石发动，身体痛楚无常处，如游风者，此为犯热所作，方

上宜冷洗，以冷石熨之，即差。

治乳石发动，服药心闷乱者，此为服温药与疾争力，方

上当大吐。或不吐，病当困毙。若吐不绝者，可冷食饮，即差。若绝不识人，口不开者，亦当琢齿，以热酒灌之。入咽吐出者，更当与之，但得酒气下通，不半日即苏。

治乳石发动，臂脚偏急痛苦者。此为久坐卧温热，不自移转，气入肺脾胃，方

上勤以布巾浸冷水搵之，觉温则易，三日即差。

治乳石发动，似伤寒、温疟者，此为犯热，方

上宜以常治伤寒、温疟药救之，但勿服热药耳。其伤寒药等，皆除热破癖，不与寒食相妨，故通服也。凡服寒食虽已热解而更病者，要先①以寒食救之，终不中冷。

---

① 先：明抄本、乾隆本、文瑞楼本同，日本抄本作"之"。

治乳石发动，脱衣便寒，着衣便热，此为脱着失度，方

上小寒自可着衣，小温便可脱衣，及冷洗之即爽。应洗勿疑，若忍之，则病成矣。

治乳石发动，脉洪实，或断绝不足似死脉，或细数弦快。其所犯非一，热多则弦快，有癖则洪实急痛，方

上宜寒食，自无所苦。盖热药发动，率常如此。

治乳石发动，夜不得睡者，此为食少，热在内，方

上当服大黄黄芩栀子三黄汤，数进冷食，自得睡也。

治乳石发动，眩冒欲倒者，此为衣厚犯热，方

上宜冷水淋头，并洗之，即差。

治乳石发动，脚疼欲折者，此为久坐温处，方

上当单床薄衣，勿怠行役，并以冷水洗浴，即差。

治乳石发动，食患冷不下者，此为久冷食，口中不知味，方

上当作白酒糜，多着酥，热食一两顿。若小闷者，还令冷饮食，即差。

治乳石发动，下部臭烂者，此为所坐荐席厚热，方

上当坐冷水中，即差。

治乳石发动，百节痠疼者，此为卧处太厚，又盖复被，衣温厚，不时脱去，方

上当单床簿被衣，或以冷水洗，勿着故垢衣。虽冬寒亦须散发受风，仍以冷石熨其衣，衣勿系带。若犯此烦闷者，急入冷水浴，勿忍病而畏冷也。

治乳石发动，遗失大便，不自觉者，此为热气入胃，大肠不禁，方

上当冷水洗之，即差。

乳石发动寒热

论曰：乳石发动寒热者，以石热壅积，将适失度，阴阳之气，不得和平也。盖阳病发热，阴病发寒。一于热则偏于阳，一于寒则偏于阴，时寒时热，则荣卫交争，阴阳相胜，若伤寒诸疟之状是也。

治诸石发动，口干，时作寒热，似鬼神病，**麦门冬丸方**

麦门冬去心，焙。五两　大黄剉，炒　苦参　萎蕤　栀子仁　五加皮剉　黄芩去黑心　犀角镑　芍药　天麻　大青各一两　甘草炙。三分

上一十二味，捣罗为末，炼蜜搜和，更捣匀熟，丸如梧桐子大。每食后，以蜜水下十五丸，渐加至二十丸。

治乳石发动，口干寒热，似鬼神为病，**犀角丸方**

犀角屑　五加皮剉　黄芩去黑心。各一两　苦参　大黄剉碎，微炒　芍药各一两半　大青　甘草炙。各三分　麦门冬去心，焙

上九味，捣罗为末，炼蜜和丸如梧桐子大。食后，以蜜水下十五丸，渐加至二十丸，早晨、日午、晚后各一服。

治乳石发如伤寒寒热状，兼似疟，**前胡汤方**

前胡去芦头　黄芩去黑心　甘草炙，剉　知母各二两　牡蛎熬　石膏各三两

上六味，粗捣筛。每服四钱匕，以水一盏半，入生姜一枣大，切，枣二枚，擘破，煎至八分，去滓温服。

治乳石毒，经二三十年，发动为寒热。或栗栗似寒中者，或欲食，或不欲食。若服紫石英发热者，热闷昏昏喜卧，起便无力，皆腑气所生，脏气不知。礜石热燥如战，石硫黄热郁如热极者，身并破裂，**华佗芍药汤方**

芍药　赤茯苓去黑皮　人参　蓝实　黄芩去黑心　甘草炙赤。各一两　茅苨二两　蔓菁子一升

上八味，除蔓菁子外，捣为粗末。每五钱匕，用水四盏，先煮蔓菁子一合至三盏，去滓，次下药末，煎至一盏半。去滓，分温三服，早晨、日午、晚后各一服。

治乳石发动，兢战恶寒，或发热如温疟，此为失食忍饥失洗所致，宜此方

上宜急食冷食，及冷水洗数遍，即愈。

治乳石发，若得时气，冷热不调，动乳者，皆是寒热所致，

其状似疟，久不疗，损人性命，纵服汤药，必是难差，宜作**生熟汤浴之方**

上以温汤半浴盆，如过热，投少冷水解之。即于汤中坐，须臾百节开，寒热之气，皆从毛孔中出，变作流汗。若心中热闷者，还服少许热汤即定。久乃出汤，以衣被覆盖睡，豁然平复。如患太重者，不过三两度也。

乳石发渴

论曰：石性沉下，服之归肾。若发动，则腑脏生热，津液枯燥。盖肾恶燥，肾燥则渴而引饮，不可为量，久则变为三消之证。

治乳石发动，虚热大渴，**生地黄汤**方

生地黄剉。四两　竹叶切。二握　小麦半升　黄耆剉　黄芩① 去黑心　木通剉　前胡去芦头　栝楼根　大黄剉，炒。各一两半　芍药　升麻　甘草炙，剉　知母焙　赤茯苓去黑皮　人参　当归切，焙。各一两

上一十六味，剉如麻豆。每服五钱匕，水二盏，同煎至一盏，去滓，不拘时温服。

治乳石发动，热渴口干，**黄耆汤**方

黄耆剉　麦门冬去心，焙　芍药　栝楼根各三两　生干地黄焙。二两半　栀子仁三十枚　升麻二两　黄芩去黑心。一两

上八味，粗捣筛。每服四钱匕，水一盏半，煎至一盏，去滓，不拘时温服。

治乳石发，虚热上冲，口干，头面热赤，大渴，**葛根煎**方

生葛根捣汁　白蜜　生地黄捣汁。各一盏　生姜汁。三分一盏②　枣肉研膏。二两　生麦门冬去心，研膏。二两

上六味，同于微火上，以银石器煎成如饧，用瓷合盛。每服半匙头，不拘时含化。

---

① 黄芩：日本抄本、文瑞楼本本药用量同作"一两半"，明抄本、乾隆本用量作"一两"，并置于方末。

② 汁三分一盏：日本抄本、文瑞楼本同，明抄本、乾隆本作"取汁一盏"。

治乳石发热渴，**葱白饮方**

葱白切。四两　葫叶切　荠苨剉　枸杞碎。各一两

上四味，粗捣筛。每取二两，以水二碗，煎至一碗，去滓，分温三服，空心日午近晚各一。

治乳石发热渴，**竹叶汤方**

淡竹叶切。半斤　赤茯苓去黑皮　石膏碎。各二两　栝楼根一两半　小麦一两

上五味，粗捣筛。每服五钱匕，水一盏半，煎至一盏，去滓，不拘时温服。

治服乳石将适失度，饮食冷热不消，虚胀，吐清水，渴闷，**人参汤方**

人参　枳壳去瓤，麸炒　甘草炙，剉　栝楼根剉　白术各一两

上五味，粗捣筛。每服四钱匕，水一盏半，枣二枚，擘破，同煎至一盏，去滓温服，不拘时。

治乳石发，热盛口干，**茯苓汤方**

白茯苓去黑皮。四两　泽泻二两　白术　干姜炮　桂去粗皮　甘草炙，剉。各一两半　小麦二两

上七味，粗捣筛。每服三钱匕，水一盏，煎至七分，去滓，不拘时温服。

治乳石发，壅热烦闷渴躁，**枳实汤方**

枳实去瓤，麸炒　赤茯苓去黑皮　石膏研。各半两

上三味，粗捣筛。每服五钱匕，水一盏半，煎至一盏，去滓温服，不拘时。

治乳石发，热盛烦躁，口干，**桃仁粥丸方**

桃仁去皮尖并双仁，研。二两　白米半升

上二味，以水一斗，煎取五升。渴即不拘多少饮之。

治乳石发渴，**黄连丸方**

黄连去须。半斤　麦门冬去心，焙。二两　生地黄取汁。二合　羊乳二合　栝楼根取汁。二合

上五味，先以黄连、麦门冬二味捣罗为末，次以三味汁和，众手丸如梧桐子大。每服二十丸，米饮下，不拘时。

治乳石发动大渴方

生田螺三升。以水洗一二遍

上一味，又以新汲水一斗，浸一复时，澄取清汁，不拘时饮之。其田螺经宿，放却不用，更取新者，如前法浸之。

治乳石发渴方

竹根洗，剉。五两

上一味，以水五碗，浓煮取汁，渴即饮之。

治乳石发渴方

青粱米三合

上一味，以水煮取汁饮之。

治乳石发渴方

大麻仁研。一升

上一味，每取三合，以水三升，煎取汁二升，时时饮之。

治乳石发渴方

黄檗半斤。去皮，剉

上一味，每服二两，水五盏，煎至三盏，渴即饮之。

乳石发动上冲头面及身体壮热

论曰：乳石发动，上冲头面及身体壮热者，由将适过度，脏腑否塞，气不得宣通也。夫①服乳石者，以能捍风寒，逐冷湿，导经脉，益饮食也。然在阴则补其不足，在阳则能益其栗悍②。若阴盛阳虚，则石气发露，此所以热冲头面身体也。

治乳石发，胸背头中游热，**黄耆汤方**

黄耆剉　芍药　甘草炙　赤茯苓去黑皮　人参　石膏碎　生地黄切，焙　生姜切，炒　麻黄去根节，汤煮，掠去沫　麦门冬去心，

---

① 夫：明抄本、乾隆本、文瑞楼本同，日本抄本无。
② 栗悍：明抄本、乾隆本、文瑞楼本同，日本抄本作"慄悍"。

焙。各二两　桂去粗皮。一两①

上一十一味，粗捣筛。每服四钱匕，水二盏，入竹叶十片、枣二枚，擘破，同煎至八分，去滓温服，早晨、日午、夜卧各一。

治乳石发动，身热如火，**黄芩汤**方

黄芩去黑心　枳实去瓤，麸炒。各二两　栀子仁十四枚　栝楼根　厚朴去粗皮，生姜汁炙　芍药　甘草炙。各一两②

上七味，粗捣筛。每服四钱匕，水二盏，煎至一盏，去滓温服，早晨、日午、食前各一。

治乳石发热如火，头痛烦闷，寒热呕逆，**升麻汤**方

升麻　前胡去芦头　甘草炙。各二两　黄芩去黑心　生地黄切，焙。各三两　枳壳去瓤，麸炒　黄连去须　栝楼根剉，焙。各一两　栀子仁十四枚

上九味，粗捣筛。每服四钱匕，水二盏，入豉一合，绵裹，同煎至一盏，去滓温服，早晨、日午各一。心烦，加麦门冬一两。稍冷，加生姜一两。

治桃花石发，即心噤，身热头痛，宜温清酒，随多少服之，酒行即差。亦可服大麦麸，并此**麦奴汤**方

大麦奴阴干　麦门冬去心，焙。各二两　桂去粗皮。一两半　人参　甘草炙。各一两

上五味，粗捣筛。每服四钱匕，水二盏，入葱白四寸，同煎至一盏，去滓温服，早晚食前各一。

治乳石发，食讫心烦闷，寒热头眩，胸中不安者，**茵陈蒿汤**方

茵陈蒿四两　栀子仁二十枚　大黄剉，炒。二两

上三味，粗捣筛。每服三钱匕，水一盏，煎至七分，去滓温服，空心早晚食前各一。

---

① 桂去粗皮一两：文瑞楼本同，明抄本、乾隆本作"桂心一两"，日本抄本无。

② 芍药甘草炙各一两：日本抄本、文瑞楼本同，明抄本、乾隆本作"芍药 甘草"。

治乳石发动，忽大热，多欲就卧冷地，又不得食诸热面、热酒，方

五加木根叶皮剉，暴。二两

上一味，粗捣筛。每服四钱匕，水一盏，煎至七分，去滓温服。

治乳石发热，除热，蜂房汤方

露蜂房炙。三两

上一味剉碎，以水三盏，煎至一盏，去滓顿服。若不定，隔三五日再服。

治金石发热及诸热暴赤目方

冬葵子二合①　朴消一合

上二味，以水二升，同煎至一升，去滓，分三服，空心早晚食前各一。

治金石发热及诸热，朴消丸方

朴消炼成。半斤。

上一味，研成粉，炼蜜丸如梧桐子大。每服三十丸，食后蜜水下。服金石经年，觉身中少热，即以此丸压之。每夜卧时，服三十至四十丸，取胸膈凉为度。若有时患及发者，即取朴消粉一匙，空心水调服之，以利为度。凡朴消，取色白而不着风者佳，色黄者伤人。

治乳石心下烦闷，内热不安，冷石汤方

凝水石半两

上一味，以水半盏，磨汁服之，不差再作。

治乳石发，麻黄汤方

麻黄去根节，汤煮，掠去沫。二两　石膏碎。一两　黄芩去黑心。一两半

上三味，粗捣筛，分作两贴。每贴以水三盏，煎至二盏，去滓，内鸡子白二枚、芒消末一钱，热搅令沫出，以涂摩疮上，

---

① 合：日本抄本、文瑞楼本同，明抄本、乾隆本作"两"。

即差。

治石药发动，上冲头面，疼痛浮肿，心神恍惚，**防风汤方**

防风去叉　当归切，焙　泽泻　威灵仙去土　甘草炙，剉　黄连去须① 　虎杖各一两半② 　石韦去毛　天门冬去心，焙　白石脂研　槐实炒　地榆各二两　石膏椎碎。三两　生地黄切，焙。六两　大黄剉，炒　黄芩去黑心　犀角镑　消石研。各一两

上一十八味，咬咀。每服五钱匕，以水一盏半，入生姜一分，拍碎，同煎取八分，去滓温服。

乳石发动吐血衄血

论曰：乳石发吐血或衄血者，以石气壅遏于心肺生热故也。心主血，血得热则涌溢，复因胃气之逆，故吐血也。肺主气，开窍于鼻，气血调和，相为荣卫，及为热所乘，则血妄行，故为鼻衄也。

治乳石发动，心闷吐血，**麦门冬汤方**

麦门冬去心，焙。一两　生地黄二两　甘草炙　荸荠　茅根　干姜炮。各一两

上六味，剉如麻豆大。每服三钱匕，水一盏，入豉二七粒，煎至七分，去滓温服，空心日午各一。

治因饵乳石发，心肺中热，鼻中衄血，**连翘饮方**

连翘茎叶新者。一两　生地黄二两　苍耳茎叶新者　陈橘皮汤浸，去白　鸡苏茎叶新者。各一两

上五味，剉碎。以水少许，都捣令烂，生绢绞取汁。每服三合，不拘时，未止再服。

治乳石发动，鼻衄，头痛壮热，遍身疼痛烦闷，**小蓟汤方**

小蓟剉。二两　鸡苏剉。一两　青竹茹新竹取。一两半　麦门冬去心，焙　生地黄切碎。各二两

---

① 黄连去须：日本抄本、文瑞楼本同，明抄本、乾隆本作“黄连半两”。

② 虎杖各一两半：日本抄本、文瑞楼本同，明抄本、乾隆本作“虎杖两半”。

上五味，剉如麻豆大。每服三钱匕，水一盏，入生姜三片，煎至七分，去滓，不拘时温服，日三。

治乳石发动，心肺热甚，鼻中衄血不止，**吹鼻散方**

胡粉研　墨研　干姜为末　发灰研　铛墨研　伏龙肝为末。各半钱

上六味同研，以一字许，吹鼻中。一法，六味中但得一味末，用一字吹两鼻中，亦止。

治乳石发，卒吐血一二升，口鼻俱出者，**麦门冬饮方**

生麦门冬去心，绞汁。一盏　生地黄绞汁。一盏　小蓟切碎，绞汁。一盏　伏龙肝末二两

上四味，前三味各入少水，绞取汁相和匀。每服二合，入伏龙肝末二钱匕调下，每日空心一服，日午再服。

治乳石发，热盛吐血、衄血，**生地黄汤方**

生地黄切碎。五两　栀子仁二十枚　小蓟根切。三①两　黄芩去黑心。一两

上四味，剉如麻豆大。每服五钱匕，水一盏半，入豉二七粒，煎至一盏，去滓温服，空心日晚各一服。

治乳石发，衄血，**生地黄饮方**

生地黄切，绞汁。三合　小蓟根切，绞汁。三合

上二味，合和令匀，分温作三服，早晨、日晚各一。

乳石发目昏赤痛

论曰：乳石发目昏赤痛者，由石势乘虚而上，亦膈内有痰热也。石性归肾，若将适失宜，饮食失度，则其气腾涌，与痰热并蓄，熏蒸于肝，故令目昏赤痛也。

治乳石发，目昏赤痛，不睹物，**大黄汤方**

大黄剉，炒　黄连去须　石膏研。各二两　黄芩去黑心　甘草炙，

---

① 三：明抄本、乾隆本、文瑞楼本同，日本抄本作“二”。

剉　细辛去苗叶　半夏汤洗，去滑尽。各一①两　山栀子仁七枚

上八味，粗捣筛。每服五钱匕，水三盏，入生姜一分，拍碎，煎至一盏半，去滓，分温三服，早晚服。

治乳石发，目赤，闭目不开，烦闷热气，胸中澹澹，**泻肝前胡汤方**

前胡去芦头　山栀子仁　干姜②炮　车前叶　淡竹叶各二两　大青　秦皮剉　决明子碎　细辛去苗叶　黄芩去黑心。各三两　石膏研。八两

上一十一味，粗捣筛。每五钱匕，水三盏，煎五六沸，下芒消一钱匕，煎至一盏半，去滓，分温三服，得利即差。

治乳石发，目赤痛，小便赤，大便难，逆冲胸中，口燥，**黄芩汤方**

黄芩去黑心　大黄剉，炒。各二两　山栀子仁十四枚

上三味，粗捣筛。每服三钱匕，水一盏，煎至七分，入豉一合，更煎三五沸，去滓温服，取利三两行，以浆水粥止之。

治乳石发，腰痛欲折，两目欲脱者，为热上肝膈，腰肾冷极故也，**黄连饮方**

黄连去须　萎蕤各一两　甘草炙，剉。半两

上三味，粗捣筛。以水三盏，煎至一盏，去滓，内朴消一钱匕，更煎二三沸，分温二服，取微利，差。

治乳石发，目痛如刺者，为热气冲肝上目，**小便洗方**

上数冷食清，朝温小便洗，三日③即差。

治乳石发，目生赤脉息肉，碜痛不开，**枣肉黄连点方**

枣七枚。去核　黄连去须，碎。一两。绵裹　淡竹叶切。一握

上三味，先以水二盏，煎竹叶至一盏半，去竹叶澄清，内枣、黄连，煎至三合，绵滤去滓。每日临卧点目大眦，即差。

治乳石发，目赤痒，**丁香黄连点方**

---

① 一：明抄本、乾隆、文瑞楼本同，日本抄本作"二"。
② 干姜：日本抄本、文瑞楼本用量同，明抄本、乾隆本作"三两"。
③ 三日：明抄本、乾隆本、文瑞楼本同，日本抄本作"日三"。

丁香二七枚。碎　黄连去须　黄檗皮切。各半两　蕤仁研。
二七枚　五铢钱一十文

上五味，以水二盏，煎至六分，绵滤去滓。点目大眦，频点，
取差。

治乳石发，久风目赤，**青盐点方**

青盐研。一两　杏仁去皮尖。二两。微炒，研烂，以少汤同研
匀，帛裹压油出，用半鸡子壳

上二味，用铜盆一只，面阔一尺者，内油盐。取青柳枝如箸
大者一握，紧束之，截头令齐，用研之。候如稠墨，即先剜地作
坑，置瓦于坑底上，取熟艾一鹅卵大，安瓦上烧之，即安前药盆，
合在坑口上，以烟熏之，火尽药成，收于不津器中。每夜点目大
眦，即卧，频点取差。

治乳石发，目翳，**雄黄散**点方

雄黄研　干蓝各半两

上二味，捣研为散。每用一米大，翳上点之，三五度即差。

治乳石发，眼肿痛不开，**猪肉贴方**

上取精猪肉，薄切，贴眼上，热即易之。一方，用子肝，以
井华水浸贴之。

乳石发痈疽发背疮肿

论曰：乳石性本炎悍，服者苟将适失度，食饮不时，致热毒
发泄，不择所出，或瘭疽发背，或肠痈溲膏，不可胜治。间虽有
未尝服乳石，而毒气溃漏如是者，亦以腑脏久蓄热毒，或以胞胎
之初，禀受石气，其来有自。治法当先以疏利之剂败其毒，而外
施傅贴之术。

治乳石发动，痈疽发背，诸肿毒，**五香连翘汤方**

连翘去梗　木香　沉香　薰陆香研　麝香研　射干　升麻　独
活去芦头　桑寄生剉　木通剉。各三两　大黄剉。三两①　丁香一两

---

① 三两：文瑞楼本同，明抄本、乾隆本无，日本抄本作"二两"。

上一十二味，除麝香外，粗捣筛，和匀。每服五钱匕，水二盏，煎至一盏半，去滓，入竹沥二分再煎沸，温服，不拘时。

治乳石发动，痈疽发背，热渴，**麦门冬汤**方

麦门冬去心，焙　赤茯苓去黑皮　生干地黄焙　石膏碎　升麻　人参　知母焙　芎䓖　山栀子仁各三分　小麦半升　黄耆炙，剉　甘草炙　枳实麸炒　芍药各一两　黄芩去黑心　前胡去芦头。各一两半

上一十六味，剉如麻豆大。每服五钱匕，水二盏，入生姜五片、枣二枚，擘破，竹叶十片，同煎至一盏，去滓温服，不拘时。

治乳石发动，初觉皮肤有疖毒，恐成痈疽，及腑脏壅涩，寒热，口干心烦，**犀角汤**方

犀角镑　知母剉。各半两　木通剉　芍药　升麻　莽草　麦门冬去心，焙　黄芩去黑心　甘草炙，剉　萎蕤各三分

上一十味，粗捣筛。每服五钱匕，用水二盏，煎至一盏，下竹沥半合，马牙消一钱，更煎数沸，滤去滓，空心温服，快利为度，未利再服。

治乳石发动，痈疽，内热大渴，**黄耆汤**方

黄耆炙，剉　前胡去芦头　大黄剉，炒。各一两半　栝楼根二两　木通剉　黄芩去黑心　芍药　赤茯苓去黑皮　甘草炙，剉　知母焙　人参　当归切，焙　升麻　小麦各一两　生地黄研，取汁

上一十五味，除地黄外，粗捣筛。每服五钱匕，以水二盏，竹叶二七片，切碎，煎至一盏，去滓，入地黄汁半合，再煎沸，空心日晚各一服。

治乳石发动，痈疽虚热，**人参汤**方

人参　甘草炙，剉　黄耆炙，剉　芍药各一两半　赤茯苓去黑皮　当归切，焙　芎䓖　黄耆去黑心　木通剉。各一两

上九味，粗捣筛。每服五钱匕，以水二盏，竹叶一十片，切碎，生地黄汁少许，煎至一盏，滤去滓，温服，空心日午各一。

治乳石发为痈疽，**五味子汤**方

五味子炒　前胡去芦头　当归切，焙　黄耆炙，剉　生干地黄

焙　人参各一两　小麦一合　黄芩去黑心　麦门冬去心，焙。各一两半　甘草炙，剉。三分①　桂去粗皮　升麻各半两

上一十二味，粗捣筛。每服五钱匕，以水二盏，枣一枚，擘破，生姜三片，煎至一盏，去滓温服，空心日午各一。

治乳石发为痈疽，肿痛烦热，**增损当归汤**方

当归切，焙　赤茯苓去黑皮　人参　前胡去芦头　黄芩去黑心。各一②两　桂去粗皮。半两　芍药　甘草炙，剉。各一两　麦门冬去心，焙。二两　小麦一合　竹叶半两

上一十一味，粗捣筛。每服五钱匕，以水二盏，枣二枚，擘破，煎至一盏，去滓温服，空心日午各一。

治乳石发动，痈疽发背，**漏芦汤**方

漏芦去芦头　白敛剉　黄芩去黑心　枳壳去瓤，麸炒　芍药　甘草炙，剉　麻黄去根节　升麻剉。各一两　大黄剉，炒。一两半

上九味，粗捣筛。每服五钱匕，水一盏半，煎至一盏，去滓温服，空心日午各一。

治乳石发动，痈疽发背，疏利毒气，**大黄汤**方

大黄剉，炒。一两　栀子仁　犀角屑各半两　栝楼根二两　升麻　黄芩去黑心　甘草炙，剉。各三分

上七味，粗捣筛。每服五钱匕，用水一盏半，煎至一盏，滤去滓，空心日午温服。

治乳石发动，痈疽发背，一切毒气，止痛化脓，**犀角丸**方

犀角屑一两　大黄切，炒　黄芩去黑心　升麻　防风去叉　当归切，焙　人参　黄耆炙，剉　栀子仁　黄连去须　干蓝　甘草炙。各半两　巴豆十枚。去皮、心，炒，研细

上一十三味，除巴豆外，捣罗为末，入巴豆和令匀，炼蜜丸如梧桐子大。每服五丸，米饮下，快利为效。

---

① 分：明抄本、乾隆本、文瑞楼本同，日本抄本作"两"。
② 一：日本抄本、文瑞楼本同，明抄本、乾隆本作"三"。

治乳石发动，痈疽发背，一切热毒及恶疮，**黄耆丸方**

黄耆炙，剉 犀角屑各一两半 黄连去须 茯神去木 当归切，焙 防风去叉 芍药 升麻 赤茯苓去黑皮 黄芩去黑心 甘草炙。各半两 木通剉。一两 麝香研。半分

上一十三味，除麝香外，捣罗为末。入麝香研和匀，炼蜜为丸如梧桐子大。每服二十丸，生姜汤下，未效加至三十丸。

治乳石发动，痈肿发背，及脏腑涩滞，**麻仁丸方**

大麻仁研。二两 木香三分 枳壳去瓤，麸炒 大黄剉，炒 恶实炒。各一两 甘草炙。半两

上六味，除麻仁外，捣罗为末，入麻仁研匀，炼蜜为丸如梧桐子大。每服二十丸，温水下，未效加至三十丸。

治乳石药气发热，风热相并，致痈肿疮痍，经年不愈，**生地黄煎方**

生地黄五斤①。洗，切，以木杵白捣绞汁 黄精十二斤。洗，切，以木杵白捣绞汁 白蜜五升

上三味汁相和，于银石器中，慢火煎如膏为度，以瓷合盛。每服，生姜汤调下半匙至一匙，日二夜一。

治乳石痈毒发背，**无名异膏方**

无名异研 没药研 麝香研 檀香剉 丹砂研 沉香剉 麒麟竭研 乳香研 突厥白剉 白敛剉 白及剉 白芷剉 鸡舌香研 鸡骨香研 当归切，焙 芎䓖剉 大黄剉，炒 牛膝剉，酒浸，焙 防风去叉，剉 槐枝剉 柳枝剉 桑枝剉。各半两 蜡四两 铅丹十二两 青油二斤

上二十五味，除油、蜡、丹及前八味研末外，并剉碎，先熬油令沸，下檀香等一十四味剉药煎，候白芷赤黑色，绞去滓再煎，入蜡、铅丹，以柳篦搅，候变黑色，滴于水中成珠子，软硬得所后，下无名异八味研末，搅令匀，以瓷合盛。用故帛涂帖疮上，每日一次换，以差为度。

① 斤：日本抄本、文瑞楼本同，明抄本、乾隆本作"升"。

卷第一百八十三

三七九九

治乳石发痈疽疮，止痛生肌，**甜菜膏方**

甜菜三两　生地黄　猪脂各二两　大戟炒。一两　当归切，焙　续断　白芷　莽草　芎䓖　防风去叉。各半两　甘草炙　芍药各三分①　蜀椒去目并合口者，炒出汗　细辛去苗叶　大黄剉，炒　杜仲去粗皮，酥炙　黄耆炙，剉　黄芩去黑心。各一分

上一十八味，除猪脂外剉碎，先熬脂令沸，下诸剉药煎，候白芷赤色，绞去滓，瓷合盛。每日三五次涂傅疮上。

治乳石痈疽，发背疮毒，止痛吮脓，**必效膏**方

油一斤　铅丹研。六两　麝香研。一钱　腻粉研　蜡各三分②　枫香脂一两半　丹砂细研。半两　盐半两　白芷剉　乳香研　当归炙，剉　桂去粗皮，剉　芎䓖剉　藁本去苗、土，剉　细辛去苗叶，剉　密陀僧研。各一两

上一十六味，先将油煎令沸，次下白芷等六味剉药煎，候白芷赤黑色，漉出。下蜡、枫香脂，候熔尽，以绵滤去滓。下铅丹、密陀僧、乳香，以柳篦搅煎，候变黑色，滴水中成珠子，即下盐、丹砂、麝香粉等搅匀，倾于瓷盆内，安净地上一宿，除火毒。用故帛上摊贴，日二，以差为度。

治痈疽发背，热毒气结，肿痛坚硬，止疼痛，**神效膏**③方

木通剉　甘草炙　当归炙，剉　白芷　防风去叉　细辛去苗叶　栀子仁　黄连去须　黄芩去黑心。各一分　垂柳枝剉。二两　铅丹六两　蜡半两　清油一斤

上一十三味，除丹、蜡、油外，剉碎。先以油内浸药一宿，于火上煎，候白芷赤黑色绞去滓，再煎，即下丹、蜡，柳篦搅，候变黑色，滴水中成珠子，软硬得所，瓷合盛。故帛上摊贴，日二次，以差为度。

治发背痈疽疼痛，热毒焮肿，赤硬有脓，即撮令头溃，**蛇皮涂贴方**

---

① 三分：文瑞楼本同，明抄本、乾隆本作"二分"，日本抄本作"三两"。
② 三分：文瑞楼本同，明抄本、乾隆本作"二两"，日本抄本作"三两"。
③ 神效膏：日本抄本、文瑞楼本同，明抄本、乾隆本作"神圣膏"。

蛇皮长五尺。细切，炒黑色　芸薹子一两　鸡子二枚。取白　蔓菁叶切。二两　马齿苋切。三两　窑灶中黄砖三两。为末，不着水者

上六味，先细捣蛇皮、芸薹子，次下蔓菁、苋、砖末，细研令匀。次入鸡子白和，以瓷合盛。涂故帛上贴之，每日三五度换。或疮毒发热，即研生地黄汁三五合饮之。

治黑疮肿㿉，因乳石发动，**龙葵散方**

上取龙葵根一握，净洗，细切，乳香研，三两，杏仁去皮尖、双仁，六十枚，黄连去须，三两，同捣罗为细末。其疮作头未傍攻者，即须作饼厚如三四钱许，可疮大小傅之。疮若觉冷微痒者，即易之。痒不可忍，切不得搔动，直候一炊久，即看疮中，似石榴子戢戢著，然后去药。时时以甘草汤微温洗之，洗了即以蜡帛贴之。疮若傍攻作穴，即内药于穴中，以满为度。疮若赤色者，即是热肉面所为，不用龙葵根，以蔓菁根代之。黑疮愈后，只得食猪、鱼、葱、蒜，终身更不得食羊血，食即再发。

又方

上取甘草一斤二两，剉，大麦三升，黄连去须，二两，同捣筛，以沸汤和作饼，贴疮上，干即易，不过四五度，差。

又方

凡发背，多于背两胛间起如粟米，或痛或痒，不过数日，遂至于死。临困之时，已阔三寸，高一寸，疮有数十孔，以手按之，诸孔皆脓出。初有此候，宜急取净土，水和为泥，捏作饼，厚二分，阔一寸半大。作艾炷，灸泥上百壮，干即易饼。仍服五香连翘汤，及铁浆攻之。又发背未作大脓，可水箭射之，浸石令冷熨之，差。

乳石发身体生疮

论曰：服石之法，觉饥则食，坐卧衣服如之，则将适有度，而石势不作。倘将适失度，则其热壅滞，血气涩结，此身体所以

生疮。且屦袜至微，一过乎温，则足指生疮，况身体覆幂周密之至，鲜有不为患者。

治乳石发热，体生细疮，并热不已，**黄连汤**方

黄连去须　芒消各三两

上二味，以水七盏，先煎黄连至四盏，去滓，内芒消末搅匀，停温，以手巾蘸药揾疮上。

治乳石发热，遍体生疮，兼气力弱，**大黄汤**方

大黄剉，炒。三两　栀子仁二七粒①　黄芩去黑心　麦门冬去心，焙　甘草炙，剉。各一两

上五味，粗捣筛。每五钱匕，水二盏，煎至一盏，去滓，内芒消末一钱匕，更煎三两沸，分温二服，早晨、夜卧各一服。

治乳石发热，身体微肿生疮，**升麻汤**方

升麻　萎蕤各一两半　黄芩去黑心。二两　犀角镑　甘草炙，剉。各一两　栀子仁一十枚

上六味，粗捣筛。每五钱匕，水三盏，煎至一盏半，去滓，下紫雪一钱匕，分温二服，以利下三两行为度，仍用前黄连汤，涂疮肿上。

治乳石发，体热生疮，**麦门冬汤**方

麦门冬去心，焙。三两　甘草炙，剉　桂去粗皮。各一两半　人参一两

上四味，粗捣筛。每五钱匕，水三盏，入葱白二茎，煎至一盏半，去滓，内豉二合，更煎三两沸，去滓，分温二服，早晨午时至晚各一。

治乳石发动，表里俱热，身体生疮，或发痈疽，大小便不利，**知母芒消汤**方

知母焙　甘草炙，剉。各一两　栀子仁二七枚　大黄剉，炒。四两　黄芩去黑心。二两

上五味，粗捣筛。每五钱匕，水三盏，煎至一盏半，去滓，

---

① 二七粒：日本抄本、文瑞楼本同，明抄本、乾隆本作"二枚"。

入芒消末一钱匕，更煎三两沸，分温二服。

治乳石发，两股生疮热痒，兼头痛，**麦门冬汤**方

麦门冬去心，焙　知母焙　泽泻　甘草炙，剉。各一两　粳米五合

上五味，粗捣筛。每五钱匕，先以水五盏，煎小麦二合、竹叶二十片至三盏，去滓，下药末，重煎至一盏半，去滓，分温二服，空心日晚各一。

治乳石发动，体上生疮，结气肿痛，**香豉饮**方

豉半分①　葱白一握。切

上二味，以水二盏半，煎至一盏，去滓温服，至三四剂。

治乳石发动，烦热胀满，身体生疮，**甘草汤**方

甘草炙，剉　麻黄去根节。各一两

上二味，以水二盏，酒半盏，煎取一盏半。先以火遍炙背，令热欲汗出，即热服之，以衣覆卧，须臾大汗出，即差。

治乳石发动生疮，热气冲胸，**葱白汤**方

葱白三茎。切　栀子仁十四枚。擘碎　豉二合

上三味，以水三盏，煎至二盏，去滓，分作三服，早晨午时至晚服之。

治服乳石患疮肿方

上无问大小，或如粟米，则加意疗之。或井水淋，或盐汤洗，或以指摘破，即以指甲细掐旁边，又以唾数涂之，或以苍耳汤浸洗之，或以冷石恣意熨之，以差为度。

治乳石发动，脚指生疮者，为履袜太温方

上当以脚践冷地，以冷水洗之，即差。

乳石发口舌疮烂

论曰：乳石发口舌疮烂者，以食饮不时，谷气不足，石性暴烈，其热乘于心脾也。脾主口，心主舌，热积而疮，疮甚而烂，

---

① 分：明抄本、乾隆本、文瑞楼本同，日本抄本作"两"。

复不得食，则热极可知。解之之剂，不可缓也。

治乳石发，体热烦闷，口中疮烂，表里如烧，痛不能食，**栀子仁汤**方

栀子仁十枚　黄芩去黑心　大黄剉，炒。各三两　豉二合

上四味，粗捣筛。每服五钱匕，水一盏半，入香豉一合，煎至八分，去滓，食前温服。

治乳石发动，口中伤烂，舌强而燥，不得食味者，为食少谷气不足，药气积在胃脘故也，**宜香豉汤**方

豉半升[①]　荬蕀　甘草炙，剉。各半两[②]　黄檗去粗皮，蜜炙，剉　麦门冬去心，焙。各一两

上五味，粗捣筛。每服五钱匕，水一盏半，煎至八分，去滓温服，日再。

治乳石发，头项烦痛，胸胁胀满，寒热，手足逆冷，或口生疮烂，或干呕恶闻食气，上气欲绝，**前胡汤**方

前胡去芦头　芍药　大黄剉，炒　甘草炙，剉　黄芩去黑心。各二两

上五味，粗捣筛。每服五钱匕，水一盏半，枣五枚，擘破，煎至八分，去滓温服，日再。若气实者，加茯苓去黑皮，二两；胸满塞者，加枳壳，去瓤，麸炒，一两；吐逆胸中冷者，加干姜，炮，二两；口燥者，加麦门冬，去心，焙，二两。增减以意量之。

治乳石发，食饮失度，口中发疮，**漱黄芩汤**方

黄芩去黑心。三两　石膏碎。五两　甘草炙，剉　升麻各二两

上四味，粗捣筛。每服五钱匕，水一盏半，煎至八分，去滓，放冷，用漱口，一日十遍。喉咽有疮，稍稍咽之。

治乳石发动，口舌生疮，**铅霜散**方

铅霜研　白矾烧灰　黄檗去粗皮，蜜炙。各一两　麝香研。

---

　　①　升：明抄本、乾隆本、文瑞楼本同，日本抄本作"斤"。
　　②　甘草炙剉各半两：文瑞楼本同，明抄本、乾隆本作"甘草炙。各半两"，日本抄本无。

一钱。

上四味，捣研为散。每用半钱匕掺疮上，有涎即吐之。

治乳石发口疮，**黄檗汤方**

黄檗去粗皮，蜜炙。二两　龙胆一两半　黄连去须　升麻各
一两

上四味，粗捣筛。每服五钱匕，水一盏半，煎至八分，去滓，
时时含咽。

治乳石发动，口舌生疮，**龙脑散方**

龙脑半钱　铅霜　滑石各一①分

上三味，各研为细末和匀。每用一字掺疮上，吐涎，差。

治乳石发，腹内胸中悉有疮，**升麻汤方**

升麻一两半　乌梅十枚。去核，炒　黄芩去黑心　黄连去
须　栝楼根　甘草炙。各一两

上六味，粗捣筛。每服五钱匕，水一盏半，煎至一盏，去滓，
细细含咽，日三四服。

治乳石发动，口舌生疮，连颊肿痛，**升麻散方**

升麻　防风去叉　甘草炙。各半两　鸡肠草三分　芎䓖　大青
各一分

上六味，捣罗为散。每先于疮肿处针出恶血，盐汤漱后，用
药半钱匕贴疮上，日三。

治乳石发动，口舌生疮，**浮萍丸方**

干浮萍草　升麻　黄药②　铅丹炒，研。各半两

上四味，捣研为末，炼蜜丸如鸡头实大。每服一丸，含化
咽津。

---

① 一：明抄本、乾隆本、文瑞楼本同，日本抄本作"二"。
② 黄药：明抄本、乾隆本、文瑞楼本同，日本抄本作"黄檗"。

卷第一百八十四

乳石发动门

乳石发身体肿　乳石发上气喘嗽　乳石发呕逆　乳石发霍乱转筋
乳石发痃结羸瘦　乳石发心腹胀满　乳石发下利　乳石发淋沥
乳石发大小便不通　服乳石备饮食常法　乳石发诸药不治者

乳石发动门

乳石发身体肿

论曰：石发而身体肿者，以食饮过温，不能劳动，致热气蓄壅于肌肉，不得宣散故也。亦有①外感风湿，内有停水，与石势相薄，其气滞塞，致浮肿者。然食饮过温，不自劳动，其为肿也，但体热虚肿而已。若风湿停水而发肿，则必心中烦满，小便涩，不可不辨也。

治乳石发热肿，初觉壅，宜服**升麻汤**方

升麻　大黄剉碎，微炒　黄芩去黑心　枳实去瓤，麸炒　芍药各二两　甘草炙　当归切，焙。各一两

上七味，粗捣筛。每服三钱匕，以水一盏，煎至七分，去滓温服。

治乳石热肿，**茯苓汤**方

赤茯苓去黑皮　淡竹叶一握。切碎　白术　甘草炙　枳实去瓤，麸炒　人参　栀子仁各一两　大黄剉，炒。二两　黄芩去黑心。三两

上九味，粗捣筛。每服三钱匕，水一盏，煎至七分，去滓温服。

治钟乳发寒热，胸中壅塞，面肿，手足烦疼，**生麦门冬汤**方

---

① 亦有：元刻本、明抄本、乾隆本、文瑞楼本同，日本抄本作"赤者"。

生麦门冬去心，焙。一两^① 豉微炒。一^②合

上二味，粗捣筛。每服三钱匕，水一盏，葱白三茎，拍碎，同煎至六分，去滓，空心温服。

治乳石发热坚肿，**芍药汤**方

芍药 枳实去瓤，麸炒 大黄剉，炒 升麻各二两 当归切，焙。一两

上五味，粗捣筛。每服三钱匕，水一大盏，煎至七分，去滓温服，空心食前日午各一服。

治服石人水气内积，面目腿膝肿硬，小便涩，**木通汤**方

木通剉 桑根白皮炙，剉。各半两 桔梗剉，炒 赤芍药各三分 葶苈子隔纸炒 白茅根微炒。各一两

上六味，粗捣筛。每服五钱匕，水一盏半，煎至七分，去滓，空腹温服，日再。

治服石人风湿外搏，水饮内停，身面微肿，小便涩，**紫苏子丸**方

紫苏子微炒。一合半 陈橘皮去白，焙 杏仁去皮尖、双仁，炒 赤茯苓去黑皮 防己各一^③两 葶苈隔纸炒。三分

上六味，捣罗为末，炼蜜丸如小豆大。每服十五丸，加至三十丸，空心用桑白皮、赤小豆煎汤下，日再。

治服石人水气内积，面肿，**赤茯苓散**方

赤茯苓去黑皮 牵牛子炒。各一两半 枳壳去瓤，麸炒 陈橘皮去白，炒 甘草炙。各三分

上五味，捣罗为散。每服二钱匕，如茶点服，不拘时。

治乳石发动，上攻头面浮肿，**消石汤**方

消石 萆薢 防风去叉 黄连去须，炒 大黄剉，炒 甘草炙，剉 枳壳去瓤，麸炒。各一两 地榆剉 羌活去芦头 龙

---

① 一两：元刻本、明抄本、乾隆本、文瑞楼本同，日本抄本作"一两半"。
② 一：元刻本、明抄本、乾隆本、文瑞楼本同，日本抄本作"二"。
③ 一：元刻本、明抄本、乾隆本、文瑞楼本同，日本抄本作"三"。

骨　代赭煅　桑根白皮剉，焙。各一两半① 桂去粗皮　黄芩去黑心。各半两　石韦去毛。二两②

上一十五味，粗捣筛。每服五钱匕，水一盏半，入生姜三片，同煎至八分，去滓温服。

治乳石发热，初欲作肿，**石燕子淋洗方**

石燕子七枚

上一味，粗捣筛。以水三升，煮取二升，频淋洗痛肿处，以差为度。

治乳石发动，周体患肿，不能回转者，为久坐不行，又饮酒，药气滞在皮肤之内，血脉不通也

上宜饮酒，冷水洗，自劳即差。若不能行者，遣人扶持强行，使支节调畅乃止。亦不得过度，使反发热。倘反热者，还当洗之。

治乳石发动，四肢面目浮肿者，为饮食温，久不自劳力，药与正气相隔也

上但饮热酒，冷食自劳，及洗浴即差。

治乳石发动，腹背热，如手、如杯、如盘③许大者方

上但以冷石，随热处熨之。

乳石发上气喘嗽

论曰：乳石之发，如火炎上，热气腾涌，熏蒸胸膈，入于肺中，气壅不散，使人胸满短气，上喘咳嗽，不得安卧。

治乳石发，肺胀气急，呀嗽喘粗，不得安卧，**紫菀汤方**

紫菀去苗、土。一两半　甘草炙。半两　赤茯苓去黑皮。一两半　槟榔剉。五枚　葶苈子纸上炒。一两

上五味，粗捣筛。每服三钱匕，水一盏，煎至七分，去滓，空心温服。

---

① 各一两半：元刻本、文瑞楼本同，明抄本、乾隆本作"一两"，日本抄本无。
② 二两：元刻本、日本抄本、文瑞楼本同，明抄本、乾隆本作"一两"。
③ 如杯如盘：元刻本、文瑞楼本同，明抄本、乾隆本、日本抄本作"如杯盘"。

治乳石发，热冲头面，口干喘嗽，**麦门冬汤**方

生麦门冬去心，焙 萎蕤去根 石膏碎。各二两 葛根剉。三两

上四味，粗捣筛。每服五钱匕，水一盏半，入葱白三茎，切，同煎至一盏，去滓，入生地黄汁二合，更煎三两沸。食后分温二服，日再。

治乳石发，上气肺热，呀嗽，多涕唾，**贝母汤**方

贝母去心。一两 麦门冬去心，焙。三两 杏仁汤浸，去皮尖、双仁，炒。二十枚 生姜切，焙 石膏碎。各一两 黄芩去黑心。半两 甘草炙，剉。一两 五味子 白术剉。各半两 淡竹叶一握①。切

上一十味，粗捣筛。每服五钱匕，水一盏半，煎至一盏，去滓，下蜜二钱搅匀，空心温服。若取利，入芒消一字，汤成下。

治乳石上气，呀嗽不得卧，卧即气绝，**葶苈丸**方

葶苈子纸上微炒。半两 芸薹子拣净 马兜铃剉 紫菀去苗、土 人参各一两② 杏仁汤去皮尖、双仁，炒。二十枚③ 皂荚酥炙，去黑皮并子。半两 白前 甘草炙，剉 防己各一两

上一十味，捣罗为末，炼蜜和捣令熟，丸如梧桐子大。空心，米饮下二十丸。

治乳石发，定肺气，止喘嗽，**天门冬煎**方

天门冬去心，绞汁。二两 生地黄绞汁。四两 生姜去皮，绞汁。二两 杏仁汤去皮尖、双仁，研如膏。二两 白蜜二两 牛酥三④两 百部 款冬花 紫菀去苗、土 麻黄去根节，别捣。各二⑤两 升麻三两 甘草炙。二两

上一十二味，将后六味各捣为末。先以水五盏，煎麻黄末三

---

① 一握：元刻本、日本抄本、文瑞楼本同，明抄本、乾隆本作“一两”。
② 各一两：元刻本、明抄本、乾隆本、文瑞楼本同，日本抄本无。
③ 二十枚：元刻本、明抄本、乾隆本、文瑞楼本同，日本抄本无。
④ 三：元刻本、明抄本、乾隆本、文瑞楼本同，日本抄本作“二”。
⑤ 二：元刻本、明抄本、乾隆本、文瑞楼本同，日本抄本作“一”。

钱匕，去沫，下五药末五钱匕，煎至四盏，绞去滓，澄滤于铜器中，以微火煎至三盏。次下天门冬汁、地黄汁各二合，更煎减至二盏，下姜汁二合，更煎减至一盏，下杏仁膏、酥、蜜等各半合，搅令匀稠，置不津器中。每服取半鸡子壳许，含化咽津，日四五服。

治乳石发热喘嗽方

豉二合

上以水三盏，渍取汁，分温三服，早辰、日午、晡时各一服，服讫卧少时。

乳石发呕逆

论曰：石性勇悍，凡服食过度，将适失宜，而又脾胃不和，谷不能胜，则其气上攻，所以发呕逆也。

治乳石发动，热气上攻，脾胃不和，呕逆食不下，**茯苓汤**方

赤茯苓去黑皮　陈橘皮汤浸，去白，焙　黄耆剉　枇杷叶拭去毛，微炙。各三分　前胡去芦头　枳壳去瓤，麸炒　大黄剉，炒　芦根剉。各一两①　麦门冬去心，焙。一分　甘草炙，剉。半两

上一十味，粗捣筛。每服五钱匕，水一盏半，入生姜五片，青竹茹一分，煎至八分，去滓，食后临卧温服。

治乳石发，结热癖，心下肿，胸中痞塞，呕逆不止，**雁肪汤**方

雁肪一具。先煮过　当归切，焙　大黄剉，炒　桂去粗皮。各二②两　芍药一两半　人参　石膏碎　甘草炙，剉。各一两　桃仁二十枚。汤浸，去皮尖、双仁，炒，研

上九味，除雁肪外，粗捣筛。先将雁肪以水七盏，煎取汁五盏，去雁肪。每服用汁二盏，药末四钱匕，更入桃仁七枚，枣一枚，拍碎，煎至一盏，去滓，入芒消少许，更煎三两沸，空心温服，日午再服。若热盛者，日四服。如无雁，以白鸭代之。如无

---

① 两：元刻本、明抄本、乾隆本、文瑞楼本同，日本抄本作"分"。
② 二：元刻本、明抄本、乾隆本、文瑞楼本同，日本抄本作"一"。

白鸭，以乌鸡代之。

治乳石发呕，服药不效，**三黄汤**方

豉三合。新绵裹，线缠作袋子　栀子仁半两　枳实去瓤，麸炒。二两　甘草炙，剉　前胡去芦头　大黄剉，炒。各一①两

上六味，除豉外，粗捣筛。每服四钱匕，水二盏，和豉袋子同煮至一盏，后入芒消一钱匕，再煎一二沸，去滓，空心温服。

治乳石发动，虚热，痰饮呕逆，饮食不下，**栝楼根汤**方

栝楼根　麦门冬去心，焙　人参　甘草炙　黄芩去黑心。各半两　半夏汤洗七遍，去滑　芦根剉。各一两　前胡去芦头。三分

上八味，㕮咀如麻豆。每服五钱匕，水一盏半，入生姜五片，煎至八分，去滓温服，不拘时候。

治乳石发动，烦闷呕逆，**人参汤**方

人参　白术　栝楼根　甘草炙，剉。各二两　黄芩去黑心。一两

上五味，粗捣筛。每四钱匕，水二盏，煎至一盏，去滓，分温二服，早晚食前各一。

治乳石发热，干呕烦热，**半夏汤**方

半夏汤洗去滑，切，焙。一两　白薇炒。二②两　干姜炮　甘草炙，剉。各半两

上四味，粗捣筛。每服三钱匕，苦酒一盏，煎至五分，去滓温服。

治乳石发动，烦闷呕逆，**人参汤**方

人参　甘草炙，剉　麦门冬去心，焙　黄芩去黑心　芦根去土，剉，焙　栝楼剉，炒。各一两

上六味，粗捣筛。每服三钱匕，水一盏，煎至七分，去滓，空心温服。

治乳石发，呕不止，食不下，**薤白饮**方

---

① 一：元刻本、明抄本、乾隆本、文瑞楼本同，日本抄本作"二"。
② 二：元刻本、明抄本、乾隆本、文瑞楼本同，日本抄本作"三"。

豉①微炒。四合② 陈橘皮汤浸，去白，焙。一两 麦门冬去心，焙。二两 粟米半合

上四味，粗捣筛。每服五钱匕，水二盏，入薤白二茎，拍碎，煎至一盏，去滓温服，早晚各一。

治乳石发动，干呕，**枳壳汤方**

枳壳去瓤，麸炒。五两 栀子仁七枚 豉微炒。二合 大黄剉，炒。二两

上四味，粗捣筛。每服四钱匕，水二盏，煎至一盏，去滓温服，空心晚后各一，强壮者加大黄一两。

治乳石发呕不息方

薤白一握

上一味，碎切。以水三③盏，煎至一盏，去滓温服。

治乳石发，呕逆，咽喉中伤，清血出者，此因卧温及食热所致方

上以冷水饮之，或以冷石熨咽喉，即差。

治乳石发，胸胁满，气上逆，此因失饥不食，药气上冲所致方

上速与冷水洗之，或以冷饭食之，即差。

乳石发霍乱转筋

论曰：乳石发霍乱转筋者，以服食失度，阴阳不和，清浊相干也。盖服石之人，腑脏多热，热即引饮；及其饥饱④，食又过多。水谷既伤，肠胃不纳，下为泄利，上为吐逆，又为膜胀。吐利不止，塞气益甚，则为转筋。食饮药剂，当调以温和，使石热平息，气道下降，则病可愈。

治乳石发，霍乱转筋不止，**香薷汤方**

---

① 豉：元刻本、日本抄本、文瑞楼本同，明抄本、乾隆本作"香豉"。
② 合：元刻本、明抄本、乾隆本、文瑞楼本同，日本抄本作"两"。
③ 三：元刻本、明抄本、乾隆本、文瑞楼本同，日本抄本作"二"。
④ 饥饱：元刻本、明抄本、乾隆本、文瑞楼本同，日本抄本作"饥"。

香薷三分　木瓜干者，去瓤　人参　陈橘皮汤浸，去白，焙　厚朴去粗皮，生姜汁炙熟。各一两　桂去粗皮。半两

上六味，粗捣筛。每服五钱匕，水一盏半，入生姜半分，切，煎取八分，去滓温服，不计时候。

治乳石发，霍乱吐利转筋，**木瓜汤方**

木瓜大者，一枚。去瓤，薄切　仓粳米一合

上二味，以水二盏，煎取一盏，去滓，时时温服一合。

治乳石发，霍乱吐利不止及转筋，**糯米饮方**

糯米淘净。三合

上一味，细研，以少许清水，搅如乳状，顿服立止。

治乳石发，霍乱转筋及心腹痛，**高良姜汤方**

高良姜剉。半两　桂去粗皮。一两　木瓜干者，去瓤。二两

上三味，粗捣筛。每服三钱匕，以水一盏，煎取七分，去滓温服，不计时。

治乳石发，霍乱吐利转筋，**棠梨木瓜汤方**

棠梨枝一握　木瓜大者，一枚。去瓤

上二味，细剉，分四服。每服以水一盏，入生姜五片，煎取七分，去滓热服，不计时。

治乳石发，转筋，不吐不下，气急，**桑叶饮方**

桑叶切。二两

上一味，以水五盏，煎至一盏半，去滓，分温二服，早晚各一。

治乳石发，吐利转筋气急，**高良姜饮方**

高良姜剉。五两

上一味，粗捣筛。每服三钱匕，以酒一盏，煎至六分，去滓温服，早晚食前各一。亦疗暴腹痛，恶血气急。

治乳石发，霍乱转筋气急，**木瓜饮方**

木瓜一枚。去皮子，切，焙干

上一味，剉如麻豆大。每服三钱匕，以水一盏半，煎至八分，去滓温服，饮尽更作。无木瓜，只以枝、叶并根代之。

治乳石发，吐利不止，转筋入腹欲死方

生姜半两。切

上一味，以酒一盏，煎五七沸，去滓，顿服之。

治乳石发动，霍乱，疗痛^① **不可忍，方**

食茱萸淘净，炒香。二两

上一味，以酒三盏，煎至一盏半，分为二服，得下利即差，空腹食前各一。

治乳石发，霍乱转筋入腹方

鸡屎白半两

上一味，捣罗为末。每服二钱匕，空腹以温水半盏调，顿服之良。

乳石发痞结羸瘦

论曰：阴气积于下，阳气盛于上，升降不时，则成痞结羸瘦。况服乳石者，饮食不节，将适失度，热气炽于上，阴阳隔而不通，水谷之气不能润养肌体，则肌肉枯燥，胸膈痞塞，肠胃胀满。久则正气衰微，日益羸瘦，固其宜也。治法当升降痞膈，调适阴阳，如此则痞者通，石势^②息也。

治乳石热盛虚弱，痞结羸瘦，调顺阴阳，去热益气，**黄耆汤方**

黄耆剉　人参　生干地黄焙　甘草炙，剉　白芍药各二两　桂去粗皮　黄芩去黑心　赤茯苓去黑皮。各一两　升麻三两

上九味，粗捣筛。每服五钱匕，水一盏半，枣三枚，擘破，生姜三片，同煎数沸，次下竹叶七片，更煎三二沸，去滓，取一盏，空心温服，日再。

治乳石发后，虚热羸乏，胸膈痞滞，心腹胀满，或腰脚痛^③，肾沥，**当归汤方**

当归切，焙　甘草炙，剉　芎䓖　远志去心　麦门冬去心，

---

① 疗痛：元刻本、日本抄本、文瑞楼本同，明抄本、乾隆本作"疼痛"。
② 势：元刻本、日本抄本、文瑞楼本同，明抄本、乾隆本作"热"。
③ 腰脚痛：元刻本、文瑞楼本同，明抄本、乾隆本、日本抄本作"腰痛"。

焙　芍药　赤茯苓去黑皮。各二①两　生干地黄焙。四两　黄芩去黑心　桂去粗皮。各一两　五味子三两

上一十一味，粗捣筛。每五钱匕，先以水五盏，入白羊肾一只，去筋膜，切，煎至三盏，去肾下药，入生姜一枣大，拍碎，大枣三枚，擘破，更煎至二盏，去滓，分温二服，空心食前。

治乳石发，体黄瘦，不能饮食，心腹痞结，起居腰背急痛，嗜卧，**半夏汤方**

半夏汤浸七遍，焙　黄芩去黑心　土瓜根各二两　赤茯苓去黑皮。三②两　桂去粗皮　枳壳去瓤，麸炒　白术各一③两

上七味，粗捣筛。每服五钱匕，水二盏，生姜一枣大，拍碎，煎至一盏，去滓，空心温服，日再。

治乳石发动，因服冷药太过，致心膈痞满，腹内疼痛，不思饮食，日渐羸瘦，**枳实汤方**

枳实麸炒　赤芍药　青橘皮汤浸，去白，焙　当归切，炒　大腹皮各三分　前胡去芦头。一两　白术半两

上七味，粗捣筛。每服五钱匕，水一盏，生姜一枣大，拍碎，枣二枚，擘，煎至八分，去滓温服，不拘时。

治乳石发动，心膈痞满，喘息微促，腹胁妨闷疼痛，**大腹汤方**

大腹皮一两。剉　木香　枳壳去瓤，麸炒　赤芍药　甘草炙，剉。各半两　前胡去芦头　陈橘皮汤浸，去白，焙　赤茯苓去黑皮。各三分

上八味，粗捣筛。每服三钱匕，水一盏，生姜一枣大，拍碎，煎至七分，去滓温服，不拘时。

治乳石发动，心膈痞满，腹内妨痛，不思饮食，**桔梗汤方**

桔梗剉，炒　枳实麸炒　白术各二两　栀子仁一两　甘草炙，剉。半两

---

① 二：元刻本、日本抄本、文瑞楼本同，明抄本、乾隆本作"三"。
② 三：元刻本、日本抄本、文瑞楼本同，明抄本、乾隆本作"一"。
③ 一：元刻本、明抄本、乾隆本、文瑞楼本同，日本抄本作"二"。

上五味，粗捣筛。每服五钱匕，水一盏半，生姜一枣大，拍碎，煎至八分，去滓温服，不拘时。

乳石发心腹胀满

论曰：乳石发心腹胀满者，以饮食居处，皆犯温燠[1]，石势壅遏，不得宣通，故腑脏之间，热气相搏，而心腹胀满也。又有腹胀欲断衣带者，亦以寝处之温，失食失洗，不时动役之过，但能冷食冷洗，当风而立，则胀满自消。

治乳石发，心腹胀满，**导气丸方**

牵牛四两

上一味，捣罗为末。用生姜自然汁煮面糊，和丸梧桐子大。每服五十丸，生姜汤下。

治乳石发，大热，心腹满胀，**石膏汤方**

石膏　大青各三[2]两　黄芩去黑心　升麻　芍药各二两

上五味，粗捣筛。每用五钱匕，水一盏半，煎至一盏，去滓，分温二服。如腹痛，加续断二两。

治乳石发，腹胀头痛，先有癖实不消，或饮酒食肉所致，时苦心急痛者，**黄芩汤方**

黄芩去黑心　甘草炙，剉　大黄剉，炒。各二两　麦门冬去心，焙。一两　栀子仁四十枚

上五味，粗捣筛。每服五钱匕，水一盏半，煎至七分，去滓，下芒消一钱匕，再煎三两沸，温服，早晨、晚后各一服。

治乳石发动，上气热实，心腹满，小便赤，大便不利，痞逆冲胸，口焦燥，目赤痛，**大黄汤方**

大黄剉，炒。一两　黄芩去黑心。三[3]两　黄连去须　甘草炙，剉　麦门冬去心，焙。各二[4]两

---

① 燠：元刻本、明抄本、乾隆本、文瑞楼本同，日本抄本作"燥"。
② 三：元刻本、明抄本、乾隆本、文瑞楼本同，日本抄本作"一"。
③ 三：元刻本、日本抄本、文瑞楼本同，明抄本、乾隆本作"二"。
④ 二：元刻本、文瑞楼本同，明抄本、乾隆本作"三"，日本抄本作"一"。

上五味，粗捣筛。每服五钱匕，水一盏半，煎至八分，去滓，内芒消一钱匕，再煎三两沸，温服，早晨、近晚各一，通利即愈。

治乳石发动，心胸痞胀，热毒，**萎蕤汤方**

萎蕤　黄芩去黑心　升麻　干姜炮　柴胡去苗。各一两半　芍药　黄连去须。各一两　石膏四两　栀子仁七枚

上九味，粗捣筛。每服三钱匕，水一盏，入生姜一分，拍碎，并豉少许，同煎至六分。去滓，下芒消半字令沸。温服，如人行十里许再服，日二，快利即止。

治乳石发，内有虚热，胸腹痞满，外风湿不解，肌肉拘急，**香豉汤方**

豉二合　栀子仁十四枚　葱白一握。切　黄芩去黑心。三两

上四味，除葱、豉外，粗捣筛。每服先以水三盏，煮葱、豉至一盏半，下药四钱匕，更煎至八分，去滓温服。

治乳石发，内热结不除。或已饮酒、冷食、澡洗犹不解；或腹胀头痛，眼目疼；或先有癖实不消；或连饮不食；或时作心痛。**甘草汤方**

甘草炙，剉　黄芩去黑心　大黄剉，炒。各二两

上三味，粗捣筛。每服五钱匕，水一盏半，煎至八分，去滓温服，早晨、晚后各一服。

治乳石发，心腹胀痛，冷热相搏，**桔梗汤方**

桔梗剉，炒。三两　甘草炙，剉　白术　枳实去瓤，麸炒　栀子仁各二两

上五味，粗捣筛。每服五钱匕，水一盏半，煎至八分，去滓温服，早晨、晚后各一服。

治乳石发，心痛胀满，饮热酒不解，**葱豉酒方**

葱一握。切　豉五合。绵裹

上二味，以水三盏，煎至二盏，去滓，分三服热饮之，早晨、日午、近晚各一。

治乳石发动，腹胀欲裂者，为久坐下热，及衣温失食所致方

上宜数冷食、冷饮、洗，当风取冷，须臾即愈。

乳石发下利

论曰：乳石之性刚猛，气多炎上，理之伤温，则火转为炽，内煎脾肺，苦热遂成其渴。饮水过多，则浸肠胃。胃得水则吐，肠得水则寒，而肠虽寒，火炎不灭，水渐流下而为行潦，遂变下痢。胃气虚冷，水谷不消，在阳则益热不食，在阴则肠鸣而泄也。

治乳石发动，烦热腹痛，变为下痢，不欲饮食，**地榆散方**

地榆一两　木香半两　蘘荷三分①　当归三分。剉，微炒　黄芩三分

上五味，捣筛为散。每服四钱匕，水一中盏，煎至六分，去滓温服，不计时候。

治乳石发动，解散已经快利，热尚不退，兼痢不断，**黄连汤方**

黄连一升　白粱米二合

上二味，水五升，煮取二升，分三服，一日尽。

治乳石发，下痢，**栀子仁汤**②方

栀子仁二十一枚　甘草炙令赤色，剉。二两　人参二两　黄连去须。二两

上四味，粗捣筛。每服四钱匕，用水二盏，煎至一盏，去滓温服，早晨、日午、晚后食前各一。

治乳石发，下痢，**香豉饮方**

豉五合　葱白一握。切　干姜炮裂，捣末。一两　甘草微炙，剉，捣末。一两

上四味，先以水三盏，入甘草、干姜二味末各二钱匕，煎水至二盏，去滓，下碎葱一合，豉一合，更煎至一盏，去滓，分为三服，早晨、午时、日晚各一。

治乳石发，下痢，**黄连汤方**

---

① 分：元刻本、明抄本、乾隆本、文瑞楼本同，日本抄本作"两"。
② 栀子仁汤：明抄本、乾隆本、文瑞楼本同，元刻本、日本抄本作"栀子人参汤"。

黄连去须。一两　豉五合　乌梅取肉。十枚

上三味，剉碎，以水三盏，入童子小便一盏，薤白三茎，拍碎，同煎至二盏，去滓，分温三服，空心日午晚后各一。

治乳石发夹时行，兼有客热，下血痢，止血，破棺起死，**黄檗汤方**

黄檗微炙，剉碎。二两　黄连去须。二两　干姜炮裂。一两　石榴皮炙，剉碎。二两　阿胶炙令燥匀。半两　芍药二两①　栀子仁十五枚

上七味，粗捣筛。每服四钱匕，以水二盏，煎至一盏，去滓温服，日再。

治乳石发散，已经快利，热尚不退，兼痢不断，**粱米汤方**

粱米一合　黄连去须，剉碎。三两

上二味，粗捣筛。以水四盏，煎至一盏半，分三服，去滓，食前温服，一日令尽。

治乳石发，白痢，**黄连汤方**

黄连去须，绵裹。一两　蜜一合　童子小便二盏

上三味，以水二盏与小便渍药一宿，煎至一盏半，去滓，分为二服，弱人三服，早晨、日午、晚后温服。

治乳石发，赤白痢，兼热烦闷，**栀子汤方**

栀子仁十枚　薤白剉。一握　豉一合

上三味，以水三盏，煎至一盏半，去滓，分温二服。弱人即分为三服，食前服。

治乳石下痢及常服压石方

豉三两

上一味，炒令黄香，候冷，捣筛为末。每服二钱匕，以冷水调下。

解乳石痢方

紫笋茶二两

---

① 二两：元刻本、文瑞楼本同，明抄本、乾隆本脱，日本抄本作"一两"。

上一味，捣罗为末。每服三钱匕，以水一盏，煎至七分，和滓服之，早晨、日午、晚后食前各一。

解石痢方

上淡煮真好芥浓汁，服二三盏，重者三服，轻者一二服，差。

乳石发淋沥

论曰：乳石发动，小便淋沥者，石势归肾，热气所致也。盖肾主水而恶燥，水行小肠，入胞为溲便，肾气和平，则溲便顺流。肾气宿虚，复困石热，将温过度，虚热相搏，则溲便数而涩且痛也。数为虚，涩为热，涩甚而痛，故为淋沥。

治乳石发动，患淋积年，或数日辄发，**滑石散**方

滑石二两　冬葵子一两　赤茯苓去黑皮　芍药　黄芩去黑心　蒲黄微炒　芒消各一两半　瞿麦穗。一两　石韦去毛。一两半　陈橘皮汤浸，去白，焙。一两

上一十味，捣罗为散。每服二钱匕，煎后方桑白皮饮调服，空心食前日二服，渐加至三服，取利为度。

下前药，**桑白皮饮**方

桑根白皮剉。一两半　木通剉。二两　白茅根剉。二两半　百合二两　甘草炙　滑石各一两

上六味，细剉如麻豆大。每服五钱匕，水三盏，煎至二盏，去滓，每用半盏调前散。如口干，即食前更服此饮。

治乳石发动，淋沥，**滑石木通汤**方

滑石五两　木通剉。三两　石韦去毛　瞿麦穗。各二两　冬葵子五合

上五味，粗捣筛。每五钱匕，水三盏，入茅根少许，剉碎，同煎至一盏半，去滓，更下芒消少许，煎三两沸，分温二服，空心一服，如两食久再服，微利为度。

治乳石发动，热结，小便淋涩，小腹痛，**大黄汤**方

大黄剉，炒　芍药　赤茯苓去黑皮。各一两　大麻仁半升。别研，每服旋入一合

上四味，除麻仁外，粗捣筛。每服五钱匕，水三盏，入麻仁一合，同煎至一盏半，去滓，分温二服，空心一服，日午再服。

治乳石发动，热结，小便淋涩，小腹痛，**螵蛸汤**方

桑螵蛸炙黄。二十[1]枚　黄芩去黑心。一[2]两

上二味，细剉。每服五钱匕，水二盏，煎至一盏，去滓，分作二服，空心温服，日午再服。

治乳石发动，热淋涩痛，**车前汤**方

车前草去根，剉　葵根削，洗令净，切片，暴干。各二两　木通剉。一两半

上三味，粗捣筛。每服四钱匕，水一盏半，煎至一盏，去滓，入芒消末半钱匕，更煎一两沸，温服，日再，取利为度。

治乳石发动，血淋不止，**鸡苏汤**方

鸡苏一握。去根，剉，暴　石膏碎。二两　竹叶一握。切　蜀葵子别为末。一两　葵子为末。每服旋入一钱

上五味，除葵子外，粗捣筛。每服二钱匕，水一盏半，煎至一盏，去滓，下葵子末一钱匕，更煎至八分，温服，日二。

治乳石发，卒患淋方

缸底青苔一块，如鸭子大

上一味，以水三盏，煎至一盏半，去滓，分温二服，空心日午各一。

治乳石发，热淋，**茅根汤**方

白茅根净洗，剉，暴干。半斤

上一味，粗捣筛。每服五钱匕，水二盏，煎至一盏，去滓温服，食前日二。

治乳石石淋，状如碎砂石下者方

车前子一升。绢囊盛

上一味，以水五盏，煎至二盏，经宿勿食，顿服之，须臾砂

卷第一百八十四

三八二一

---

① 二十：元刻本、明抄本、乾隆本、文瑞楼本同，日本抄本作“十”。

② 一：元刻本、明抄本、乾隆本、文瑞楼本同，日本抄本作“二”。

石自下。

治乳石发热，小便数少如淋，**葵子汤方**

冬葵子拣。五合。如无子，切陈根一两亦得

上一味，粗捣筛。每服四钱匕，水一盏半，煎至八分，去滓，温服日三。

乳石发大小便不通

论曰：乳石发，大小便不通，以石势乘于大小肠故也。盖石气慓悍，方其将适得宜，饮食有节，则慓悍之气，沉潜而不作。将适失宜，食饮不节，沉潜者于是腾跃而四达，乘于肠间，则津液内燥，而为结涩，此大小便所以不通也。

治乳石发热，四体烦满，脉至急数，大小便不通，**升麻汤方**

升麻三两　黄檗微炙，剉碎　黄连去须　芍药各一两　甘草炙令赤　黄芩去黑心　白鸭屎　淡竹叶切。各二两　栀子仁十四枚

上九味，除竹叶、鸭屎外，粗捣筛。先以水三升，煮竹叶、鸭屎，去滓，至一升半。每服取一盏，入药四钱匕，煎至七分，去滓温服，早晨、日午、晚后各一。若上气，加杏仁五合、石膏三两。

治乳石发动，气上不得食，呕逆，大小便不通，气满烦闷，**折热下气，前胡汤方**

前胡去芦头　黄芩去黑心　甘草炙令微赤　赤茯苓去黑皮。各二两　杏仁汤浸，退皮尖，炒令黄。四十枚　枳壳去瓤，麸炒令黄。一两　大黄剉，炒令香。一两半　栀子仁十枚

上八味，粗捣筛。每服五钱匕，水三盏，入生姜一分拍碎，同煎至一盏半，去滓，分温三服，早晨、日午、晚食前各一。服讫如利多，吃酢饭止之，不可频服，隔三两日即更服。

治乳石发动，烦热，身体微肿，不能食饮，小便不利，**茯苓饮方**

赤茯苓去黑皮。二两　白术炒令香　甘草炙令赤　栝楼根剉碎　人参　桂去粗皮。各一两　黄芩去黑心。二两　枳壳去瓤，麸

炒令黄。一两半

上八味，粗捣筛。每五钱匕，水三盏，煎至一盏半，去滓，分温二服，空心日晚食前各一。

治乳石发动，上气，热实不解，心腹满闷，大小便不通，口燥目赤者，**芒消汤方**

芒消　黄连去须　黄芩去黑心　甘草炙令赤。各一两　栀子仁　大黄剉，炒。各半两

上六味，粗捣筛。每服三钱匕，水一盏，煎至七分，去滓温服，日二，早晨、日晚各一。

治乳石发动，大小肠壅滞，脐腹妨闷，**赤茯苓散方**

赤茯苓去黑皮　木通剉。各三分①　葵子半两　恶实炒　枳壳去瓤，麸炒　大黄剉碎，微炒。各一两

上六味，捣罗为散。每服二钱匕，煎紫苏汤调下，如人行十里再服，以利为度。

治乳石发动，致人虚劳，下焦有热，骨节烦疼，肌急内癥，小便不利，大便涩难，口干舌燥，气乏少力，折石败热，**大麻仁饮方**

大麻仁五合。研烂，绞取汁　豉三合。以绵裹作袋子

上二味，以水四盏，将麻仁研烂绞取汁，并豉袋子与水同煎至二盏，去滓，分为四服，早晨、日午、晚食前各一，夜更一服。

治乳石发动，大小肠壅滞不通，**枳实汤方**

枳实去瓤，麸炒令黄　前胡去芦头　槟榔剉　木通剉。各一两　甘草炙。半两　大黄一两半。剉，炒

上六味，粗捣筛。每服三钱匕，水一盏，入生姜半分，煎取六分，去滓，不计时候温服。

治乳石发热，口干，小便涩方

萎蕤五两

上一味，捣碎，每服三钱匕，水一盏，煎取七分，去滓温服，

---

① 分：元刻本、明抄本、乾隆本、文瑞楼本同，日本抄本作"两"。

但得微利即差。

治乳石发热，口干小便涩方

甘蔗<small>削去皮，寸截</small>

上一味，嚼咽汁。如口痛不能嚼者，取汁饮之。先曾利即勿服。

治乳石发热，体生疮，气昏浊，不痛不痒，小便赤涩方

生茅根<small>二斤</small>

上一味，捣令烂，以新布绞汁，细细饮之。

治乳石发，虚劳，下焦虚热，骨节烦疼，肌肉急，小便不利，大便数少，吸吸少气，**折石败热方**

大麻子<small>三合</small>

上一味，研令极烂，以水三盏，煮至一盏半，分二服，早晨、日午各一。

治乳石发动，大便难，腹中坚胀者，为积久，腹中有干粪不去，方

上宜销酥及蜜，并石膏末和服，令滋润腹中即下。若不下，更服大黄、朴消等下之，便差。

服乳石备饮食常法

论曰：服乳石者，莫急于将适。将适之法，莫先于饮食。有所宜者，有所当忌慎者，有不可不预备而防其疾之将然者，今特叙之。

服乳石之人所宜饮食方

上取猪脂并猪肉，可一月三五度食之佳。以水牛头、蹄及白羊头、蹄、猪肉作姜豉随意食之。果实宜食梨、柿等。凡欲服热羊肉、面食之类，宜先食三五匙冷饭即不妨。热食讫，仍速以冷饭压之，行步释散乃善。服石人有性喜面嗜酢不能禁慎者，宜食冷淡糠酢、百沸紫面及水模饼即无妨。冷韭羹大补，时时宜食之。又服石人虽可饮酒而不宜多，饮酒多则失食味，失食味则不能食，不能食则令人虚热，虚热则令石数发恶寒。况又损石力，谓酒能压石，令人风虚腰脚弱。若能饮又能食，大佳。

又服石忌慎方

上凡服石，饮食切忌热面、白酒、陈臭酢酱、鸡犬、羖羊牛肉、鲍鱼鲍臭鱼脯、血羹、冷酒、有灰酒、荞麦、小豆、胡麻。动作切忌乘饥灸灼，热汤沐浴。夏月空腹忿恚，及过市廛，入丧家，并哭泣，冲热忍饥，登甚秽厕，亲不洁妇人。蔬菜忌芸薹、胡荽、荏蓈、枸杞、芥菜、大蒜，果实忌梅、杏、桃、李，药物忌乌头、附子、天雄、苍耳等。悉宜消息，以取安平。且服石将慎至难，不能将息，不若勿服。盖背折脑裂、发乳体肿之疾，往往因此得之故耳。

服乳石后将慎，**紫面食方**

上取乌豆不拘多少，煮取浓汁代水和面，依常法作面食，还向此豆汁中热煮，干则添豆汁，勿加水。候熟，入猪、羊、绿豆等臛食之，和山芋作面尤佳。

又**水摸饼方**

上作饼，欲上鏊时，以水涂摸生饼上，表里煿之，切勿食胡饼、烧饼等，大壅热故也。

又宜食**面饼方**

上取面拌如常饼法，细切如小豆大，以面于簸中拌令如丸，煮极熟，干漉出置冷水中，又漉出置盘中，以粉再拌面丸，内铛中煮令极熟，乘热任以五味汁及诸肉臛食之。大凉，补腰脚，于药无犯。

又方

上取新大麦为面，和肉汁及作饼食，甚良。又大麦熟蒸为饼，和黑豆相拌食，良。夏日冒热远行，食晚失饥，石必发动，宜作大麦饼。将行，饥即食之，压石疗饥，甚妙。

治乳石发动，寒慄[①]颤掉，不自支持者，为食少，药气溢于肌肤，五脏失序，百脉摇动，与正气相竞方

---

① 慄：诸校本同，疑为"慄"之形近而误。慄为"栗"之异体字。

上宜强饮热酒以和其脉，药食以定其脏，强行以调其关节，强洗以宣其壅滞。

乳石发诸药不治者

论曰：乳石发动，各有方剂以对病证。固有疾势异常，诸药所不能治者，乃别叙备用之法。

治乳石发动，诸药不效，宜服**萎蕤酒**方

萎蕤　升麻　荠苨　人参各三两　大黄剉，炒。二两　黄芩去黑心　葛根剉　紫草去芦头　犀角镑。各四两　栀子仁　芒消各二两　银屑二两半　猪脂腊月者。三两　露蜂房五两　甘草炙，剉。二两　大豆浸一宿，暴干，炒，去皮。一合

上一十六味，除猪脂、银屑外，捣罗为细末，以无灰酒二升，密封渍经一宿。次将猪脂用好酒一升炼开，以银屑相和研，入前药酒内更浸一宿，每服取酒一二盏饮之。

治乳石发动，诸药不治，单服**豆豉酒**方

醇酒一升　豉五合

上二味，同煮沸热，澄清，旋饮一盏。

治乳石发，诸药疗不差方

消石明白者。一块，如杏子大

上一味，不拘时，逐旋含化咽津。

治一切乳石发，**胡豆汁方**

胡豆半升

上一味，以水五盏，与胡豆同研，生绢绞取汁，每服半盏，不拘时服。

治乳石发，**大麦麸方**

大麦去皮净，以水淘七遍，漉出，蒸令香熟，焙干，令更炒香。一升

上一味，捣罗为细麸。每服三钱匕，化蜜水调服，早晨、日午、晚后各一。

治乳石热气结滞，经年数发，**胡荽饮方**

胡荽五月五日采，预收，阴干。半斤。春夏采叶，秋冬采根

上一味，以水七升，煮取一升半，去滓。每服一盏，不计时候，日三。

治乳石发动，口干寒热，似鬼为病，诸药不治者，**麦门冬丸方**

麦门冬八分。去心　五加皮　犀角屑　黄芩各四分　萎蕤四两[①]　栀子四分　升麻四两[②]　大黄五分　芍药四分　大青　甘草炙。各三分　苦参六分

上一十二味，捣为末，炼蜜为丸如梧桐子大。每服十五丸至二十丸，食后蜜水送下，日三，以意加减。

治乳石发，热困，诸药不效者方

猪脂五合。成炼者　芒消四分　葱白五合。切　豉心三合

上四味，以水三升，煮葱、豉取一升半，滤去滓，下猪脂、芒消二味，再煎一沸，分五服，以差为度。

治丹石发方

河中石一两

上一味，烧令通赤，投于童子小便一盏内，候温去石饮之。

治一切丹石发方

寒水石一块

上一味，如杏子许大，含之，以差为度。

治一切丹石发方

黄连去须。二两

上一味，捣罗为细末，以水三盏浸，经一宿，漉去滓。每服半盏，时时饮之。

治一切石发方

生冬瓜去皮，研烂。四两

上一味，以水五升，煮至三升，去滓。分温三服，早晨、日

---

① 两：元刻本、明抄本、乾隆本、文瑞楼本同，日本抄本作"分"。
② 两：元刻本、明抄本、乾隆本、文瑞楼本同，日本抄本作"分"。

午、近晚各一。

治乳石发，**枸杞煮汁方**

枸杞白皮半斤。剉碎

上一味，以水五升，煮取三升，空心任意饮之。

治乳石发，**煮荠苨汁方**

荠苨半斤。细剉

上一味，以水五升，煮取三升，空心饮之。

治诸乳石散发，不可忍，欲下之方

肥猪肉二斤　葱白　薤白各四两

上三味切，一处蒸令熟，空心食尽良。未，少顷再食。